全国医药类高职高专规划教材

供临床医学、药学、检验、影像、口腔、康复等专业用

医学伦理学

主　编　李德玲　齐俊斌

副主编　王彩霞　郎卫红　肖湘君

编　者（以姓氏笔画为序）

王宇清　广西医科大学

王彩霞　哈尔滨医科大学

田丽影　首都医科大学燕京医学院

齐俊斌　桂林医学院

李文亮　赤峰学院

李德玲　首都医科大学燕京医学院

肖湘君　桂林医学院

杨　勇　广西医科大学

郎卫红　赤峰学院

西安交通大学出版社
XI'AN JIAOTONG UNIVERSITY PRESS

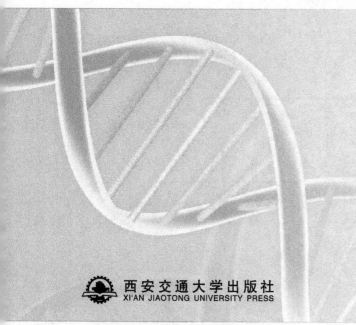

内容简介

本书共十五章,内容涵盖医学伦理学的历史发展、基础理论体系、规范体系,医生与患者之间、医务人员之间及临床诊疗的伦理关系与要求,以及生育伦理、死亡伦理等方面。在编写体例上,采用案例导入式方法,每章开篇由典型案例引入,章末由案例讨论与思考结束。在理论内容上,根据医学生在实习中的角色与行为选择困惑,增加"医学实习生角色要求及其伦理定位"章节,根据高职高专医学生就业特点,增加"基层卫生服务的伦理要求"、"医技科室工作人员的伦理要求"、"死亡伦理"章节。本教材适合临床医学、药学、检验、影像、口腔、康复等专业使用。

图书在版编目(CIP)数据

医学伦理学/李德玲,齐俊斌,主编. —西安:西安交通大学出版社,2012.5(2017.8重印)
  ISBN 978-7-5605-4226-3

Ⅰ.①医… Ⅱ.①李… ②齐… Ⅲ.①医学伦理学
Ⅳ.①R-052

中国版本图书馆 CIP 数据核字(2012)第 039366 号

书　　名	医学伦理学
主　　编	李德玲　齐俊斌
责任编辑	王华丽
出版发行	西安交通大学出版社
	(西安市兴庆南路 10 号　邮政编码 710049)
网　　址	http://www.xjtupress.com
电　　话	(029)82668357　82667874(发行中心)
	(029)82668315(总编办)
传　　真	(029)82668280
印　　刷	虎彩印艺股份有限公司
开　　本	787mm×1092mm　1/16　印张 12.5　字数 293 千字
版次印次	2012 年 5 月第 1 版　2017 年 8 月第 6 次印刷
书　　号	ISBN 978-7-5605-4226-3
定　　价	25.00 元

读者购书、书店添货、如发现印装质量问题,请与本社发行中心联系、调换。
订购热线:(029)82665248　(029)82665249
投稿热线:(029)82665546
读者信箱:xjtumpress@163.com

前　言

医乃仁术,道德是医学的本质特征;大医精诚是业医者永恒的追求。医学伦理学在培养医学伦理素质和塑造医学人文精神方面具有举足轻重的作用。

医学伦理学是临床医学专业及医学相关专业的医学人文核心课程,是高等医药院校学生的必修课。多年来,医学伦理学教师孜孜以求如何切实提高医学生职业道德认识、陶冶医学道德情感、锻炼医学道德意志、树立医学道德信念、养成医学道德行为习惯、凝结医学道德品质;如何帮助医学生拥有道德视角和伦理智慧、具有医学人道主义的精神和实施人道行为的能力。本书就是部分教师潜心医学伦理学教学研究和实践的·个成果。

本教材的适用对象是高职高专临床医学专业及医学相关专业的学生。根据学生特点和医学伦理学的教学特点和育人规律,本教材以"必需、可读、适度、够用"为编写原则,以职业助理医师考试纲要为基点,以医学伦理学的基本知识理论、基本原则规范体系和基本实践研究为主要内容,在参考已有的医学伦理学教材的基础上,博采众长,力争做到"教师好用,学生易学",并能激发学生的自主探索精神。

本教材的编写以学生为本,文字简明扼要,重点突出;在内容和体例上有一定程度的创新,突出实用性与适用性的特征。在编写体例上,采用案例导入式方法编写,每章开篇用典型案例引入相关理论,由案例讨论加深化相关理论的思考结束。在理论内容上,根据医学生在实习中的角色与行为选择困惑,增加"医学实习生角色要求及其伦理定位"章节;根据高职高专医学生就业特点,增加"基层卫生服务的伦理要求"、"医技科室工作人员的伦理要求"、"死亡伦理"章节。希望医学生通过医学伦理学基本知识的学习,掌握医学伦理学的基本理论、原则和规范,了解医学道德新课题;学会正确处理医疗人际关系,形成良好的医德品质和较强的分析、解决临床医学伦理问题的能力,以适应医学工作和医学发展的需要。

本书由来自 5 所医学院校的 9 名教师共同担任编写任务。全书共分为 15 章,各章编写工作如下:第一章和第二章,齐俊斌;第三章和第四章,肖湘君;第五章,王宇清;第六章,杨勇;第七章和第八章,李文亮;第九章和第十章,郎卫红;第十一章,王彩霞;第十二章、第十三章和第十五章,李德玲;第十四章,田丽影。

本书的编写得到了各参编院校的领导和教师的支持,编辑王华丽对本书的编写给予了热情的帮助和指导,提出了不少宝贵的意见和建议,本书参考和吸收了国内外近年来有关医学伦理学的研究成果和学术观点,在此一并致谢。

由于编写者水平有限,错误之处在所难免,敬请读者批评指正,以便改正。

李德玲

2012 年 3 月

目　录

第一章　绪论

学习目标

【掌握】医学伦理学的含义、研究对象和研究内容。

【熟悉】道德、职业道德、医学道德的概念;学习医学伦理学的意义。

【了解】医学伦理学与相关学科的关系。

伦理案例

2000 年某日凌晨,年仅 3 岁的男孩刘某不慎被严重烫伤。求治过程中,先后被 4 家三级甲等医院或以押金不足,或以没有烧伤科,或以没有床位而推诿。因贻误了最佳救治时机,受伤幼儿在第五家医院里医治无效而去世。

阅此案例,请思考:医学是什么? 医学与道德是什么关系? 医务人员如何处理患者的生命权与医疗机构的经济权之间的矛盾? 此案例说明了医者行为与行医伦理规范有着怎样的内在联系?

第一节　道德、职业道德、医学道德

医学伦理学是源于医学及其实践活动,又服务于医学及其实践活动的文化观念,是医务人员在职业活动中应遵循的行为准则,是对医学职业道德的系统化研究。理解道德、职业道德和医学道德的概念是学习医学伦理学的起点。

一、道德

(一)道德的概念

道德是人们在社会生活实践中形成并由经济基础决定的,用善恶标准去评价,依靠社会舆论、内心信念和传统习俗调节人与人之间、人与社会之间、人与自然之间关系的行为准则和规范的总和。

从道德调节的关系范围看,道德蕴含于各个领域的所有层面。其所涵盖的个体与自身的关系,即个体道德准则和个人信念,如一个人可以不可以有某种行为,一方面是社会、法律或宗教认为如何,同时,更是因为他本人认为,从自己的良心来看,这种行为是正确的或者是错误的,这一方面的道德属于个人道德。社会关系,人和社会的关系中的社会道德涉及一个人与其他人的关系,包括个人如何处理人际关系中的血缘关系、业缘关系和地缘关系,这方面的道德属于社会道德。人与自然界关系中,可依据他对待周围自然物的行为,判定他是道德的还是不道德的,属于自然道德范畴。人与超自然的关系,即宗教道德。

道德基本上是讨论人的问题的,讨论人同其他存在物的关系如何。道德讨论人如何对待其他存在物,以促进共同的福利、发展、创造性和价值,力求扬善抑恶,扶正祛邪。

(二)如何理解道德的概念

道德的概念可分为以下几个层次理解。

1. 道德的起源

对于道德的起源,有人或认为道德起源于某个或某些超自然的存在物或原则,或认为道德总是以某种形式蕴含于自然界的,并且存在着"自然法则",或认为道德起源于人类自身有了评价事物的价值或善恶的能力之时。马克思主义认为,人不能单独而存在,人的本质不是单个人所固有的抽象物,在其现实性上,人是一切社会关系的总和。这就在客观上提出了如何处理人际关系的要求。生产关系和其他社会关系的变化和丰富,决定了道德观念和道德规范的变迁,而社会意识和人的自我意识的形成是道德起源的关键环节,它实现了道德意识和规范由不自觉到自觉的转变。因此,道德是人们在社会生活实践中形成和发展的一种社会现象,起源于人的共同需要。

道德是动态的,道德观念和标准也不是永恒不变的。

2. 道德的本质

道德的本质是道德区别于其他社会现象的一般性质。道德的本质分为一般本质和特殊本质。从一般本质上看,道德是一种社会意识形态,属于上层建筑,是由经济基础决定的。道德既受政治、法律、宗教、文化、科技、社会心理等因素的影响,又始终被经济基础所制约。道德特殊本质则是指道德的特殊调节规范形式和实践精神。

3. 道德的评价标准

道德以善恶为评价标准,体现社会意识和社会态度。有利于他人、社会幸福的行为就是"善"的道德行为,有害于他人、社会幸福的行为就是"恶"的不道德行为。利害人己事关道德与不道德。

4. 道德的评价方式

道德的评价方式包括社会舆论、内心信念和传统习俗三种方式。其中社会舆论和传统习俗以外在的方式、内心信念以内在的方式评价行为者及其行为的善恶。

5. 道德的功能

道德具有调节功能、教育功能、认知功能和激励功能。道德的调节功能具有特殊性:①非强制性,道德调节必须在人们内心接受或部分接受的情况下才能发挥作用,如医学道德规范只有被医者真心诚意接受它,并转化为内在的良心和责任感时,才能真正发挥作用;②道德调节的范围深入到社会生活的一切方面,适用于一切社会生活,道德调节功能的发挥渗透在主体人的各种行为中,如医学道德存在于医务活动的各个方面和医者行为中,表现在言行举止上,深藏于医务人员的品格习性内,并在其中履行它的职能;③在调节利益关系时,道德调节的突出特点要求个人或多或少地做出必要的节制与牺牲,道德的实现是以个人或多或少的自我节制和自我牺牲为前提的;④自律与他律的统一,是道德调节功能的重要特征。

6.道德的作用

道德是人的行为应当遵循的准则,是做人应当奉行的道理和规矩。道德能够促进人的自我发展,是人格完善的条件;也能够维持社会秩序,促进生产力发展,维护社会成员的利益。

二、职业道德

职业道德是人们在长期职业生活实践中逐渐形成的比较稳定的道德观念和行为规范。职业道德是指从事一定职业的人们所必须遵循与其特定的职业活动相适应的行为规范的总和。职业道德的基本要素包括职业理想、职业态度、职业责任、职业技能、职业纪律、职业良心、职业荣誉和职业作风等。尽管每一个行业都各有各的道德,但有其共同的敬业与乐业的基本道德要求,即忠于职守,热爱职业。

与一般道德相比较,职业道德的特点表现为:

(1)在范围上具有专业性 它是在特定的职业生活中形成并在其范围内发挥调节作用的;

(2)在内容上具有相对稳定性 表现为世代相袭的职业传统,形成比较稳定的职业心理和职业习惯;

(3)在形式上具有多样性 适应职业活动内容、交往形式的要求及职业活动的环境和具体条件,表现为制度、规章、守则、公约、须知、誓词、条例等,具体灵活,易于接受和掌握;

(4)在功效上具有适用性 职业道德不是空洞的说教,而是适用于思想和行为的塑造。

三、医学道德

医学道德是医务人员的职业道德,它是医务人员在医疗实践活动中应该遵守的、调整医疗人际关系及其与社会之间关系的行为准则和规范的总和。"医乃仁术"表明了道德是医学的本质特征。

医学道德作为一种特殊的道德现象,一方面以观念、情感和信念等意识形态存在于医学实践中,另一方面以一系列的原则、规范和范畴组成医务人员的行为规范体系,并在医疗实践中得以体现。医学道德包含广泛的职业规范,并随着医学、医学文化和社会经济关系的发展而变化。与其他职业道德相比,医学道德具有以下特征。

1.实践性

医学道德理论是在长期的医学实践活动中产生和发展的。医学道德的理论来源于医学实践,又指导着医学实践,并在医学实践中接受检验;医学实践是医学道德理论的基础和动力,也是医学道德理论的目的和检验其正确性的唯一标准。医学道德具有鲜明的实践性。

2.继承性

医学伦理学的理论是在批判地继承和发扬历史上的优秀医学道德思想成果的基础上发展

的。弘扬古今中外传统伦理道德是医学伦理学发展的基本条件之一,是贯穿医学伦理学发展的一条主线。救死扶伤、医乃仁术、一视同仁等伦理思想为一代代从医者继承和恪守,形成了医学伦理学的核心理念。

3.时代性

医学道德伴随着医学实践与时俱进。医学伦理学的原则、规范以及医学道德评价等内容,随着时代的变化而不断更新,随着医学的发展而不断地拓展和深入。特定历史时期的医学伦理观念意识,承载着特定时代的医学及其医学模式的变迁,并与所处时代的社会经济文化关系协调一致。

4.人道性

人道主义是一种渗透人类社会各个领域中的以人为本的理念。医学人道主义的思想源于人类对生命健康的追求和渴望,源于医者对患者的尊重和关怀照顾。医务人员尊重人的生命,关心爱护患者,竭力为患者解除痛苦的愿望与行为,就是医学人道主义的体现。医学人道主义是古今中外医学道德传统的精华。

5.全人类性

医学是研究人的机体与疾病作斗争的科学知识体系,它是为全人类健康服务的科学。医学本身是没有阶级性的。生老病死是人类生命的自然规律,疾病对人的威胁也不受阶级关系的制约。人道主义作为医学道德的基本原则也被广泛接受,医学道德具有全人类性的特征。

第二节 伦理学与医学伦理学

一、伦理学

伦理学是研究社会道德现象的科学,是关于优良道德的理论体系。伦理学以人们的道德意识、道德关系、道德行为为研究对象,是一门关于人的品质、修养和行为规范的科学。换言之,伦理学是以道德作为研究内容的,是对人类道德生活进行系统思考和研究的一门科学。伦理学在人类文明史中是比较早的学科之一。

伦理学在类型上分为描述伦理学、规范理学和元伦理学。从理论功能上分析,描述伦理学主要是对社会道德现状进行客观描述,以再现道德实际来建立伦理原则的伦理学类型;规范伦理学侧重于道德原则和规范的阐明和论证,以及总结、创新和建立伦理道德规范体系,阐明和论证道德原则和道德规范是规范伦理学的基本特征,用以调整人际关系,指明行为方向和价值目标;元伦理学则是从分析道德语言的意义和逻辑功能入手对道德进行研究,亦称为分析伦理学,即元伦理学不直接论述规范体系,而是超越规定和规范,着力研究论证、逻辑结构和语言,而非内容,仅仅间接关心规范伦理学体系。

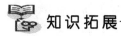 **知识拓展**

伦理学的根本任务在于解决现实社会生活中的道德问题。要调整人与人之间的关系，反映和解决人生意义、人的使命和行为的善恶等问题，就必须确立一定的道德原则和道德规范，给人们指明方向和价值目标，使人们认识和理解什么是应该做的，什么是不应该做的。

伦理学理论和道德实践的相互作用，形成了理论伦理学和应用伦理学。

二、医学伦理学

(一)医学伦理学的含义

医学伦理学是研究医学道德的科学，是一般伦理学原则在医疗实践中的具体应用和表现。医学伦理学就是运用一般伦理学的观点、原理、方法研究医学实践和医学科学发展中道德问题的一门学科，是医学与伦理学相互交叉形成的边缘学科，属于应用规范伦理学的范畴。

医学伦理学作为一门研究医学道德现象的学科，是伦理学的理论、观点与医学实践相结合的产物。从学科性质上看，是一门重要的职业伦理学，侧重于临床医疗实践中技术决策与伦理决策的统一，是医学伦理学的时代特征之一。

(二)医学伦理学的研究对象

医学伦理学是以医学道德为研究对象，通过对医学道德现象的全面研究，揭示医学道德现象所表现的医德关系的各种矛盾及其变化发展的规律性的科学。具体讲，医学伦理学是以医学道德现象和医学道德关系为研究对象的科学。

1.医学道德现象

医学道德现象是关于医学领域中人们之间的道德关系的反映。医学道德现象主要包括医德意识现象、医德规范现象和医德活动现象三个方面，既从观念形态上研究医学道德现象，又强调在医学实践中研究医学道德现象。

(1)医德意识现象　医德意识现象是指在医疗活动中形成的并影响医学道德活动的各种具有善恶价值的理论、观念、情感、意志、理想和信念等医学道德理论，主要阐明医学道德的对象、作用和特点，医学道德的起源、本质和发展规律以及医学道德理论与其他学科的关系。

(2)医德规范现象　医德规范现象是指在一定的社会经济政治条件下，在医学实践中指导、评价和调解医者行为的道德准则，是社会对医务人员基本要求的概括。医学道德规范既包括适应性广的一般医学道德规范，也包括具体的、针对性强的特有的行为准则。

(3)医德活动现象　医德活动现象是指在医疗实践活动中，人们按照一定的善恶观念，遵循一定的医学道德准则而进行的医学道德评价、医学道德教育和医学道德修养等活动，也称医学道德实践。它主要阐明在医学实践中依据新时期的医学道德理论和观念对医者的医学道德实践活动进行价值判断，研究医学道德理论转化为医学道德实践的条件，探讨进行医学道德教育和修养的途径和方法，以及如何养成良好的道德行为习惯等。总之，医学道德既以观念、理论等意识形态存在于医学实践中,又以原则、规范形式构成医学道德的规范体系,指导着医学道德实践。因此,医学伦理学既从观念形态上研究医德理论,又从职业特征上研究医德规范,并结合医学实践研究医德实践。

2.医学道德关系

医学道德关系是指在医学实践活动中形成的各种人际关系,主要包括以下四方面。

(1)医患关系　以医生为主的医务人员人群和以患者为主的人群之间的关系,简称医患关系。医患关系是医学实践中的最基本关系,是医疗人际关系的核心内容。医患关系表现为医者与患者之间服务与被服务的关系,医者处于主导地位。医学伦理学的主要任务之一,就是揭示医患之间的伦理地位、伦理责任和伦理价值,阐释医患双方应遵守的原则和规范,分析社会和医学发展过程中医患关系的发展变化以及如何发展和谐的医患关系。

(2)医务人员相互之间的关系　从医生主体看,主要包括医生与医生,医生与护士,医生与检验、影像、药剂学等技术人员以及医生与医院管理人员之间的关系。医学伦理学研究这些关系中主体承担的伦理责任和医学活动中协调同行之间分工与竞争、合作的关系及其伦理要求。医务人员之间的关系直接或间接影响医患关系,应格外重视。

(3)医学活动与社会的关系　医学活动不仅关系着患者及其家属的利益,而且关系着社会的利益。医务人员的责任不只局限于某一个特定的患者,还包括对公众、社区和社会的责任;不仅对患者的身体健康负责,还要对心理健康和社会适应力负责。随着医学的社会化,医学与社会的联系越来越密切,协调好医学活动与社会的关系,是社会安定与进步的重要保障。

(4)医学科学发展中的伦理问题　医学科学研究直接关系到受试者和人类生命健康问题,研究人员必须遵守科研道德原则和规范,加强医学科学研究的道德修养。随着医学科学技术的发展和运用,提出了许多新的伦理问题,需要医学伦理学做出回应与选择。

(三)医学伦理学的研究内容

医学伦理学从总体上对医学道德的各类现象及其关系做历史与现实的具体考察和分析,从而揭示医学道德的本质、作用和发展变化的规律。医学伦理学的研究内容主要包括以下几个方面。

1.医学道德基本理论研究

医学道德基本理论研究主要论述医学道德的本质特点、作用、起源和发展规律等基本理论,从而指导医务人员确立正确的行医态度和道德理想。医学道德理论应以马克思主义伦理观为指导,继承祖国优秀医学道德传统,论证社会主义医学道德的先进性,克服各种落后的、消极的思想观念影响,树立和发扬社会主义医德新风尚。

2.医学道德的规范体系研究

医学道德的规范体系研究主要阐述医学伦理学的基本原则、基本规范和范畴,指导医务人员明辨是非善恶,使其自觉选择符合医学道德规范要求的诊疗行为。

3.医学道德的基本实践研究

医学道德的基本实践研究主要通过医学道德的教育与评价等外在机制和内在修养机制塑造业医者的伦理素养。医学道德的基本实践主要阐明在医疗实践中,按照医学伦理学的理论对医学实践活动主体进行道德评价,研究医学道德理论与医疗实践相结合的最佳路径和条件;同时研究进行医德教育与修养的正确途径和方法,提高医务人员的道德水平。

4.生命伦理学

生命伦理学是当代医学伦理学的扩展和补充。它研究当代生命科学发展进程中,特别是高新尖端医学科学技术的运用过程中所产生的新伦理问题,部分地反映了医学伦理学发展的广度和深度。

综上所述,医学道德的基本理论、医学道德的基本原则与规范、医学道德的基本实践以及生命伦理学等问题,既相对独立,又互相贯通,构成独特的学科体系。

📖 知识拓展

自1990年始,在美国许多医学院校,医学伦理学已成为主要核心课程。英国自1993年始医学院校也开设医学伦理学课程。从1989年以来的文献综述来看,比较一致的医学伦理学宗旨有以下几点:①教育医生认识到医学生涯中的人文主义和伦理观点;②使医生能够检查和确认其个人和专业的道德义务;③训练医生具有哲学、社会学和法律学的基本知识;④训练医生将这些知识运用于临床推理中;⑤训练医生有处理人际关系所需的技能,在临床医疗过程中运用观察、认识、推理的能力。

要实现以上宗旨,培养医生临床伦理意识、医学道德、敏感性和临床伦理决策能力是至关重要的。

医学生在结束医学课程后应该获得与临床实践相关的伦理学、法律学知识,并运用这些知识分析伦理学问题,适当地处理患者及其家属、社会问题的能力,对这类问题有适当的认识并决策。英国的伦理学或法律学教师一致认为,伦理学教育应该增强医学教育的整体宗旨,塑造医生在服务过程中公正、公平地尊重患者的尊严、权利和人身自由。有学者提出了医学伦理学教学指南:在多元化社会,医学伦理学不应该支配一种单一的道德观念,它应该在教育医患关系和广泛的社区关系中谨慎地、更多地反省自己。医学伦理学不应希望创立一种道德义务的性格,而应训练年轻医生具有良好的临床实践所需知识、技能和义务特性。医学伦理学不应被看成是解决医学教育过程中所产生问题的良药,如医学教育中失去人性的影响,就应采用别的改革方法来解决这些问题。

——吕力.医学伦理学教学目标和内容的比较与思考[J].医学教育,2002,4:46-48.

三、医学伦理学与相关学科的关系

(一)医学伦理学与医学

医学是研究人类生命的本质及其发展规律,探求人类同疾病作斗争的手段,以促进健康、延长生命、提高生命质量的科学。医学伦理学是研究医疗人际关系中行为规范的科学。两者共同维护和促进人类的健康,并在医疗实践中相互作用和相互影响。

医学伦理学立足于医学,并与医学科学的发展和医疗实践密切关联。医学科学的社会化和研究方法的变革,改变了医学与伦理学的结合;医学的发展和进步都影响着医学道德观念的变化和发展。反过来,医学伦理学又影响着医学的发展。可见,医学实践是医学伦理学产生的前提、基础和动力,医学伦理学是医学实践活动的尺度和方式。医学科学的进步推动医学伦理学的发展,医学道德是实现医学目的的保障。

(二)医学伦理学与医学心理学

医学伦理学与医学心理学相互影响和相互作用。医学心理学是研究心理因素在疾病的发生、发展、转归以及防治过程中的影响和作用的科学,为医学实践提供心理诊断、治疗和预防的方法。人的健康、疾病均与心理活动密切相关。医学心理学的研究成果表明,心理精神因素既可治病又可致病。因此,医务人员除了具有扎实的医学基础和熟练的诊断技能外,还应懂得患者的心理。良好的心理治疗过程本身就是良好医学道德体现的过程。另一方面,医者必须具有医学道德素质,才能赢得患者的信赖,密切医患关系,促进患者的身心健康。医学伦理学为心理治疗提供伦理道德保证。

(三)医学伦理学与医学法学

医学伦理学与医学法学既存在内在联系,又有实质性的区别。

医学伦理学揭示的道德原则和规范与医学法学揭示的法律条文规范,两者有共同的社会基础,在推动医学发展中互相补充,共同规范人们的行为。

医学立法是对医者伦理底线的要求,道德的干预比法律广泛。在干预的手段上,医学法律具有强制性,而医学伦理学主要依靠内心信念来自律遵守,依靠舆论的外在监督、规范的他律来约束。医学伦理学作为行为前的导引机制和医学法律作为行为后的惩处机制,形成了两者产生和发展趋势的差异。医学伦理学是医学立法的基础,医学立法又是医学伦理学的保障和深化。医学伦理学比医学法学表现出更强的继承性。在医疗实践中,把开展医德教育同法制教育结合起来,将起到相互促进、相得益彰的效果。

(四)医学伦理学与医学美学

医学美学是由医学和美学相结合而形成的一门新型学科,它与医学伦理学有着密切的联系。医学讲"真",医学伦理学讲"善",医学美学讲"美",医疗实践中的人际关系追求真、善、美的统一。医德高尚是医务人员内在美的体现,美学能使医务人员认识美、体验美、陶冶美德。医务人员的医德行为应包含满足患者对美的需求与渴望。如外伤患者或某些有生理缺陷的人对机体修复的要求,乃至人类对健美、人体美的渴求,在很大程度上有赖于医务人员的医德素质和技术水平。又如在医疗实践中注意运用美的形式,如音乐、健美操等,在综合治疗中取得了良好效果。

此外,还有医学伦理学和社会学、教育学、行为科学等人文学科的广泛联系。医学伦理学的发展,离不开这些学科的理论成果,而医学伦理学的研究成果又对人文学科有着重要的影响。它们之间互相渗透,互相促进,共同推动医学科学的发展。

第三节 学习医学伦理学的意义和方法

一、学习医学伦理学的意义

医学伦理学是医学人文学科的核心，是成为一名优秀的医务人员所必修的课程。学习医学伦理学具有重大的意义。

1.有利于培养德才兼备的医务人员

医学教育的目的之一是培养和造就德才兼备、精诚合一的医学人才。学习医学伦理学对培养和完善业医者的伦理理论素质、医学品德和知识结构立体化具有重要的意义。

2.有利于医学实现自身价值

医学价值在于有效地挽救人的生命，全面地促进人类健康。这一价值的实现要求医务人员既能运用物质手段进行诊断和治疗，又能进行精神和心理的诊治和保健。医学伦理学符合现代医学发展的这一趋势。同时，医学伦理学为医务工作者提供运用医学高新技术促进人类健康发展的方向和思路，从而促进医学科学的发展和社会进步。

3.有利于提高医疗质量

医者和患者的交往中，医者如果缺乏医学道德修养，就会破坏患者的正常心理状态并引起消极情绪，导致一系列不良心理反应，影响治疗效果。反之，则会创造良好的治疗环境，有利于疾病的转归。学习医学伦理学有利于提高医者的事业心、责任感和义务心，有利于培养道德情感和意志，养成良好的医德行为习惯，实现技术决策和伦理决策的统一，从而提高医疗质量。

4.有利于医院文化建设

加强职业道德建设，改善医德医风，是医院精神文明的重要内容。良好的医德医风，给患者安全感、信任感和温暖感，这种感情传递于社会，促进精神文明的建设与和谐社会的发展。同时，学习医学伦理学，也有利于医学伦理学伦理难题的解决。

二、学习医学伦理学的方法

学习医学伦理学，要坚持以辩证唯物主义为指导，坚持理论联系实际、批判继承和实证分析的方法。

1.坚持以辩证唯物主义为指导

这是研究社会现象和社会规律的根本方法。医学道德现象一方面与经济基础有密切关系，同时又受一定社会意识形态的影响。只有坚持辩证唯物主义的立场、观点、方法，才能对医德现象和医德关系作出科学的阐述。

2.坚持理论联系实际的方法

这是学习医学伦理学的重要方法。以认真学习医学伦理学的理论知识为起点，积极参加医疗实践，结合职业生活实际来学习医学伦理学。一是不断完善医学伦理学的理论体系，使之成为一门系统而严谨的学科；二要面向医学道德实践，提高解决伦理难题的能力。

3. 坚持批判继承的方法

医学道德规范在内容上具有稳定性和连续性,是在扬弃传统医学道德的基础上发展起来的。对古今中外的医学道德采取批判继承的方法,取其精华,去其糟粕,才能建立完善的医学伦理学体系。

4. 坚持实证分析的方法

实证分析的方法是指运用调查研究和医学统计学的方法,对医学道德现象和医学道德关系进行静态研究、数量分析和客观解释的方法。运用实证分析法可对医学领域出现的问题进行观察、问卷调查、个案追踪、深度访谈等,使医学伦理学的研究方法具有实效性。

 ## 目标检测

一、简答题

1. 简述道德、职业道德和医学道德的概念。

2. 什么是医学伦理学?

3. 医学伦理学的研究对象是什么?

4. 学习医学伦理学有何重要意义?

二、案例讨论

【案例】

患者,男,5岁,经儿科医生检查确诊为肺炎,医生给开了住院单。但是患儿的父母拒绝让孩子住院,坚持让医生门诊治疗,并让医生保障患儿的安全。此时,医生感到很为难。

【讨论】

(1)此案例中的医学问题是什么?

(2)此案例蕴含的伦理问题有哪些?

(3)医生最佳的做法是什么?

第二章　医学伦理学的历史发展

学习目标

【掌握】我国医学道德优良传统的具体内容。

【熟悉】西方国家医学道德优良传统的具体内容。

【了解】中外医学伦理学的发展历程;孙思邈的医德思想和希波克拉底的医德思想的异同及其差异的根源。

伦理案例

三国时期名医董奉,隐居茅山,为贫民治病,不取报酬。患者痊愈后,凡来感谢者,可以在他家的周围种杏树以示感激:病轻者种一棵,病重者种五棵。多年后,董奉家周围的杏树蔚然成林。杏子成熟后,董奉把杏子换成粮食,接济贫民,称为"杏林春暖"。后人常用"杏林"来表示对医生的敬意。

阅此案例,请思考:杏林春暖的故事体现了哪些中国传统医学道德? 医生受人尊敬的社会地位是怎么赢得的?

第一节　中国医学伦理学的历史

一、中国古代医学伦理学的发展历程

中国古代医学伦理学思想的发展过程,可分为萌芽时期、形成时期、发展时期和相对完善时期等四个时期。每一时期的业医者不仅是护卫中华民族繁衍的健康使者,更是中华传统文化的传承者。他们在行医实践中留下了一曲曲为民疗疾的杏林佳话和一篇篇名垂医史的医著典籍,其中蕴涵着丰富的医学道德思想,一直被作为行医者的基本信条和宗旨所传承。

(一)原始人类医学道德观念的萌芽时期

从原始社会的晚期到奴隶社会的初、中期,包括传说中的五帝时期和夏朝,由于当时生产力水平低下,对疾病和健康的本质认识尚不清楚,人们用神灵来解释疾病的发生和治疗,巫医合流。这一时期也有人力图用自然的方式解释健康与疾病的问题,尝试用相对科学的方法治疗疾病,成为远古时代医药的最早实践者。

这一时期的医学道德思想主要以神话和传说的形式反映出来。从神农为识药性、拯夭亡、令民知所避就而尝百草，伏羲画八卦、制九针，以及黄帝与岐伯、雷公等传说中可以看出，祖国医学从起始就倡导业医者的探索精神、奉献精神和自我牺牲精神，强调医者要千方百计地为患者着想。远古时期医学伦理的思想是起源于人类与伤病斗争中的仁爱助人的思想萌芽。

(二)先秦时期医学伦理观念的形成

先秦时期，巫医分化，医业分工，有了医生职业，有关医生的职业道德观念开始形成。这一时期儒家、道家、墨家等百家争鸣的思想家们侧重于人性、自然方面的探讨，为医学理论和医学伦理思想注入了活力，奠定了传统医学道德理论的基本轮廓，医学思想体系初步形成。医学道德思想中体现出儒家人文主义精神，医乃仁术贯穿于全部医德史，既体现了医学人道主义精神，反映了医学的社会职能和业医者的职业道德特点，也是中国医学深受儒家文化影响的表现。

这一时期最著名的典籍《黄帝内经》是我国第一部医学理论专著，其中的《征四失论》、《疏五过论》和《师传篇》专门对医德做了论述，标志着我国古代医德思想的初步形成，影响深远。《黄帝内经》成书于战国和秦汉之间的各代，对医学道德原则和规范已经有了基本的论述，其主要医学伦理思想概括如下。

1. 提出了医学道德评价的基本思想

《黄帝内经·素问》中的《征四失论》和《疏五过论》等篇章，比较集中地分析了医生行医的五种过失及其四种成因，警示后人。其中，"五过"分别为：不审人事变迁、经济变化引起的疾病，不文明诊断，不作转变患者精神工作，不审生活不检点引起的疾病和粗枝大叶。"四失"分别为：不懂医理，一知半解、不懂装懂，不了解生活和不调查病因。告诫医生要从病理心理方面分析病因，解除患者疾苦。任何医疗差错和事故，都可从医术和医德两个方面找到原因。

《黄帝内经》还从诊断的准确性出发，提出了最早的医学道德评价标准。上工、中工和下工的评价，就是根据诊断正确性评定的。

2. 关于行医者选择徒弟的重要性

"非其人勿教，得其人乃传"，体现了医学教育思想中对学徒挑选的极为郑重，强调"德、性、智"素质：只有具有仁爱之心，品德高尚，又热爱医学，聪明而刻苦钻研的人，才是合适的人选。

3. 关于医者素质的要求

医术要精益求精，所以医者需要"上知天文，下知地理，中知人事"，谦虚好学，不断提高诊疗水平。

4. 提出了辨证施治的基本理念

强调医生临证时需要结合天时、体质、年龄、性情以及生活环境、经济状况、思想情绪等方面的变化，达到身心并治的良好效果。

5. 对患者的态度上，尊重患者

提出入国问俗，入家问讳，上堂问礼，临患者问所便。要"告之以其败，语之与其善，导之以其所苦，虽有无道之人，恶有不听者乎？"

6.提出了早期的"不治已病治未病"的预防医学思想

如《素问·四气调神大论》中有"圣人不治已病治未病;不治已乱治未乱,此之谓也。夫病已成而后药之,乱已成而后治之,譬犹渴而穿井,斗而铸锥,不亦晚乎"的预防医学思想。

先秦时期名医扁鹊随俗为变,注重医学道德实践,提出"六不治"的医学伦理原则;骄恣不论于理,一不治也;轻身重财,二不治也;衣食不能适,三不治也;阴阳并,脏气不定,四不治也;形羸不能服药,五不治也;信巫不信医,六不治也。这六种人分别为:狂妄、骄横、不讲道理、不遵医嘱的人;只重视钱财而不重视养生的人;对服饰、饮食、药物等过于挑剔、不能适应的人;体内气血错乱、脏腑功能严重衰竭的人;身体极度羸弱、不能服药或不能承受药力的人;只相信鬼神、不信任医学的人。扁鹊六不治的思想可以看成是当时的医生保护自身名誉、维护自身利益的伦理原则。

(三)秦汉和隋唐时期医学道德的发展

随着国家的统一强盛和生产力的提高,社会经济和文化的繁荣,医学科学的发展,也带来了医学道德思想的丰富,先后出现了张仲景、皇甫谧、华佗、孙思邈等医家,他们从理论到实践上都促进了我国传统医德思想的发展。

张仲景是东汉时期的医学家,所著《伤寒杂病论》开创了医学辨证论治体系,被尊为"医圣"。《伤寒杂病论》序言论述了医学的性质、宗旨、医学道德、医术的发展。在行医的目的上,张仲景提出"精究方术,上以疗君亲之疾,下以救贫贱之厄,中以保身长全,以养其生。"张仲景谴责因循守旧、敷衍塞责、竞逐虚荣的行医作风;反对行医中"按寸不及尺,按手不按足","相对斯须,便处汤药"的诊疗态度;反对"孜孜以求,唯名利是务"的风气。张仲景指出,治病不分贫富贵贱,以救人活命为己任,以仁爱救人为准则;主张对患者认真负责,一丝不苟;主张医者应"知人爱人","留神医药","精察方术","勤求古训","博采众方"。这些思想影响至今。

南朝肖纲《劝医论》要求医生深研医理,精修医业,每天掌握一点自己不懂的东西,以把"天地之中,为人最灵,人之所重,莫过于命"的思想完满体现出来。自此,深修医业成为造福于人类的美德。

魏晋时期的医家面对战乱和疾疫横行而立志于医,济世救人,体现出人道主义的进步性质。精心医学,济世救人成为医家的共同信念。认真负责,淡泊名利,严谨治学,反对空谈,重视养生和疾病预防,是这一时期医学道德的亮点。

唐代时期的医家重视医学道德的认识与实践。生命神圣、救死扶伤成为医家自愿遵循的医德原则。医学道德规范,包括医生的言谈举止,处理与患者的关系、与同道的关系以及医学教育和医德评价体系等等,较为全面。

孙思邈是我国传统医德的集大成者,著有《备急千金要方》等著作,被后世称为"药王"。《备急千金要方》书名的含义为"人命至重,贵于千金,一方济之,德逾于此"。其中的开卷序例论的《大医习业》和《大医精诚》,主张医家"修业精,修养诚"的精神,并系统阐述了医生对事业、对病家的态度,以及与同道的关系等方面的医德准则;规范了医生的治学态度、诊疗作风、思想修养和仪表、学术道德等,是我国传统医德学的经典之作。

孙思邈认为:医术要精益求精,医者要精勤不倦,用心精微;良医则贵察声色,神工则深究萌芽;面对疑难杂症,要勇于探索和创新。对于庸医草菅人命,孙思邈更是深恶痛绝:"为用心精微者,始可言与兹矣,今以至精至微之事,求之于至粗至浅之思,其残哉。若盈而益之,虚而损之,通而车之,塞而壅之,寒而冷之,热而温之是重加其疾,而望其生,吾见其死矣!"值得医务人员引以为戒。

孙思邈的主要医学道德思想可以概括为尊重生命、仁爱同情、大医精诚、精勤不倦,谦虚谨慎、普同一等、淡泊名利、高度负责等方面。经过孙思邈的系统总结和发展,我国的医德进入了成熟稳定期。

(四)宋代至清代时期医学道德观的相对完善

宋代至清代时期,中国的封建社会进入后期。宋元时期战争频繁,疾病流行,人们在同疾病斗争中,产生了新的用药规范、治疗理论和十分具体的医德规范,丰富了医学伦理思想。

宋代对医患关系的认识比较深刻。寇宗奭所著《本草衍义》中把"仁"与"医"密切结合起来,首次提出治病靠医患双方合作。寇宗奭还提出"失于不审,失于不信,失于不择医,失于不识病,失于不识药"的思想。林逋《省心录·论医》中批判庸医贪图私利,误人性命。南宋《小儿卫生总微方论》告诫医家"疾小不可言大,事易不可云难,贫富用心专一,贵贱使药无别",体现出医家诚信无欺、一视同仁的道德观念。张杲提倡医生的一切行为都要从治病救人出发的医德思想。

在金元时期,也涌现出一大批受人爱戴、道德高尚的医学家,如被誉为"金元四大家"的李杲、刘完素、张从正、朱震亨等人,他们不慕名利、精求方术、作风正派,不愧为后世的道德楷模。他们的主要医学道德思想的特点可以概括为:从实际需要出发,大胆创新,在前人成果的基础上,寻求救人的新理论和新方法;注重实践,立论有据,重视临证观察,积累医案;求同存异,尊重同道,目的纯正;等等。

对医学实质的回答决定着医家对医学的态度和情感,是医学道德不可缺少的内容。明代医家认为医学是"探讨阴阳造化之理的知识,是为活人而立的仁术"。明代龚廷贤说:"医道,古称仙道也,原为活人。今世之医,多不知此义,每于富者用心,贫者忽略,此固医者之恒情,殆非仁术也。"

龚廷贤《医家十要》提出存仁心、通儒理、识病原、勿重利等规范要求。陈实功在《外科正宗》中对我国古代医德做了系统总结,他的"医家五戒十要"提出医者应:戒贫富不等;为妇女看病应有侍者在旁;不可诋毁同道;不可离家游玩;对娼妓等应视为良家妇女,不可不尊;等等,其思想影响深远。《医家五戒十要》被美国1978年出版的《生命伦理学百科全书》列为世界古典医药道德文献之一,在世界医德史上被称为东方的"希波克拉底誓言"。《医家十要》和《医家五戒十要》是对我国古代医德思想规范的系统总结。

明代对医家医德评价十分重视,评价方式丰富多彩:医家传记、入编地方志、墓志铭的定论、各类医案、建祠立碑、物质或精神奖励等,评价内容则涵盖是否仁爱救人、不图私利、严谨治学、医术精湛、学术深远等等,把医生分为明医、良医、庸医等。

清代医家对医学的实质的探讨较为深入。对于医生的职业责任归纳为:平等之心对待病家,不秘方,不图报;研究医理,博及医源,追求真知;著书立说,普及医学,提高民众的卫生能力;扬善抑恶,优化医学发展环境。

明清医家从更高的角度把握医患关系。明朝李中梓在《医宗必读》中提出要正确处理医患关系,必须考虑三种人情因素:患者之情、旁人之情和医人之情。清代夏鼎提出:没有恻隐之心,医生在行动上就不能一心救治患者。喻昌认为:医生要对患者笃情,或者竭力培养于建立感情,是建立和谐医患关系的基本要求。在《医门法律》中,喻昌提出了医学道德评价的具体标准,标志着我国传统医德理论体系的完善。另一方面,清代医家也重视医生与医生的关系、医生与社会的关系。

清代对医德医风论述较多,针对社会不良风气影响医学道德而倡导高尚医德。如张石顽的《医门十戒》强调:端正对习俗风尚的态度,不要被不良风气熏染,不同流合污,不乘人之危索取非分之财。

二、中国古代医学伦理的思想精华

中国古代医学伦理思想源远流长,内容丰富,其思想精华主要包括以下方面。

1. 仁爱救人,赤诚济世的医学宗旨

仁爱救人,赤诚济世是我国传统医德的核心。"医道,古称仙道,原为活人",医乃仁术,济世救人是医业之宗旨。医业的唯一目的就是救人疾苦。从神农尝百草的传说到《黄帝内经》"济群生"的朴素人道主义观点的提出,仁爱救人的医学宗旨渐趋形成,仁爱精神成为医家必备的基本德行。宋代林通指出:"无恒德者不可以作医,人命死生之系。"从这一思想出发,中国传统医德告诫医者不得存名利之念。如清代费伯雄指出:"欲救人而学医则可,欲谋利而学医则不可。"这些思想代代相袭,成为医界永恒的职业宗旨。

2. 认真负责,严谨审慎的医疗态度

"夫用药如用刑,误即便隔死生",强调治病处方必须十分慎重。中国古代医学道德要求医者"察色不可不精,审志不可不详,持脉不可不静,辨证不可不细。即责其有,又责其无,即求其始,又虑其后,即达其常,又通其变,必使有济无损,有利无害,慊于己而无怨于人"(清·抱奇《医彻》)。行医态度可谓严谨审慎,如履薄冰。

3. 刻苦钻研,精勤不倦的治学精神

精通医业是仁爱救人的保证,刻苦钻研,精勤不倦的治学态度是精湛医术的条件。只有博览群书,才能通达医理。医术不精,反害人性命。唐代孙思邈认为:"世有愚者,读方三年,便谓天下无病可治;及治病三年,乃知无方可用;故学医者必须博极医源,精勤不倦,不得道听途说,而言医道已了,深自误哉。"他至"白首之年,未尝释卷",终成一代名医。晋代皇甫谧在42岁时因病而致半身不遂、耳聋,54岁时因服用寒石散大病一场,几经生死,但他刻苦钻研针灸,最终写出我国最早的针灸专著《针灸甲乙经》。明代李时珍为著《本草纲目》,参阅古书800多种,遍访名医宿儒,搜求民间验方,向药农、农夫、樵夫等请教,穷搜博采,远涉旷野,三易其稿,经过20年乃成。

4. 不畏艰苦,一心救治的医疗作风

历代医家强调行医治病要本着为患者负责而不辞劳苦,不畏艰辛。古代医家弟子出徒,师

傅要送他一把雨伞、一盏灯笼,寓意是医者不能在雨夜置患者于不顾,而应"见彼苦恼,若己有之,深心悽怆,无避险巇、昼夜寒暑、饥渴疲劳,一心赴救"(孙思邈《大医精诚》)。"医者当自念云:人身疾苦与我无异,凡来请召,急去勿迟,勿择贫富,专一救人为心"(潘楫《医灯续焰》)。

5.淡泊名利,清廉正直的道德品质

历代医家本着仁爱救人的行医准则,反对把医术作为谋取钱财和权势的手段。清廉、不谋私利是历代医家所倡导的准则。李梴把治好病贪求厚报视为欺:"病愈后而希望贪求,不脱市井风味者,欺也。"陈修园说:"若一涉利心,则贫富歧视,同道相攻,为药欺售,致人命于脑后矣。"张杲认为:"为医者,须绝驰骛利名之心,专博救援之志。"孙思邈的"医人不得持己所长,专心经络财物,但做救苦之心"的训示,是古代医家医学道德品质的写照。正直,是医者对患者一视同仁,不贪图财色,不欺老幼僧俗等行为的品质保证。

6.普同一等,一视同仁的行医准则

古代医家主张对待患者应普同一等,"贫富用心专一,贵贱使药无别"。陈实功《医家五戒十要》的首条戒律即为"戒贫富不等"。钱同文则"乞疗者以先后为序,不论富贵也"。孙思邈在《大医精诚》中指出:"若有疾厄来求救者,不得问其贵贱贫富,长幼妍媸,华夷愚智,怨亲善友,普同一等,皆如至亲之想。"

7.推己及人的行为准则

中国传统道德文化强调行为适度,处理人际关系主张推己及人,将心比心,设身处地等;要求别人对自己履行道德责任,自己亦义不容辞地如此待人,即"己所不欲,勿施于人"。这种行为准则在医学道德传统上有所反映,如清代名医费伯雄说:"我欲有疾,望医之相救者何如? 我之父母妻子有疾,望医之相救者何如? 异地以观,则利心自淡矣。"这种推己及人、换位思考的方法,是调节医患关系的重要要求。

8.举止端庄,医风正派

我国传统观念强调医者端庄稳重,医风正。孙思邈认为医家应该"澄神内视,望之俨然",不能多语调笑,轻佻草率。历代医家十分注意对待女性患者的态度和作风,主张"医不贪色,不乘人之危","君子慎独,不欺暗室"。

9.强调自觉和慎独的修养方法

我国伦理文化强调主体的自觉性、责任感,反映在医学文化中,医者以救死扶伤为己任,为医奉献;自觉磨砺修养,完善人格,努力达到慎独的修养境界。

10.尊重同道的从医品质

对待同行应谦虚谨慎,尊重礼让。北宋名医钱乙经常医好其他人不能医好的患者,却从不贬低他人。宋神宗之子患病,经多人医治未愈,钱乙治愈后却谦虚地回答:"诸医所治垂愈,小臣适当其愈"。陈实功认为:"凡乡井同道之士,不可生轻侮傲慢之心,切要谦和谨慎。年尊者恭敬之,有学者师事之,骄傲者逊让之,不及者荐拔之,如此自无谤怨,信和为贵也。"历代医家注重虚怀若谷,吸取各家之长,彼此尊重,反对自悖骄傲,门户之见。

📖 **知识拓展**

夏鼎在《幼科铁镜》中对选人学医提出 13 条要求：

残忍之人必不恻怛，不可学。驰骛之人必无静气，不可学。愚下之人必无慧思，不可学。鲁莽之人必不思索，不可学。犹豫之人必无定见，不可学。固执之人必不融通，不可学。轻浮之人必多忽略，不可学。急遽之人必期速效，不可学。怠缓之人必多逡巡，不可学。宿怨之人借此报复，不可学。自是之人必以非为是，不可学。悭客之人必以此居奇，不可学。贪婪之人必以此网利，不可学。

三、中国近当代医学伦理学的形成与发展

(一)中国近代医学伦理学的发展

中国近代医学伦理思想是伴随着反帝、反封建、反官僚资本主义的斗争而形成和发展的，最初是以爱国主义和革命人道主义为其特征。鸦片战争后，西医进入中国，冲击中医及中医理念，在中西医相互冲突又相互交融的时代背景下，中国近代医师的职业伦理也呈现出复杂局面。

1915 年，以"巩固医家友谊、尊重医德医权、普及医药卫生、联络华洋医界"为宗旨的全国性的中华医学会成立，并出版了《中华医学杂志》。医生的职业责任和义务的协调以及制定医生道德准则成为医学会的一项重要工作。这是中国的医学伦理由个体伦理向社会伦理转变的一个重要标志。当时医家关于医学伦理的论述，开始关注社会性的问题和国家民族的前途。如龚振东在《中华医学杂志》上撰文，论述医生面临的新的道德问题，提出新体制下医生应该具备的道德品质，并指出医生的责任心不仅对患者负责，也要对医院负责，并强调与同行的关系、技术公开等方面的原则，并强调医生对"花柳病"患者的秘密不可任意语人，但要做好防止传染病扩散的工作。

1919 年之后，现代医院已经普及，医学伦理开始具有现代职业伦理的制度化、普适性的特征。一些著名的医学家如施今墨、颜福庆等以身作则，推动了现代医护职业伦理的形成。

1926 年《中国医学》刊出中华医学会《医学伦理学法典》，明确规定：医生的职责应是人道主义的，而非谋取经济利益。这表明中国近代医学伦理学开始与国际上的近代医学伦理学接轨。1932 年 6 月，宋国宾编撰了我国第一部医学伦理学专著《医业伦理学》，对医师之人格，医生与患者、同道和社会的规范做了精辟论述，强调医生的医学道德修养。这部著作开启了中国现代医学伦理学阶段。

曾任中华医学会书记的王完白在中华医学会第四次大会上发表了"医学家之责任"的演讲，提出医学家具有三个方面的道德责任："对自己：勿为名利而服役，当为救人而牺牲；对社会：灌输卫生之常识，驱除健康之仇敌（娼妓、烟土、伪药、庸医、迷信）；对病者：保护病人利益之外，还应保护病人家属的利益（尤为对传染病、性病病人的家属）"。

　　新民主主义革命时期,中国共产党十分重视医务人员的职业道德,医疗工作者发扬救死扶伤的革命人道主义精神,把爱国主义和国际主义相结合,建立同志式的新型医患关系,使中国医学道德跨入新的历史阶段。

　　毛泽东在这个时期发表的《纪念白求恩》、《为人民服务》、《在延安文艺座谈会上的讲话》都包含了丰富的医德思想。1932年毛泽东提出要全心全意为伤病员服务,要给老百姓看病。1941年毛泽东同志给延安医大的题词:"救死扶伤,实行革命的人道主义",与全心全意为人民服务一起,已成为我国医学伦理学的基本原则。

　　新民主主义时期提出的卫生工作从人民群众利益出发,为伤病员服务,为革命战争服务的方向,对社会主义医德的形成和发展影响深远,不仅保证战争年代医疗保健任务的完成,也培养一批批医术精湛、道德高尚的医务工作者。作为社会主义医德的前身,新民主主义医学道德内容是崭新的,如艰苦奋斗,忠于人民革命事业,救死扶伤,发扬革命的人道主义精神,刻苦钻研业务,团结互助,发扬集体主义精神和极端重视医护职业道德等,都具有独特意义和新的医学道德观,有着区别于以往历史一切医德的先进性质。

(二)中国当代社会主义医学伦理学

　　新中国成立后,确立了医疗工作为广大人民群众服务的方向,并对医务工作者进行爱国主义和共产主义教育,提高了医务人员的思想觉悟和道德水平。防病治病、救死扶伤、全心全意为人民群众服务的医学伦理思想原则,在更加广泛的范围内得到体现和发展。社会主义医学伦理学的形成和发展经历了三个阶段。

1. 第一阶段 (1949—1966)

　　1949年提出"推广医药卫生事业,保护母亲、婴儿和儿童的健康"的任务。1952年提出"面向工农兵,预防为主,团结中西医,与群众运动相结合"的方针。第一部宪法规定了人们的健康和医疗权利。抗美援朝战争中,医务人员发扬白求恩的国际主义精神,为伤病员服务,谱写了社会主义医学道德新篇章。

2. 第二阶段 (1966—1976)

　　虽然绝大多数的医务人员仍是忠于职守,为人民的健康勤奋工作,恪守医德规范,保持医德情操,但是,医学伦理学的研究在这一时期未有明显发展。

3. 第三阶段 (1976—至今)

　　高等医学院校陆续开设医学伦理学课程,出版医学伦理学教材和专著,培养了专业教学研究队伍,出版了医学伦理学研究的专刊杂志。医学伦理学繁荣发展。

　　1981年6月,第一次全国医学伦理学会议确立了"防病治病,救死扶伤,实行社会主义的医学人道主义,全心全意为人民健康服务"的医德基本原则。1988年,中华医学伦理学学会成立、《中国医学伦理学》杂志创刊和卫生部颁布《医务人员医德规范及实施办法》,标志我国医学伦理学的新发展。随着改革开放和社会主义市场经济的发展,医学高新技术的运用,人们的道德观念、价值观念的变化,医学伦理学面临着挑战,生命伦理学就是对此的回应。当代医学实践和医学科学技术发展提出的伦理难题,已将我国当代医学伦理学推向了生命与健康伦理学发展的新高度。

第二节　国外医学伦理学的历史

国外医学伦理学的演变和发展,与医学所处的社会制度、宗教信仰、经济文化等背景密切相关。大体上以欧洲文艺复兴为界,分为文艺复兴以前的古代医学伦理学和中世纪以传统医学为特点的医学伦理学、文艺复兴以后的以实验医学为特点的近代医学伦理学和当代的生命伦理学。

一、国外古代医学伦理学的历史概况

国外古代经验医学阶段的医德学,由实践经验的积累逐渐形成理论体系,带有明显的自然哲学的特色,崇尚以尽义务为宗旨的行医美德。

(一)古希腊的医学道德

古希腊是西方医学的发源地,古希腊医学在思辨反思的自然哲学的背景下发展。西方"医学之父"希波克拉底以理性的态度对待疾病与治疗,他提出的"体液学说"和"整体机能学说"把医学从巫术中分离出来,创立了医学体系和医学道德的规范体系。《希波克拉底文集》中多篇文章论及医生应该遵循的道德行为准则,其中《希波克拉底誓言》对医际之间、医患之间的行为准则作了较系统的阐述,是一部享誉世界的经典文献。其主要的医学道德思想可以概括为:

(1)强调医生应为患者谋幸福的行医宗旨;
(2)要求医生要有良好的仪表和言行;
(3)强调行医者的品德修养;
(4)注重医生和同道的关系;
(5)要求医生救人至少不伤害,爱人与爱艺术平行。

希波克拉底的医学道德思想对于整个世界医学道德的建立和发展具有深远的影响,为当今的医学伦理学思想奠定了基础。

在《论医生》中,希波克拉底认为医生最重要的一条是具有良好的仪表和充分的营养。因为人们认为不会照顾自己身体的人也不会照顾别人的身体。医生应当懂得怎样在适当的时候保持沉默并且生活有规律。因为这些对医生的名誉很有关系。医生的行为应当诚实,并且在诚实的人面前应当温和容忍,行为不冲动,不轻率。医生需要保持镇静,态度和蔼,永远不应该发脾气,也不应当太放荡。

在《论可贵的品行》、《论箴言》中,希波克拉底认为,最完美的医生应具有优秀哲学家的一切品质:利他主义,热心,谦虚,高贵的外表,沉着果断、严肃冷静的判断;要有简朴而纯洁的生活习惯,对生活有用而必要的知识,摒弃恶事,无猜忌心,对神信仰。

救人至少不伤害,这是希波克拉底全集的精髓。

(二)古罗马的医学道德

古罗马继承和发展了古希腊的医学和医学道德的思想。医学家盖仑(Galen)主张医生应重学术轻名利,献身医学。盖仑说:"我研究医学,抛弃了娱乐,不求身外之物。"盖仑指责当时的某些医生把目标全放在用医疗技术换取金钱上:"作为医生,不可能一方面赚钱,一方面从事伟大的艺术——医学。"这些医德思想对西方医德的发展起了一定作用。

(三)古印度的医学道德

印度是世界文明的发源地之一,医学发展很早。古印度的一些医生对医学本质、医学道德都有精辟的论述。内科鼻祖阇罗迦(Caraka)在《阇罗迦集》中对医生的仪表、语言、行为、作风等作了明确的规定,体现了医学人道主义精神。"医生治病既不为己,亦不为任何私欲,纯为谋人幸福,所以医业高于一切;凡以治病牟利者,有如专注于沙砾,而忽略金子之人。"阇罗迦明确反对医学商品化。外科鼻祖名医妙闻指出,医生要有"医生四德":"正确的知识,广博的经验,聪明的知觉和对患者同情"。《妙闻集》中还提出许多医学道德要求,如医生要竭尽全力,甚至牺牲自己的生命;医生有好的仪表、习惯和作风;知识全面;外科治疗要密切配合;军医学识高深,医德高尚,为神明所喜悦等。可见古印度医家倡导高尚的医德,并有较详细的道德要求。

(四)古阿拉伯的医学道德

古阿拉伯继承和发展了古希腊以来的医学传统道德。医学家迈蒙尼提斯(Maimonides)在《迈蒙尼提斯祷文》里提出了一系列医学道德规范,体现出一视同仁地尽力救治患者、普济众生的医学道德思想:"启我爱医术,复爱世间人,愿绝名利心,尽力医病人,无分爱与憎,不问富与贫,凡诸疾病者,一视如同仁。"《迈蒙尼提斯祷文》是与《希波克拉底誓言》相媲美的重要医德文献。

(五)中世纪的医学道德

中世纪的欧洲医学伦理深受基督教仁慈、博爱思想的影响,形成以宗教观念为轴心的医学道德。基督教教义核心和基本纲领是爱、信、望三德;对个人品德的要求是:爱心、信心、虔敬、忍耐和节制。教会的神父和修女以无限的热情和怜悯之情献身医学和护理事业,在疾病肆虐时不顾自己生死地照顾患者。中世纪的医德观便是基督教式的医德观。照顾、看望、安慰并为患者祈祷等成为中世纪医德观的首要内容。

中世纪时对医生的行为要求可以概括为:

(1)公平的对待患者,尊重患者,保守秘密;

(2)用合适的心理疗法帮助患者获得对你的信任;

(3)采取决策行动或危险动作之前要谨慎小心;

(4)虽然阻止患者在你的治疗期间另请他人,但你应在不确定时与同事商讨,不应在外人面前贬低其他医生;

(5)应在患者看病之前建议他先向神父忏悔;

(6)医师应具有好的性格、气质,不应冒犯患者的女眷或女患者;

(7)中世纪医生领袖 Arnold 在《关于医生必须遵守的诺言》中,要求医生在三个方面注意:一是诊断上准确;二是不可随意向患者许诺何时可把病治好,否则是对上帝的侮辱;三是应先询问家属有关病情,以利于准确诊断。此外,当进入患者房间时不可焦虑,以免引起患者病情变化,不利于治疗。

纵观国外古代医学伦理思想的发展历史,可以归纳出"尊重生命,奉行人道;平等待人,一视同仁;体贴患者,慎言守密;尊重同道,同行互助"等优良的传统。

二、国外近当代医学伦理学的形成和发展

(一)国外近代医学伦理学的形成和发展

文艺复兴使医学科学从宗教神学的束缚下解放出来,促使经验医学向实验医学发展,医学道德的研究对象也转向了人。十六七世纪后,医院大批涌现,集体行医成为医疗活动的主体模式。医学伦理由过去的个人修养发展成为医疗组织整体应遵循的道德规范。医学人道主义成为医学道德的核心内容。

18世纪德国医生胡弗兰德(Hufe Land)在著名的《医德十二箴言》中提出"救死扶伤,治病救人"的医德观点,认为"医生活着不是为自己,而是为了别人,不要追求个人名利,而要用忘我的工作来救治病人。救死扶伤,治病救人,不应怀有别的个人目的;在患者面前,该考虑的仅仅是他的病情,而不是患者的地位和钱财。"胡弗兰德还提出了查房、会诊和处理患者与经治医生的关系等道德问题,对看病的各个环节提出了明确的医德要求,反响极大。

1772年,英国医生约翰·格里高利(John·Gregory)在《关于医生的职责和资格的演讲》中,首先对医学伦理学的本质进行探讨。他认为人类道德生活的本质是同情,并构成我们的职责,"医生对病人的态度、行为应基于无私、仁慈的情感,如:人道和同情。"

医学伦理学作为一门独立的学科,产生于英国。1803年,英国医生托马斯·帕茨瓦尔(Thomas Percival)撰写了世界上第一部《医学伦理学》著作,标志着医学伦理学在近代西方成为一门独立的学科。与前人相比,帕茨瓦尔的《医学伦理学》最大的特点是为医院而写的,这就必然要涉及医际关系、医院的管理等内容,而不是只集中于医患关系,这是医学伦理学作为一门独立的学科所必备的。托马斯·帕茨瓦尔的《医学伦理学》,第一章论述的是医院或其他医疗慈善机构有关的职业行为,第二章论述的是私人医生和一般医疗机构的医疗行为,第三章是关于医生对药剂师的行为和态度,第四章涉及法律方面的内容。此书大大突破了医德学阶段的医患关系的内容,引进医务人员之间关系、医务人员与医院的资助者之间的关系等。他是第一个为现代医院提出道德准则的医学伦理学家。

(二)国外当代医学伦理学的发展

进入20世纪中叶,近现代医学伦理学在规范体系和理论基础方面都已比较完善,其标志是1948年《日内瓦宣言》和1949年《国际医德守则》的颁布。《日内瓦宣言》的第一条就是要为人道主义服务,表明人道主义伦理观是其理论基础,也可以说,生命神圣论、人道论、义务论是其核心理论。第四条内容是首先考虑患者的健康,这表明医学的目的是为了患者的利益,增进患者的健康,这构成了医学伦理学的一个永恒内容。另外还有人人平等和反对人工流产的规范内容。

随着医学日益社会化、国际化,国际医学交流日益增加,国际性的医学组织建立并运行,一系列的国际医德规范和法律文献相继产生。如1964年通过的《赫尔辛基宣言》,1968年通过的《悉尼宣言》,1975年通过的《东京宣言》,1981年通过的《病人权利宣言》等,分别规定了医生对不同群体的行为准则。这标志着医学伦理学无论在规范体系还是在理论基础方面更加完善

和成熟。此阶段,许多国家以守则、法规、条例等文件形式将医学道德规定下来,其影响也突破国界,日益国际化。

20世纪70年代后,医疗高新技术的迅猛发展和社会背景的变化,使得医学领域出现了医学伦理难题,对这些挑战的积极回应,使医学伦理学向生命伦理学阶段发展。

(三)生命伦理学

现代医学的发展在很大程度上依赖于科学技术的进步,而新的科学技术在医学领域中的应用,必然会引起一系列的伦理问题。如辅助生殖技术与生育控制问题、死亡标准与安乐死问题、优生学与缺陷新生儿处理问题、医疗资源分配与使用问题等等,使传统的医学道德陷入了困惑。为研讨、解决这些难题,生命伦理学便顺势而生了。

生命伦理学(bioethics)于20世纪60年代末形成于美国并发展至今。1971年美国生物学家范伦瑟拉·波特(Van Rensselar Potter)在《生命伦理学——通往未来的桥梁》一书中首次使用"生命伦理学"一词,并定义为:"是利用生物科学以改善人们生命质量的事业,同时有助于我们确定目标,更好地理解人和世界的本质,因此,它是生存的科学,有助于人类对幸福和创造性的生命开出处方。"1978年,美国肯尼迪生命伦理学研究所编写的《生命伦理学百科全书》中,莱克(Reich)定义生命伦理学为"对生命科学和卫生保健领域中人类行为的系统研究,用道德价值和原则检验此范围内的人的行为。运用伦理学方法,在跨学科的条件下,对生命科学和医疗保健的伦理学,包括道德见解、决定、行为、政策进行系统研究"的科学。

生命伦理学研究的内容主要是高科技条件下的医学伦理学难题,研究领域涵盖临床、科研、医药领域,以及卫生决策领域等,可以归纳为:

(1)生命控制 包括避孕、流产、人工授精、体外受精、无性繁殖等,以及遗传和优生,涵盖产前性别选择、遗传咨询、基因疗法、基因重组等;

(2)死亡控制 脑死亡和心肺死亡法,安乐死和有缺陷的新生儿的处理等;

(3)行为控制 对精神病患者的行为控制,包括药物控制,如抗抑郁药、抗焦虑药和镇静药;器械控制,即用机械或物理学方法控制;手术控制,如精神外科;

(4)人体实验 面临患者利益和科学公益、人类利益的矛盾等;

(5)医疗资源的分配 如器官移植等涉及宏观和微观领域卫生资源分配的公正问题;

(6)其他 卫生经济与医疗保健政策的伦理研究、生态伦理研究等,也是生命伦理学研究的重要问题。

可见,卫生事业提出的伦理学问题,生物医学和行为的研究,医学面临的广泛的社会问题,医学高技术中的医德难题,提高生命质量和人的发展潜力等问题,都被纳入生命伦理学的视野。

人类进入21世纪的今天,由于社会的发展,人们更重视健康,所以健康与健康伦理不仅是医学伦理学研究的重要课题,而且也是全人类生存与发展的首要问题。国际生命伦理学会主席Danie Wikler把这个阶段称为人口健康伦理,目标是人人享有卫生保健。WHO总干事G·H·布伦特说:"21世纪是改革所有年龄人口生命质量的世纪,人的生命质量其核心是身体健康,不仅是个人,而且要面向全体人群。"这标志着医学伦理学已步入了生命与健康伦理学崭新的阶段。

目标检测

一、简答题

1. 中国古代医学伦理的思想精华有哪些？

2. 简述孙思邈《大医精诚》的主要医学道德思想。

3. 简述《希波克拉底誓言》的主要医学道德思想。

二、案例讨论

【案例】

张仲景在担任湖南长沙太守期间，仍然积极为百姓诊治疾病。按照当时的制度规定，太守是不允许进入民间屋舍的，更不能私下随便给患者看病。为了能给百姓看病，他想出了一个办法，每逢初一和十五两天，便打开衙门，不问政事，让有病的群众进来，他坐在公堂上给患者诊治疾病。时间长了，形成了惯例，每逢初一、十五的日子，各方患者都聚集在衙门前候诊，张仲景因此被称为"坐堂大夫"，并影响了中医药铺以"堂"命名的方式。张仲景去世后，长沙百姓在迎盘街修建了张公寺祠，以表达人们对他的爱戴与怀念。

【讨论】

(1)该史实反映了张仲景哪些医学道德思想？

(2)上述医学道德思想反映出哪些中国传统医学道德的民族特点？

(3)张仲景何以被誉为"医圣"？从这个事迹中得到的启示有哪些？

第三章 医学伦理学的基础理论体系

学习目标

【掌握】医学伦理学生命论、人道论、美德论、义务论和效果论等五种基本理论的内涵。

【熟悉】医学伦理学基本理论在进行道德判断时存在的理论局限性及其在医学实践中的具体应用。

【了解】医学伦理学基本理论的演变。

伦理案例

患者史某,女,70岁,农民,经医院确诊为肝癌晚期。家属带其返回当地卫生院,给予支持疗法,但患者逐渐昏迷。一天,医院主治医生查房,认为肝癌是不治之症,并告诉家属:"患者根本无康复的希望,继续治疗是一种浪费。"随后让护士拔掉静脉输液针头,不久患者死亡。患者家属以医生自作主张、见死不救为由,把医生告上法庭。

阅此案例,请思考:医者应如何看待每个个体不同生命质量状态的生命?该医生的行为能否得到医学伦理学的理论辩护?依据是什么?

医学伦理学的形成和发展具有丰厚的理论基础,生命论、人道论、美德论、义务论和效果论共同构成了医学伦理学的理论大厦。在人类社会发展的不同阶段,在医学科学不同的发展水平下,针对不同的健康需求,对五大理论的阐释和理解不尽相同。在现代的医学科学技术条件下,在新的临床医学伦理难题不断涌现的情况下,有必要对医学伦理学的基础理论进行更深入的阐述。

第一节 生命论

医学关涉人的生老病死、与人的生命息息相关的特性,决定了生命论是医学伦理学的重要理论基石和价值起点。生命论包含生命神圣论、生命质量论和生命价值论等三个有机组成部分。

一、生命神圣论

(一)生命神圣论的含义

生命神圣论是指人的生命只有一次,具有至高无上的道德价值,人的生命神圣不可侵犯的伦理观。生命神圣论强调在任何情况下都要尊重人的生命,重视保护人的生命,不允许对人的生命有任何侵犯。生命神圣论是传统医学道德的理论基础,在现代医学伦理学和生命伦理学理论体系中仍占据十分重要的地位。

在人类社会早期,面对生存艰难,生命短暂易逝,人们产生了生命极其宝贵、珍惜生命、重视生命的道德观念,即生命神圣的思想观念。生存对于人是第一重要的,生命与世界上的其他事物相比具有至高无上性,离开了生命,世界上万事万物就失去了存在的意义。《黄帝内经》中的"天覆地载,万物悉备,莫贵于人",《道德经》中的"天大,地大,人亦大",《吕氏春秋·重己》中的"圣人虑天下,莫贵于生",孙思邈《千金要方》中的"人命至重,有贵千金,一方济之,德逾于此",都体现着生命神圣的思想。由于自然科学不发达,人们对生命的起源与历程充满了神秘感,宗教的产生把生命神圣论推向了极端。如释迦牟尼曾言,在茫茫的大海上,有一个大圆木漂在海面之上,这个圆木上有一个小孔,海底有一只盲龟,这只盲龟每一百年浮上来一次,当盲龟浮上来且正好钻进小木孔时才能得人身一次。这种"盲龟浮海"的比喻突显出人的宝贵。近代医学和文艺复兴运动,使生命神圣论系统化和理论化。

(二)对生命神圣论的历史评价

1. 生命神圣论的历史意义

(1)生命神圣论从道德角度强化医学救死扶伤的宗旨,推动医学的建立和发展。生命神圣论是医学科学和医学职业产生的基础。生命宝贵,所以当生命受到伤害、受到疾病折磨的时候,就需要一种学问予以研究和解决,就需要有一种职业、一部分人专门为这些受到伤害、受到疾病折磨的人们提供帮助。这门学问就是医学,这种职业就是医疗卫生职业,这些专业人员就是医务人员。生命神圣思想,激励人们探索生命的奥秘,发现诊治疾病的新方法,建立维护人类健康的完善的医疗卫生制度,也大大促进了医学科学的发展和医疗技术的进步。

(2)生命神圣思想唤醒了人们关心、重视生命的良知,促进人类的生存和繁衍。

(3)生命神圣论为人道论理论的形成奠定了思想基础。热爱生命、珍惜生命、救助生命等思想观念和行为要求,也是人道论的重要内容。

2. 生命神圣论的局限性

随着医学现代化的发展,生命神圣论的历史局限性不断暴露出来,主要表现在以下方面。

(1)生命神圣论缺乏理性基础。生命神圣论起源于宗教等思想的基础,在科学发达的今天,渐渐失去这一根基。

(2)生命神圣论具有抽象性,缺乏辩证性。生命神圣论强调生命的价值与意义,强调尊重生命,这具有永恒的价值。但是,同时,这一思想又具有较大的模糊性和矛盾性:单纯考虑到人的生命的生物学意义,而没有看到人的生命质量与价值;单纯考虑到个体生命的意义,而忽视人类整体利益等等,最终发展为生命绝对神圣的阶段。

(3)生命神圣论在现实生活中还导致大量的医学伦理难题产生。比如,尊重人的生命,在任何情况下都不允许侵犯人的生命之思想与控制人口数量、提高人口质量之间的矛盾;尊重人的生命之极端化与人体解剖学、器官移植技术之间的矛盾;不惜一切代价地治疗生命终末期患者与医疗资源公平配置之间的矛盾等等,这些都要求对生命神圣论做出新诠释。

二、生命质量论

(一)生命质量论的含义

生命质量论,就是以根据人的生命质量(主要是人的自然质量)的优劣来确定生命存在有无必要的生命伦理观。生命质量论主张,根据个体的躯体性、心理性和认知能力等方面(在临床上通常体现在健康程度、治愈希望、预期寿命和智力状况等方面)的优劣,来决定相应的医疗措施,主张对高质量的生命予以更多的保护。

生命质量论产生于医学科技的进步与发展和强烈的社会需求。一方面,随着医学生物技术的发展,人类能够运用生育控制技术、辅助生殖技术、器官移植技术、基因治疗等有效地干预人类的生命过程,加深人们对生命本质的认识,也改变了人们根深蒂固的生命神圣观念;另一方面,随着社会现代化的进程,许多制约人类发展的不利因素也凸显出来,如人口问题、资源及环境问题等,其矛盾的焦点是人口迅速增长问题。如果不控制人口的数量,提高人口的质量,那么,人类自身的发展,甚至生存都会遭到严重威胁。传统的生命神圣论已不完全适用于当代社会的新情况和新问题,生命质量论的产生就成为一种必然。生命质量论现已成为现代医学(生命)伦理学的核心观点,并为改善人类生命及生存条件提供理论依据。

(二)生命质量的类型

生命质量分为主要质量、根本质量和操作质量三种类型。

1. 主要质量

主要质量是指生命个体的身体或智力状态。据此标准,生命质量论认为,患有严重的先天心脏畸形患儿和无脑儿,其主要质量已经非常低,因此,已经没有必要进行生命维持。

2. 根本质量

根本质量是指生命个体与他人在社会和道德上相互作用的生命的意义和目的。据此标准,生命质量论认为,极度痛苦的晚期肿瘤患者、不可逆的昏迷患者已失去了与他人在社会和道德上的关系,失去了生命的意义和目的,因此,已经没有必要进行生命维持。

3. 操作质量

操作质量是指利用智商或诊断学的标准来测定智力和生理状况。据此标准,有的生命质量论者认为,智商高于140的人是高生命质量的天才,智商在70以下的人属于智力缺陷,智商在30以下者是智力缺陷较为严重的人,智商在20以下者就不算是人。

生命质量论认为,对生命质量极其低下或没有生命质量的人,医学不必再履行挽救义务,这样做是符合医学伦理学道德要求的。

三、生命价值论

(一)生命价值论的含义

生命价值主要是指生命的社会价值,生命价值论是以人本身的内在价值和外在价值的统一来衡量生命意义的一种伦理观。这一理论主张以个体生命对他人和社会的作用及意义的大小为标准,确定其生命的社会意义,以保证人类社会和谐生存与发展。

(二)生命价值的分类

(1)根据生命价值主体的不同,生命价值分为内在价值和外在价值两类。内在价值就是生命具有的对自身的效用;外在价值就是生命具有的对他人与社会的效用。

(2)根据生命价值是否已经体现出来,生命价值分为现实的生命价值(现实价值)和潜在的生命价值(潜在价值)。现实价值指已经显现出的生命对自身、他人和社会具有的效用;潜在价值指生命目前尚未显现,将来才能显现出的对自身、他人和社会的效用。

(3)根据生命价值的性质,生命价值分为正生命价值、负生命价值和零生命价值。正生命价值是指生命有利于自身、他人和社会的效用的实现,即对自身、他人和社会有积极效用;负生命价值是指生命有害于自身、他人和社会效用的实现,即对自身、他人和社会有消极效用;零生命价值(无生命价值)是指生命无利也无害于自身、他人和社会的效用的实现,即对自身、他人和社会既没有积极效用也没有消极效用。

生命价值论认为,医学参考其生命质量与生命价值,在分配卫生资源和对待生命的态度上可以有所取舍,对生命质量低下且零生命价值和负生命价值的人,放弃医德义务是符合医学伦理学道德要求的。

(三)对生命质量论和生命价值论的评价

1.生命质量论和生命价值论的意义

(1)使医学价值观更加深刻与合理。生命质量论及生命价值论的问世,标志着人类的生命观和伦理理念有了历史性的转变。它是人类要求改善自身素质,以求更大发展的反映,是人类自我意识的新突破,它比生命神圣观在视野上更加开阔,在情感上更加理智,在思维上更加辩证。

(2)使医学伦理学研究方法和理论基础更加进步与科学。传统医学伦理学理论主要建立在生命神圣论及道义论基础上,在理论上容易局限于医者的道德品质、职责,而且易于导致只顾道德律令,不管行为的后果现象,是僵化和片面的。生命质量论及生命价值论则将传统医学伦理学由单纯强调维护生命的理论格局,拓展到注意生命质量和价值的伦理新格局,把个体生命利益与群体及人类的生命利益联系起来,把动机与后果联系起来,把珍惜生命与尊重生命质量和生命价值联系起来,从而使医学伦理学和生命伦理学体系更加科学和完善。生命质量论及生命价值论是医学伦理学与生命伦理学体系科学化、现代化的重要理论标志。

(3)为化解当代医学道德难题奠定理论基础。生命质量论及生命价值论为解决当代医学道德难题提供了理论武器,这表现在很多方面,而且是多向和富有成效的。在现代医疗中,生育辅助技术、基因治疗技术、器官移植技术等的开展,出现了尖锐的道德冲突,这是过去的生命神圣论及道义论所解决不了的。依据生命质量论和生命价值论,我们就能为医学新技术的推广和运用提供伦理辩护,从而对一些医学伦理难题做出比较明确的选择。

2.生命质量论和生命价值论的局限性

(1)生命质量论侧重从人的自然素质论生命存在的价值,忽视了两者不完全一致的现实;生命质量论看到了高质量的生命存在的意义,忽视了低质量的生命存在对患者个体、家庭等的意义和价值,其本质在于忽视了人的社会性。

(2)人与人的不同是由外在价值的不同引起的,人的内在价值的发挥程度、性质和作用也是不同的。生命价值随时间、条件而变化,人们的评价也会不同。评价个体生命价值要注意综合性、全面性;难以避免主观性。

(3)生命质量论和生命价值论在临床的指导作用,必然与人道主义的普适性、一视同仁等理念发生冲突和矛盾。

第二节　人道论

一、医学人道主义的含义

(一)人道论的含义

人道论是一种认为人具有最高价值,从而应该善待每一个人的思想体系。这一伦理理论强调人的地位,肯定人的价值,维护人的尊严和幸福,满足人的健康需求和利益。人道论作为一种道德精神,它以一种不计个人的种族、国界、阶级、职业和贡献等背景因素的博大精神,来确定人们彼此交往的原则,以人就是人的眼光看待人和处理彼此的关系,主张每个人在追求自己的幸福时必须尊重他人的权利,不得有损于他人。这些在不同环境、不同时代都经得起检验的要求,具有不被任何个人身份和角色所遮蔽的普遍适用性。在医学领域,凝练为医学人道主义的精神。

(二)医学人道主义的含义

医学人道主义是指在医学领域内,特别是在医务人员与患者关系中,表现为医务人员爱护和关心患者的健康,重视患者的生命,尊重患者的权利、人格,维护患者的利益和幸福的一种伦理观。医学人道主义思想源于人类对生命的追求和渴望,对受到病痛折磨的人的同情和关心,对人在社会生活中平等权利的尊重。它主张人具有最高价值,医学界应尊重、同情、关心、救助服务对象。

二、医学人道主义的历史发展

医学人道主义的思想起源于医疗实践,医学就是一种人道的事业。中外各个时期的医家所倡导的医学道德,无不渗透着人道主义精神。但是,由于受到社会历史文化环境及医学自身活动的限制,医学人道主义在不同时代具有不同的特点及表现形式。

医学人道主义大致经历了古代朴素的医学人道思想、近代医学人道思想和现代医学人道观等三个发展阶段。

(一)古代医学人道主义

古代医学人道主义主要指从人类社会发展的早期到封建社会的漫长历史时期内的医学人道主义思想。它是在直觉和朴素的道德情感驱使下的、带有浓厚宗教色彩的道德观念,其理论是建立在医生对个体患者尽义务的思想基础上,并与神学或因果报应的迷信思想相联系。尽管囿于条件的限制,存在着人道理念与非人道现实的冲突,但这一时期的朴素的人道论却具有非凡的历史意义。

(1)为医德建设奠定了重要的理论基础　现代医学人道主义继承古代朴素人道思想的理念内核,对医学伦理学的发展产生了深远影响。

(2)奠定了中外医学的共同特点和优良传统　医学人道主义是对医者普遍的医德要求,世代沿袭,成为医学道德的传统内容,与生命神圣论一起成为医者从业的内在动力。

(3)进步性质　统治者视奴隶和农奴的生命如草芥,而医者大声疾呼,关心人民的病痛,并提出仁爱救人、普同一等、反对等级等观念,这是难能可贵的。

(二)近代医学人道主义

近代医学人道主义是指资本主义历史时期的医学人道思想和人权观。它是在反对封建专制主义的医疗等级制度的斗争中形成的,具有更加明显的反封建等级制度及神学的科学精神,具有明显的进步意义。随着科学及生产力的发展,近代医学的进步为医学人道观及人权观的实施提供了更多的条件。近代医学人道思想的理论基础是生命神圣论、资产阶级的人性论和人权论。

(三)现代医学人道主义

现代医学人道思想,是指自19世纪末20世纪初以来的医学人道观和医学人权观。这是医学人权与人道观发展的新阶段,其特点是:强调把医学看成是全人类的事业,不允许把宗教、国籍、种族、政党和社会党派的考虑掺杂进去,具有国际性。医学人道的思想内容更加全面而具体:坚决反对利用医学作为残害人类或作为政治斗争工具的行为;在一般意义上谴责和反对不道德行为;要求给予战俘、拘留犯和囚犯以人道的待遇,反对对人的残酷迫害;以社会公益和价值思想为指导理论,更加科学;由面对患者的个体行医要求,扩展为面向社会的整体行医要求。在这期间及以后,随着医学人道主义和人权观的拓展,使医学人道主义、人权观更成熟,更理性。

三、医学人道主义的核心内容

医学人道主义的核心内容是尊重生命,主要包括以下方面。

1. 尊重患者的生命

尊重患者的生命是医学人道主义最基本的或最根本的思想。唐代名医孙思邈曾言:"万物悉备,莫贵于人","人命之重,有贵千金",就说明了人是天地万物间最有价值的,而人的生命只有一次,故医者应当珍重生命,尊重人的价值和权利,尽力救治患者。历代医家都强调尊重患者的生命,从而形成生命神圣的思想。

2. 尊重患者的人格

尊重患者的人格有两个层面意义:首先是患者不仅具有正常人的权利,而且还有作为患者特有的权利;其次,尊重患者人格是提高医疗质量和效果的必需要求。尊重患者的人格就是要尊重和维护人人具有的尊严。当代医学人道主义特别强调对精神病患者、残疾患者和艾滋病等性病患者的尊重,绝不能歧视和冷嘲热讽。

3.**尊重患者的医疗权利**

人人享有基本医疗保健权利,这是医学人道主义的基本主张。医疗中应当尽量排除非医疗因素,如政治、经济、文化、宗教的干扰,让每个患者都能人道地、平等地享有医疗服务。

4.**尊重患者的生命价值**

尊重患者的生命价值,既要重视患者的生命质量,也要尊重患者的生命价值;既要尊重患者的个体生命,又要从内外价值统一来衡量生命的意义。不惜一切代价而又达不到医学目的的治疗和抢救,是否符合医学人道主义的精神,是值得考虑的。

四、医学人道主义的伦理意义

医学人道主义是医学道德传统的精华,是医学伦理学的理论核心。它以关心患者、尊重患者、治病救人为核心宗旨,体现了医学的道德价值,规定着对医学界的基本道德要求,代表着全人类的共同价值观。

作为一种道德规范体系,医学人道主义体现了医患平等关系,体现了医学的仁学性质,同时规定了医学的方向是为人类造福。在医学人道主义的引领下,古今中外的业医者救死扶伤,防病治病,竭尽全力救治患者,维护着职业的宗旨和尊严。

第三节　美德论

一、美德论的含义

美德论是美德伦理学的理论体系,又称德行论或品德论。它以品德、美德和行为者为中心,研究和探讨什么是道德上的完人及如何成为道德上的完人的理论。美德论最关心的是做出决定的道德行为人的内心。

医学美德论是传统的医德学的理论,它以医学道德品质、医学美德和医务人员为中心,重点研究医务人员应该具有的职业道德品格、什么是道德上完美的医务人员以及如何成为这种医务人员。

二、美德论的意义

美德论有利于医务人员完善人格。医学伦理学是关于医学道德的理论体系,医学美德是医学伦理学的归宿和目的。医务人员的完美人格,除了具有健康的体魄外,还应德才兼备,即一方面具有精湛的医术,另一方面具有高尚的医德。优良医学道德是医务人员医德修养的目标和方向。

医学美德是医学伦理学理论的重要组成部分。在医学伦理学发展的初始阶段的知识积累过程中,人们首先认识到的是医学美德这样直观的、具体的医学道德现象,并对此进行了理论概括。但是,医学美德论未能提供医务人员医德行为合理性的依据,医学伦理学需要对医学美德背后的医学道德规范进行揭示和研究,研究医学道德规范的内容,并使之发挥作用。医学义务论就是研究医学道德规范的理论,它弥补了医学美德论在医学伦理体系构建中的缺陷。

三、医务人员应该具备的美德

医学美德是医务人员在长期的医德行为中形成和表现出来的稳定的心理状态和行为倾向,主要表现为仁慈、诚挚、严谨、公正、节操和廉洁六个方面的优良医学品质体系。

1. 仁慈

仁慈,就是仁爱慈善,同情、关心、爱护和尊重患者。医务人员的仁慈美德通过与人为善、关怀、体贴、帮助、理解患者、照护患者等行为表现出来,也是长期的仁慈行为所凝结的医学品质。仁慈是医务人员的人格特征,最能体现医学人道主义思想和道德要求。仁慈也是其他医学道德的保障。

2. 诚挚

诚挚就是医务人员具有的坚持真理、忠诚医学科学、诚心诚意对待患者和同行的品德。医务人员在医疗活动中讲真话,办实事,出了差错事故敢于承认并吸取经验教训,实事求是的做法就是诚挚的体现。

3. 严谨

严谨就是医务人员具有的对待医学和医术严肃谨慎、一丝不苟的品德和科学精神。严谨与审慎是医务人员的重要素质与品德,是履行细致的注意义务和施以最佳的治疗义务的保证。

4. 公正

公正即为公平、公道地对待人及其权利。公正对社会的存在而言有着不可替代的作用,公正的美德是和谐社会的基石。医务人员的公正美德体现在按照社会医学道德要求合情合理地对待服务对象,处理好人己关系、公私关系。具体讲,公正要求医务人员一视同仁,平等对待一切患者,一视同仁地尊重患者的医疗权利;尤其是在卫生资源的分配上,要坚持原则,不徇私情。

5. 节操

节操是医务人员扬善抑恶、坚定遵循医学道德规范的品德。正确的利益观和价值观是节操品质形成的关键基础。在医学史上,也涌现出许多"富贵不能淫,贫富不能移,威武不能屈"的具有节操的医德典范。如三国时期的名医华佗,不为权贵所屈服,一心为民除疾,宁死不屈,宋代名医何澄医不贪色,明代名医严乐善坚决抵制利用医学害人,都体现了医务人员的高尚情操。

6. 廉洁

不贪取不应得的钱财为廉,光明磊落的人生态度为洁。做人要有光明磊落的态度,清清白白的行为即为廉洁。医务人员的医风严谨正派,不以医谋私,能够正确处理医疗人际关系的利益矛盾,就是廉洁品质的表现。

此外,医学美德还包括庄重、理智、耐心等品质,这些均是一名合格的医务人员所必备的德性。

在现代社会中,面对着如此之多的利益诱惑和复杂的医疗环境,要想成为一个真正的、受人尊敬的医生,他(她)必须要拥有并体现自己的美德。美国乔治城大学哲学教授汤姆·L·比彻姆和詹姆士·F·查尔德瑞斯在合著的《生物医学伦理学原则》一书中,提出了医疗事件领域中的五个核心的德性:同情心、正直、洞察力、可信赖、负责任。这些道德品质对于现代社会中的医学从业者来说,是至为重要的。

第四节 义务论

一、义务论的含义

义务论是关于道德义务和责任的理论体系,又被称为非结果论或道义论,特别强调对义务的敬重。它以道德义务和责任为中心,研究和探讨人们对他人和社会负有什么道德责任与道德义务问题;研究一个人对社会、对他人应该做什么,不应该做什么,以及如何做才是道德的。典型的义务论认为,道德标准独立于功利目的而存在,一个行为只有符合义务原则的要求才是正确的。

二、医学道德义务论的含义与特点

(一)医学道德义务论的含义

1.医学道德义务

医学道德义务是医学伦理学研究的中心范畴,它是医务人员对患者、社会所负的道德责任。强调医务人员要维护患者的生命和健康利益,对患者负责是绝对义务。医学道德义务是医学界的职业道德责任。医学道德义务的责任主体是整个医学界,基本的责任主体是医务人员,责任客体是服务对象(包括个体和社会),基本的责任客体是患者。

2.医学道德义务论

医学道德义务论是主张医务人员应该遵循既定的医学道德原则去行动的理论,是研究和探讨医务人员的道德责任,确定医务人员的行为准则和道德规范,把医务人员的行为限定于合理的范围内的医德理论。医学道德义务论以医德义务和责任为中心,研究和探讨医务人员应该做什么,不应该做什么,即医务人员应该遵守怎样的医学道德规范,并对医务人员的行为动机和意向进行研究,以保证医务人员的行为合乎道德规范。

(二)医学道德义务的特点

医学道德义务与医学法律义务相比,具有如下特点。

1.医学道德义务是建立在高度自觉自愿基础之上的

医学法律义务依靠国家暴力机器作为后盾,是一种权力强制义务,而医学道德义务的形成、维系依靠医学界乃至整个社会的舆论、传统习惯、内心信念等非权力强制力量,是在自己医德良心的督促下自觉自愿的行为选择。抢救患者,减轻患者的疾病痛苦,维护增进患者的身心健康,是每一个医务人员内心中都应当具有的基本的、不可动摇的道德命令,是每个医务人员自觉的行为和习惯。

2.医学道德义务的履行不以获取权利为前提

通过一定程序形成的医学法律规定了法律主体的权利和义务,且行为主体的义务总是与权利对应的。作为医学道德行为主体,医务人员本身在承担、履行医学道德义务的时候,则不以获取道德权利为前提,且往往以或多或少的自我牺牲为前提。

3.医学道德义务涉及的范围广泛

医学法律义务涉及的仅仅是在医学领域中具有重大效用的行为,社会认为必须通过法律程序加以规范,往往是对医学界的最低限度的要求,而医学道德规范的作用领域是广泛的:凡是存在利益关系的医学领域,都需要而且已经为医学道德所规范,医学道德义务涉及的是医学领域中所有具有效用的行为,其范围比医学法律义务的范围广泛。医学道德义务与医学法律义务的合法与违法境界相比,后者较为单一,而医学道德义务存在违背医学道德、合乎医学道德和医学道德高尚等层次不同的境界,医学道德义务的要求的境界范围更大。

三、医学道德义务论的内容与历史意义

医学道德义务是社会对医学界的职业责任要求,其具体内容由社会的医学道德体系规定。随着医学的发展和社会的进步,医学界的职业责任会发生一定的变化,当今主要的医学道德义务是救死扶伤、防病治病、维护健康、提高生命质量等几个基本方面。

医学道德义务论尽管有忽视动机与效果的统一,忽视对患者应尽义务与对社会尽义务的统一,忽视医患义务的双向性等局限性,但是,它促进医务人员道德品质形成、指导美德的修养。医学道德义务理论助力于医务人员自觉履行道德义务,并把道德义务升华为道德责任感,成为道德意识的一部分,促使人们产生义务心,积极向善。

第五节　效果论

效果论是伦理学的重要理论,又被称为道德目的论或后果论,是以道德行为的后果作为确定道德规范最终依据的伦理学理论。效果论认为确定道德规范的目的是调整人们的利益,道德所规范的就是人们之间的利益关系,为使道德行为取得最佳的行为结果,需要效果论作为制定道德规范的伦理学依据。功利论和公益论是效果论的表现形式。

一、功利论

(一)功利论的含义

功利论就是根据行为是否以相关者的最大利益为直接目的而确定道德规范的伦理思想,主张以人们行为的功利效果作为道德价值的基础或基本的评价标准。功利论把行为的评价结果作为对人们行为进行善恶评价的依据,离开行为效果就不可能有道德上的善恶。功利论著名原则是"最大多数人的最大幸福",认为确定的道德规范必须直接有利于实现最大多数人的最大幸福。

(二)医学功利论的含义

医学功利论是医学伦理学古老而永恒的理论之一,医学功利论是效果论在医学领域中的贯彻。最早的医学效果论可以追溯到希波克拉底的医学伦理思想,他提出的"有利于病人"、"不伤害病人"原则,就具有医学道德终极目的意义,成为医学行为和医学道德规范的出发点。

此后医学史上的大量医学道德规范(医学道德义务),如保密、仁爱、忠诚医术、和蔼端庄、认真务实等,其最终依据无非就是希波克拉底所揭示的两个基本原则,它体现了医学道德的终极目的。随着医学的社会化,尤其是医院等医疗机构的诞生,医患关系由过去的个别医生面对单个患者,转变为许多医务人员(不仅仅是医生)面对许多服务对象(不仅仅是患者本人)。医学界面对着服务对象及其他"相关者"的利益调节问题,同样需要考虑相关者的利益,需要功利论的指导。例如,当代生命伦理学提出"公正原则",就是要求在满足患者利益的同时,考虑相关者的利益。

二、公益论

(一)公益论的含义

公益论是根据行为是否以社会公共利益为直接目的而确定道德规范的伦理思想。公益论强调以社会公众利益为原则,将社会公益与个人利益相统一。其基本思想是以全民或者整体利益作为出发点,来对待和处理"公益"或者"公益分配"问题。从医学角度看,是一种强调医学领域内应体现公平对待、均衡效益等的伦理原则。

(二)公益论的主要内容

1. 兼容观

我国医疗卫生工作的根本目的有两个:一是满足广大人民群众日益增长的健康和保健的需要,二是提高全社会即中华民族的整体健康水平。而这两种目标没有根本的矛盾冲突。公益论主张社会利益、集体利益与个人利益相统一,三者兼容,以人为本。

2. 兼顾观

该观点认为,任何医疗行为都应当兼顾到社会、集体、个人的利益。当三者发生冲突时,如果冲突不是以"非此即彼"的形式导致排斥性利益冲突,那么社会或集体无权做出否定个人正当利益的抉择,应尽量满足和实现个人利益。而当冲突是以排斥方式产生时,则应当从整体利益出发,贯彻社会优先的原则。个人无权损害社会、集体利益。

3. 社会效益观

医疗卫生服务的效果是通过医疗服务的社会效益和经济效益体现出来的。社会效益与经济效益是辩证统一的关系。公益论强调在医疗服务中,坚持社会效益和经济效益并重,社会效益优先的原则。

4. 全局观

以公益观为基础的医学伦理学,把医学伦理关系扩展到整个人类社会,并揭示人们不仅要关注人类的现在,而更应关注人类的未来;既注重卫生资源的合理分配与有效利用,又注重保护和优化人类赖以生存的自然环境,为人类未来的繁荣创造条件。

三、医学效果论的作用

医学效果论依据伦理学原理,从医学终极道德标准的角度建构医学道德体系,是医学伦理学的重要基础理论。在制定医学道德规范时,效果论是制定医学道德规范的重要依据;在检验医学道德规范时,效果论能够检验出道德规范之优劣;在协调医学道德规范中的作用时,效果论在处理道德困境、解决伦理冲突时发挥着重要作用。

 目标检测

一、简答题

1.生命神圣论的内涵是什么,如何看待其历史意义?

2.医学人道主义的核心内容是什么?

3.医务工作者应具有什么样的医学美德?

4.如果五个理论发生冲突,何者是首先要考虑的?

二、案例讨论

【案例】

多年前,只有3岁的女孩毛某,因烧伤面积达98%,其中Ⅲ度烧伤达94%,被医院烧伤科救活,创造了医学的奇迹,但造成了终身残疾。面对此情况,毛某父母决定放弃抚养;医护人员出于人道主义,将其收治、喂养。医院为其付出的手术费、医药费、床位费已逾60多万元。于是,人们对当时该不该收留此患儿引起了争论。

【讨论】

(1)试用医学伦理学的基础理论分析争论的焦点。

(2)毛某是否应该被救治,理论根据是什么?

第四章　医学伦理学的规范体系

学习目标

【掌握】医学伦理基本原则、具体原则、应用原则及其对医务人员的道德要求;医学伦理学基本范畴的具体内涵及其对医者的道德要求;我国医学道德规范的内容及其对医者的道德要求。

【熟悉】患者的法律权利和道德、权利。

伦理案例

患者,男,56岁,农民。因左小腿丹毒复发到某医院就诊,医生给他开了价格较贵的抗生素,但患者要求医生改用上次丹毒发病有效且较便宜的青霉素。医生不耐烦地对患者说:"是你说了算,还是我说了算? 难道我会害你?"患者无奈,只好百思不解地离去。

阅此案例,请思考:医者和患者在沟通的过程中,医生应该遵守的职业道德规范有哪些?

医学伦理学的规范体系包括医学伦理学的原则、规范和范畴,其中,医学伦理学原则是规范体系中的核心部分;医学伦理学规范是在医学伦理学原则的指导下,规范医务人员言行的具体道德标准或要求;医学伦理学范畴是医学伦理学原则和规范的重要补充,同时也受医学伦理学原则和规范的制约。

第一节　医学伦理学的原则

一、医学伦理学的基本原则

(一)我国医学伦理学的基本原则的具体内容

医学伦理学基本原则,指反映某一医学发展阶段及特定社会背景之中的医学道德的基本精神,是调节各种医学道德关系都必须遵循的根本指导原则,也是衡量医务人员医德水平的基本标准,是医学伦理学体系的灵魂、实质和方向。医学伦理学基本原则是构建医学道德的最根本的、最一般的道德根据。医学伦理学通过其基本原则集中表达人类爱的意志与人道主义精神。

1981年的全国第一届医德学术讨论会,首次明确提出了我国社会主义医学道德基本原则:"救死扶伤,防病治病,实行革命的人道主义,全心全意为人民服务。"后来,经修改确定为:

"救死扶伤,防病治病,实行社会主义医学人道主义,全心全意为人民身心健康服务。"这一基本原则既批判地继承了历史上一切优秀的医德成果,又反映了我国社会主义初级阶段的经济关系及医疗关系的根本要求,体现了社会主义卫生事业的根本宗旨、职业特点以及当代医学科学发展对医学道德提出的要求。

(二)如何理解我国医学伦理学的基本原则

1. 救死扶伤,防病治病

这是医学的根本任务和首要职责,也是医务人员为人民健康服务的具体途径和手段,是医务人员医疗实践和医学道德行为的基本出发点。它要求所有医务人员都应把患者的生命和健康放在第一位,恪守为患者谋利益的信念。"救死扶伤是医者天职"的医学道德思想,是古今中外先进医家的共识。我国医界从"医乃活人之术"出发,以"医之使之生"的含义来命名医生。一代又一代的优秀医家,以其实践创立和丰富了"仁爱救人"的优良传统。西方医学之父希波克拉底,以"为病家谋利益"和"不伤害"等准则,阐述着同一个伟大思想。我国当代林巧稚、赵雪芳等医林楷模,从理论与实践的结合上,对救死扶伤作出了最有分量、最为精彩的诠释。

防病治病从宏观层面指明了医学服务必须承担完整的医学道德责任,即无论医务人员处在哪一个工作岗位,无论医疗卫生机构属于何种性质,都必须肩负起防病与治病的全部使命。这就要求医务人员克服狭隘的传统义务论,创建由传统义务论与现代公益论整合而成的全新的医德义务观,正确认识和处理对患者个体、对健康人群、对生态环境、对每个人全面健康需求等多重义务之间的关系,彻底实现医学目的。医德基本原则把全面的医德责任作为其首要内容,这是社会主义制度和现代医学发展等多因素综合作用的必然结果。

2. 实行社会主义医学人道主义

这是处理好医疗人际关系必须遵循的基本准则。医学人道主义要求对人的生命加以敬畏和珍爱,对人的尊严予以理解和维护,对患者的权利给予尊重和保护,对患者的身心健康投以同情和仁爱等。社会主义的医学人道主义,就是医务人员尊重、同情、关心和救助被防治者的医德精神。医学人道主义是贯穿医德发展史的一条主线和理论基石,其核心内容是尊重患者的生命、人格、权利和生命价值,遵守国际上有关医学人道主义的规定,谴责和反对不人道行为。

3. 全心全意为人民身心健康服务

这是社会主义医学伦理学基本原则中的最高要求和理想目标,也是社会主义医学道德的核心内容。从服务对象上看,医务人员要为广大人民群众服务,真正做到一视同仁,平等待患;从服务目标上看,既要防治患者的生理疾患,解除或减轻其肉体痛苦,又要防治患者的心理疾患,做到防患于前,治病于后,达到身心整体健康,并注重患者的社会适应性良好、道德健康等综合健康;从服务态度上看,要做到全心全意,就是要认真负责,科学严谨,一丝不苟,任劳任怨。

综上所述,医学伦理学的基本原则的三个层次相互支撑,相互作用,具有层次性和统一性、现实性和理想性、继承性和时代性相统一的特点。在医疗实践过程中,必须全面掌握和努力实践这一原则。

二、医学伦理学的具体原则

医学伦理学的具体原则是医学伦理学原则的展开和具体应用,也是基本原则贯彻实施的保证。

(一)尊重原则

1.尊重原则的含义

尊重原则有狭义与广义两个方面。医患双方交往时应该真诚地尊重对方的人格,并强调医务人员尊重患者及其家属的独立而平等的人格与尊严,这就是狭义的尊重原则。广义的尊重原则,除狭义内容外,还包括尊重患者的自主权。

2.尊重原则对医者的基本道德要求

(1)尊重患者的人格 人格权是一个人生而有之并应该得到肯定和保护的权利。尊重患者的人格权是尊重原则具有道德合理性并能够成立的前提和基础,也是现代生物-心理-社会医学模式和医学人道主义的共同要求和具体体现。从医方看,在医疗实践中,无论是对人道的提倡还是对生命的尊重,最终指向的是对患者普同一等、一视同仁,维护患者的平等医疗权。要做到尊重患者,首先就从尊重患者的人格开始。只要承认人是社会的存在,就必须承认生活在社会中的每个人都有自己的尊严,这是社会给予每个人的基本权利。患者作为公民的一分子,在医疗服务过程中其人格和尊严应该受到医务人员和全社会的保护。

(2)尊重患者的自主权利 患者的自主权是患者的基本权利,是体现患者生命价值和人格尊严的重要内容。随着医患关系模式由主动-被动型向共同参与型转变,尊重患者的自主权等各项权利将成为处理好医患关系的支点。医生尊重患者的自主权,体现出对自主的人和他的自主性的尊重,承认他有权根据自己的考虑就他自己的事情作出合乎理性的决定。尊重患者的自主权利是保证患者自己做主,理性地选择诊治决策的伦理原则;其实质是尊重和维护患者的自主知情、自主同意、自主选择的权利;要求医务人员要有尊重患者的自主权意识,努力让患者获取更多的医疗信息,帮助患者理解医疗信息,提供给患者更多的行使自主权的机会。

在通常情况下,患者自主原则的实现要有一定的条件:一是医务人员提供正确、适量和通俗易懂的信息;二是患者有自主能力,并经过深思熟虑,与家属研究后慎重决策;三是患者的决定不与他人及社会的利益发生冲突。医务人员有义务主动提供适宜的环境和必要的条件,以保证患者充分行使自主权。

医方尊重患方自主权,决不意味着放弃或者减轻自己的道德责任,或听命于患者的任何意愿和要求。自主原则的实现,必须处理好患者自主与医疗干涉权的关系,因为患者自主与医方做主既相容又矛盾,医疗干涉既必要,又不可滥用。当遇到以下情况时,可以实施必要的医疗干涉:①患者病情十分危急,来不及实施知情同意,需要立即进行处置和抢救,或"无主"(身边没有任何人代行其自主权)患者需要急诊急救,而本人不能行使自主权;②患者患"不治之症",本人或其家属将治疗权全权授予医生;③患者患有对他人、社会有危害的疾病而又有不合理要求和做法;④当患者或其家属的决定明显对患者的健康和生命有严重危害,或代理决定明显违背患者本人意愿。这些情况下,医方行使干涉权,予以保护患者的安康和社会公众的利益。

（3）尊重患者的隐私权　　隐私权是使个人隐私不受他人侵犯的权利。医疗职业特点使医生常常可能触及到患者的身心隐秘领域，可以了解到患者的某些隐私和秘密。医务人员要保护患者的隐私和秘密，泄密将给患者造成身心伤害和社会伤害。《国际伦理学准则》规定："由于病人的信任，一个医生必须绝对保守病人的隐私。"我国《执业医师法》规定："对病人生理的、心理的及其他隐私，有权要求保密。病历和各项检查报告、资料不经本人同意不能随意公开。"

尊重原则实现的关键是医方对患方的尊重，但同时也要有患方对医方的尊重。如果医患双方缺少应有的尊重，良好的医患关系和医疗秩序就难以建立，并将给医疗过程及其效果带来严重影响。

（二）不伤害原则

1.不伤害原则的含义

不伤害原则指在诊疗过程中避免对患者的身心造成损伤，这是医务工作者应遵循的基本原则。简言之，不伤害就是指预防伤害和不做伤害患者的事。一般地说，凡是医疗上必需的、属于医疗的适应证，所实施的诊治手段是符合不伤害原则的。相反，如果诊治手段对患者是无益的、不必要的或者禁忌的，而有意或无意地强迫实施，使患者受到伤害，就从根本上违背了不伤害原则。

医学技术的使用是一把"双刃剑"，伤害可能与健康利益并存。不伤害原则不是绝对的，临床上的许多诊疗措施具有双重效应。因此，医务人员在医疗活动中应树立不伤害且有利的医疗理念，恪守不伤害的道德原则，既要考虑对患者有益处，又要把医疗伤害降低到最低限度，做到以最小的代价换取患者最大的获益。

2.医疗伤害的种类

从医方责任看，具体分为技术性伤害、行为性伤害和经济性伤害三种主要类型。

（1）技术性伤害　　是由于医务人员的技术使用不当给患者身体健康造成的伤害，主要包括药物、诊断和手术等技术性因素造成的伤害。①药物治疗中的伤害主要是由滥用药物造成的。在临床诊治过程中，违背医学科学原理或不符合患者病情及生理病理状况的用药，即不合理用药或滥用药物给患者造成的身体伤害。临床上主要表现为：用药指征不明确，没有对症下药；违反禁忌用药；用药的剂量过大或过小，疗程过长或过短；合并用药过多等。不合理用药可导致药源性疾病、药物依赖性和国家医药资源的浪费。②许多检查手段即使符合适应证也会给患者造成损伤。如常用的辅助检查的诊断技术在运用过程中，由于防护不当或者没有防护而造成的放射性损伤，造影剂等对机体的不同程度的损伤，有创性的检查，如光学内镜造成的机械性损伤和由于违反技术使用的禁忌给患者造成的伤害等。③手术治疗中的可预见的伤害、意外伤害和由于医者的过失造成的伤害。手术治疗是以一定的创伤性、破坏行为前提的，会给患者造成一定的机体伤害和痛苦。

（2）行为性伤害　　是由于医务人员的语言、态度等行为给患者造成的精神伤害。如对患者的呼叫或提问置之不理；歧视、侮辱、谩骂患者或家属；强迫患者接受某些不必要的检查或治疗措施；行为疏忽，粗枝大叶；不适当地限制患者的自由；威胁或打骂患者；拒绝对某些患者提供医疗帮助；拖拉对急诊患者的抢救等，给患者造成伤害。

(3)经济性伤害 是由于医务人员出于个人或集团的利益导致的对患者经济利益的伤害。如"过度医疗"使患者多支出医疗费用,蒙受经济损失。目前有些医疗机构和个人不必要地使用高新技术,开展不必要的检查,开大处方,势必给患者造成经济伤害。

3.不伤害原则的具体要求

不伤害原则的真正意义在于强调医务人员为患者高度负责,保护患者的健康和生命,努力使患者免受不应的伤害。不伤害原则对医务人员的具体道德要求如下。

(1)临床医疗应做到不滥施辅助检查,不滥用药物,不滥施手术,避免医源性疾病;在医学科研及高新技术的应用方面,应尽可能避免伤害的发生,或把伤害减轻到最低限度。

(2)强化以患者为中心的动机和意识,坚决杜绝有意识的责任伤害;恪尽职守,千方百计防范无意但却可知的伤害以及意外伤害的出现,不给患者造成本可避免的身体上、精神上的伤害和经济上的损失;正确处理审慎与胆识的关系,经过实验性风险与治疗、伤害与受益的评估,选择最佳诊治方案,并在实施中尽最大努力把不可避免但可控的伤害控制在最低限度之内。

(3)医者行为上要尊重患者的人格和权利,尊重并满足患者基本的合理需要与需求,避免在服务态度和工作作风上伤害患者。

(三)有利原则

1.有利原则的含义

有利原则是指直接或间接地履行仁慈、善良或对患者有利的德行。有利原则要求医务人员不仅仅是不伤害患者,而且其医疗行为能够促进患者健康,保护患者的利益,增进其幸福。有利原则的内容比不伤害原则的内容更为广泛。

有利原则是中外医德传统的基本原则。在中国,利他性的助人思想是最早的医学道德观念的精髓,后来逐步形成医乃仁术的行医准则。在西方,古希腊时期的希波克拉底誓言明确提出"为病家谋利益"的行医信条。在现代,有利于患者成为医学伦理第一位的、最高的原则,具体体现在:

(1)树立全面的利益观,真诚关心患者的以生命和健康为核心的客观利益(止痛、康复、治愈、节省医疗费用等)和主观利益(正当心理需求和社会需求的满足等);

(2)提供最优化服务,努力使患者受益,即解除由疾病引起的疼痛和不幸,照料和治愈患病的人,照料那些不能治愈的人,避免早死,追求安详死亡,预防疾病和损伤,促进和维持健康;

(3)努力预防或减少难以避免的伤害;对利害得失全面权衡,选择受益最大、伤害最小的医学决策;

(4)坚持公益原则,将有利于患者同有利于社会公益有机统一起来。

2.有利原则对医务人员的基本道德要求

有利原则的基本精神是做好事,不做坏事,制止坏事。这一精神实质要求从业人员善待生命,善待患者,善待社会。

(1)在追求生命和渴望生存方面,人人平等。当患者生命受到威胁,医务人员如果不善待生命,就是对生命的蔑视,是对医学人道主义的玷污。善待生命要求医者对待患者要普同一等,一视同仁,平等医疗。人的生命对于每一个个体都是同等重要的,生命只有一次,不会因为人的社会地位高低、知识多寡、财富多少、容貌美丑而不同。

(2)善待患者要求"仁爱救人,以仁为怀"。仁爱救人就是要用爱人之心、恻隐之心去救治患者。以仁为怀就是要同情患者,关心患者,体贴患者,照顾患者,就是把患者的健康利益和生命利益放在首位。这是临床工作的出发点和归宿点。

(3)善待社会要求医务人员把满足患者个体康复利益与满足人人享有卫生保健的利益统一起来,以人人追求健康利益为目的,以社会公益为基础。另外,由于卫生资源的有限性与卫生需求的无限性之间的矛盾,要求合理、公正、公平地分配卫生资源,把有限的卫生资源配置到最需要的地方,获得最大的利益。

有利原则要求医务人员在进行临床诊疗和医学科学研究时,维护患者的权益,维护受试者的安康。医者对患者要实施有利的医学行为,其行为与解除患者的疾苦有关,其言行对患者确有助益;在利害共存时要权衡利害大小,并使患者个体受益的同时不给他人带来损害。在进行医学科学研究时,维护受试者的权益。

(四)公正原则

1.公正原则的内容和含义

公正原则是指在医学服务中公平、正直地对待每一位患者的伦理要求。公正的一般含义是公平正义,没有偏私。某一特定时代、特定社会所倡导和实行的公正观,总是有两个相互区别而又相互联系的层次,即形式层面的公正与内容层面的公正。形式公正是指对同样的人给予相同的待遇,对不同的人给予不同的待遇。内容公正是指依据个人的地位、能力、贡献、需要等分配相应的负担和收益。当代倡导的医学服务公正观是形式公正与内容公正的有机统一,即具有同样医疗需要和同等社会贡献和条件的患者,应得到同样的医疗待遇;不同的患者则分别享受不同的医疗待遇;在基本医疗保健需求上要求做到绝对公正,即应人人同样享有;在特殊医疗保健需求上要求做到相对公正,即对有同样条件的患者给予同样满足。

公正原则作为医学伦理原则,是现代医学服务高度社会化的集中反映和体现,其价值主要在于合理协调日趋复杂的医患关系,合理解决日趋尖锐的健康利益分配的基本矛盾,即日益增长且多层次化的健康需求与开发利用均有限度的医疗卫生资源的矛盾。在现代社会中,医疗公正的伦理学依据主要是患者与医师(患方与医方)在社会地位、人格尊严上是相互平等的。患者虽有千差万别,但人人享有平等的生命健康权和医疗保健权。患者处于医患双方交往中的弱势地位,理应得到医学所给予的公平、正义的关怀。这些因素决定了医疗公正的必然性与合理性。

2.公正原则的具体体现

公正原则主要体现在两个方面,即人际交往公正和资源分配公正。人际交往公正是医生与患者平等交往和对有千差万别的患者一视同仁,即平等待患。资源分配公正要求以公平优先、兼顾效率为基本原则,优化配置和合理利用医疗卫生资源。

卫生资源包括卫生人力、卫生机构、卫生设备和物质供应、卫生知识等要素,其分配包括宏观分配和微观分配。宏观分配是各级立法和行政机构所进行的分配,解决的是确定卫生保健投入占国民总支出的合理比例,以及此项总投入在各层次、各领域的合理分配比例。目标是实现现有卫生资源的优化配置,以此充分保证人人享有基本医疗保健,并在此基础上满足人们多层次的医疗保健需求。微观分配是由医院和医务人员针对特定患者在临床诊治中进行的分配。在我国,目前主要是指住院床位、手术机会以及贵重稀缺医疗资源的分配。

临床上,公正原则针对微观医药卫生资源分配,要求医方依次按医学标准、社会价值标准、家庭角色标准、科研价值标准、余年寿命标准综合权衡,进行选择,以确定稀缺医药卫生资源优先享用者资格。其中,医学标准主要考虑患者病情需要及治疗价值;社会价值标准主要考虑患者既往和预期贡献;家庭角色标准主要考虑患者在家庭中的地位和作用;科研价值标准主要考虑该患者的诊治对医学发展的意义;余年寿命标准主要考虑患者治疗后生存的可能期限。在这些标准中,医学标准是必须优先保证的首要标准。

由于经济科技因素、政治法律因素、思想道德因素的影响,完全实现医疗公平是一种理想状态。

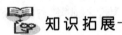 **知识拓展**

关于有利、不伤害、尊重和公正四个原则的重要补充

1.四个原则的理论基础及推导

从道义论看,康德认为:"世间只有……一种绝对命令,那就是,只按照那种你同时希望能成为普遍法律的准则行为。"四个原则就属于这种可普遍化的准则而被认为是生命伦理学的"黄金律"。具体确定四原则的内容时,运用了功利论的伦理基础,着重考虑实现人类健康、福利的价值目标的"后果",而生命观贯穿四原则理论,核心是对人类生命的关爱。四个原则各自具有丰富内涵,但是核心就是:不伤害人的生命和健康,有利于人的生命和健康,尊重人的生命和健康,在涉及人的生命和健康的利益分配时要体现社会公正。

生命伦理说到底就是论证,是一种倡导保护生命、热爱生命的道德体系的理论。把关爱生命视为生命伦理及其四个基本原则的精神实质,其认识基础就是关于生命的价值观——生命没有等价物!人的生命是无价的,具有最高价值,它只能是其他价值的目的,而不能是作为其他目的的工具而显出其珍贵。在人类的价值体系中,生命的价值至高无上;在人类的道德体系中,尊重、保护、关心、热爱人的生命的道德是最基础的道德,也是最核心的道德;在生命伦理体系中,关爱生命是灵魂,是宗旨。这样的生命价值观和道德观,不仅是医学领域,也应贯彻于社会的其他方面。

2.普遍性与特殊性的关系

四原则的普遍性是指,他们是体现在不同文化共同体之间系统的、叠合的价值和道德,是放之四海而皆准的生命伦理的基本原则。特殊性在于:其一,在不同的文化共同体中,往往需要把四原则所体现的道德精神与本民族的一些传统道德信念相结合,如与我国的医乃仁术、仁爱救人、己所不欲勿施于人道德资源的融合;其二,四原则在被应用于具体问题的研究时需根据情境进一步具体化;其三,随着时代发展需进一步解释。

3.具体运用时冲突情境的处理

在具体运用于某一个案时,原则之间常常冲突,如何解决?有人主张给四个原则排等级次序,但有争议,有难度。

三、医学伦理学的应用原则

在临床诊疗工作中,医学伦理学的基本原则主要是通过以下的原则实现的。

(一)以患者为中心的原则

"以患者为中心"的思想源远流长。如,孙思邈认为为患者诊治"不得瞻前顾后,自虑吉凶,护惜身命"。在孙思邈看来,患者的健康和生命是首要的,为患者诊治疾病不能考虑自己的得失。希波克拉底誓言中讲到:"我愿尽余之能力及判断力所及,遵守为病家谋利益之信条,并检束一切堕落及害人行为……我之唯一目的,为病家谋幸福。"

"以患者为中心"体现以人为本、以患者为本的服务理念,是对"以医疗为中心"理念的校正,避免了在医疗中出现见物不见人和见利忘义的偏颇。在临床工作中,要以患者生命和健康利益为重,尊重患者的生命,尊重患者的生命价值,妥善处理各种医疗关系,真正实现医学人道主义精神。

(二)最优化原则

1. 最优化原则的含义

最优化原则的基本思想是把所研究的对象和过程作为一个系统来对待,从系统论的观点出发,为系统制订最佳的目标,以取得最佳的效果。在临床诊疗中是指诊疗方案要以最小的代价获得最大效益的决策原则,也叫最佳方案原则。治疗方案最佳,不只是对一项指征的考虑,而是对医疗效果的全面综合考量。如对于一个患有多种疾病的患者,药物治疗中如果仅从某一疾病出发用药,就可能会恶化另一种疾病,影响整体治疗效果。只有从最优化原则出发,首先综合考虑所患的各种疾病,确定一个总的治疗方案,才能获取最佳疗效。

2. 最优化原则的内容

(1)疗效最佳　指诊疗效果从当时科学发展的水平来说是最佳的,或在当时当地是最佳的,其中包括诊断方法最佳、治疗方案最佳、选用药物最佳、手术方案最佳等。医疗最优化原则是有利与不伤害原则在临床工作中的具体应用,其伦理意义在于追求技术判断和伦理判断的高度统一,最终达到善待生命、善待患者和善待社会的目的。在临床中,诊疗的及时性是取得最佳疗效的关键。疾病的发展是一个不断转化的动态过程,在治疗中能否适时地把握时机,常常是成败的关键。

(2)伤害最小　安全无害是相对的,在医疗过程中绝对安全无害的医疗手段是没有的。要着重考虑的是医疗手段本身的安全性,尽力避免其副作用或减少到最低程度。在几种医疗手段效果相当时,应以安全度最高、副作用最小、风险最低、伤害性最少为选择诊疗方法的标准,保证患者生命安全。

(3)痛苦最小　在保证治疗效果的前提下,采用的诊疗措施应尽可能减轻患者的痛苦和不适,包括疼痛、血液损耗、精力消耗等。对于有创伤性的特殊检查,只能在必要的、有针对性并有保护措施的情况下使用。

(4)耗费最低　在保证诊疗效果的前提下,医务人员在选择诊断手段、药物等治疗方法时,要考虑患者的经济负担和社会医药资源的消耗。能用常规检查进行的,不要用特殊检查(一般费用较高且有损害),选择采用那些效果突出而代价昂贵的医学新技术时,更需要从多方面权衡,尽量避免过度检查和治疗。

(三)知情同意原则

1.知情同意原则的含义

知情同意原则是临床上处理医患关系的基本伦理准则之一,也称知情承诺原则。临床医务人员在为患者做出诊断和治疗方案后,必须向患者提供包括诊断结论、治疗决策、病情预后及诊治费用等方面真实、充分的信息,尤其是诊疗方案的性质、作用、依据、损伤、风险以及不可预测的意外等情况,以使患者或其家属经深思熟虑自主地做出选择,并以相应的方式表达其接受或拒绝此种诊疗方案的意愿和承诺。在得到患方明确承诺后,才可最终确定和实施特定的诊治方案。简单说,知情同意是指为患者提供做出取舍医疗措施决定所必需的足够信息,患者在此基础上做出同意或不同意的承诺。

2.知情同意原则应用中应注意的问题

(1)要注意做到使患者或其家属充分知情 医务人员应向患者提供其做出承诺所必需的医学信息,并对患者或其家属询问给予必要的回答和解释,使患者全面了解各种诊治决策的利与弊,为合理选择奠定信息基础。但在医疗紧急情况下,在分秒必争而没有时间和精力履行说明义务时,或危险程度非常轻微时,或充分知情后会给患者造成不良影响时,医者的说明义务可以免除。

(2)要注意确保患者或其家属的同意是有效的 有效同意是指患者在充分知情后,自主、自愿、理性地做出负责任的承诺。这种承诺需要满足的条件是:患者具备自由选择的权利(患者有权随时收回、终止和要求改变其承诺)、表达承诺的合法权利(符合法定的责任年龄和责任能力)、做出正确判断的能力以及做出理性选择的必要的知识水平。有效同意还应遵循特定程序、签订书面协议并保存备查。

(3)关于代理人知情同意权的问题 患者本人是知情同意的主体。当患者是未成年人,或是有意识障碍而没有同意能力的患者(如智残患者、精神病患者、休克患者等)时,通常由其近亲属或监护人代为同意,这是各国通则。在我国,成年人知情同意权代理人的先后顺序是:配偶＞子女＞家庭其他成员＞患者委托的其他人员。未成年人的代理人为其父母。代理人应同时具备两个条件:本人有行为能力,能够进行理性判断;与患者利益一致,无利害冲突和情感冲突,能真正代表患者的利益。

(四)医疗保密原则

1.医疗保密原则的含义

医疗保密原则通常是指医务人员不向他人泄漏能造成医疗不良后果的有关患者疾病信息的信托行为。我国《医务人员医德规范及实施办法》规定医务人员应具有"为病人保守医密,实行保护性医疗,不泄露病人隐私与秘密"的医德规范。"不向他人泄露"是指一般把疾病信息局限于患者本人,或局限于相关的医疗小组内,而不向不相关的人泄露。"医疗不良后果"既指直接影响患者疾病诊治、加重病情的情况,也包括损害医疗职业信誉,损害患者心理、人格尊严和名誉,造成医患关系紧张,甚至产生医疗纠纷等情况。"有关患者疾病信息"包括两个方面:一是保守患者的秘密,指患者的个人生活、行为、生理心理等方面的、不愿意让他人知道的信息;二是保密疾病信息,包括疾病的性质、诊断、预后、治疗等方面的信息。"信托行为"是医患双方出于相互信任和尊重而对医疗信息保密要求的承诺。保守医密是医疗实践中形成的普遍的、自觉的要求。

2.医疗保密原则具体应用中应注意的问题

(1)重视医疗保密的伦理意义　以相互尊重和信任为基础的医疗保密原则维护了患者与医务人员双方的权益,促进了医患关系的和谐发展。其伦理意义主要体现在尊重患者的权利,体现保护性医疗策略和维系医患关系等方面。

(2)医疗信息的易获得性对保密原则的挑战　汇集患者资料的电子信息系统的广泛应用,使保密责任更加突出。

(3)为患者保密是有条件的　其责任应服从于公众利益的更高需要。对患者隐私的保护并不是绝对的,而是受到有关权利的冲突和限制。恪守医疗保密,必须满足以下伦理条件:①必须以不伤害患者自身的健康和生命利益为前提;②不伤害无辜者的利益;③不损害社会利益;④不能与现行法律相冲突。总之,医疗保密在临床中的应用是有条件的,必须考虑到患者以外的他人、社会、医疗、法律等需要和价值,其中,他人与社会的利益应该是为患者保密与否的最高判定标准。

第二节　医学伦理学的规范

一、医学伦理规范的含义

规范是指约定俗成或明文规定的标准。医学伦理学规范是依据一定的医学伦理理论和原则制定的,用于调整医疗实践活动中各种人际关系、评价医学行为善恶的准则或具体要求。医学伦理规范是医学道德意识和行为的标准,是社会对医务人员的基本道德要求,是医学伦理基本原则的展开和补充。医学道德规范不仅包括医疗、护理、药剂、检验等临床医学道德规范,还包括科研、预防、医药营销等领域的规范。

医学伦理规范一般以"哪些应该做、哪些不应该做"来表述,多采用简明扼要、易于理解和接受的"戒律"、"誓词"、"法典"、"守则"等形式,阐述医务人员的行为准则,并由国家和医疗行政管理部门颁布执行。

二、我国当代医学伦理规范文献举要

(一)《中华人民共和国医务人员医德规范》

为加强医德教育,提高医德水平,使我国的医德建设逐渐进入系统化、规范化的轨道,国家卫生部于 1988 年 12 月 15 日颁发了《中华人民共和国医务人员医德规范》,全文如下:

1.救死扶伤,实行社会主义的人道主义。时刻为病人着想,千方百计为病人解除病痛。

2.尊重病人的人格和权利,对待病人,不分民族、性别、地位、职业、财产状况,都应一视同仁。

3.文明礼貌服务,举止端庄,语言文明,态度和蔼,同情、关心和体贴病人。

4.廉洁奉公,自觉遵纪守法,不以医谋私。

5.为病人保守医秘,实行保护性医疗,不泄露病人的隐私和秘密。

6.互尊互学,团结协作,正确处理同行同事间的关系。

7.严谨求实,奋发进取,钻研医术,精益求精,不断更新知识,提高技术水平。

(二)《临床医师公约》

20世纪90年代,鉴于我国卫生改革中医德建设的需要,为加强医疗工作中的精神文明建设,提高诊疗水平,促进临床医学健康发展,中国科学院、中国工程院28位院士,于1996年9月联名倡议制定了《临床医师公约》,内容如下:

1.全心全意为人民服务,为我国社会主义医疗卫生事业服务。

2.医术上精益求精,团结协作,保证医疗质量,努力进取创新。

3.维护严肃严格严密的医德医风,廉洁行医,抵制一切不正之风。

4.倡导敬业尊师,积极扶植后学,努力提高临床服务艺术。

5.积极开展卫生科普工作,提高群众防治疾病知识和自我保健意识。

(三)《医学生誓词》

1991年,为培养和强化在校医学生的医学伦理素质,原国家教育委员会高等教育司制定并颁布了中国《医学生誓言》,全文如下:

健康所系、性命相托。

当我步入神圣医学学府的时刻,谨庄严宣誓:

我志愿献身医学,热爱祖国,忠于人民,恪守医德,尊师守纪,刻苦钻研,孜孜不倦,精益求精,全面发展。

我决心竭尽全力除人类之病痛,助健康之完美,维护医术的圣洁和荣誉。救死扶伤,不辞艰辛,执著追求,为祖国医药卫生事业的发展和人类身心健康奋斗终生!

三、医学伦理学规范的基本内容

1.救死扶伤,忠于职守

救死扶伤,忠于职守是医务人员对待医学事业的基本准则,是医疗卫生事业和人民健康利益对医务人员的根本要求。救死扶伤是医务人员的最高宗旨和神圣职责。忠于职守是医务人员应有的敬业精神和职业操守。救死扶伤、忠于职守要求医务人员正确认识医学职业的人道性、神圣性及社会的高期望值、要求的高标准化,从而培养医务人员的职业责任心和敬业、勤业和乐业精神。

2.钻研医术,精益求精

钻研医术,精益求精,是医务人员在学风方面必须遵循的伦理准则,它要求医务人员充分发扬科学的求实精神、进取精神、创新精神,学好、学精业务本领,做好、做精业务工作。同时防范浮躁等不良学风。

3.平等交往，一视同仁

平等交往，一视同仁，是医务人员处理医患关系必须遵守的准则之一。平等交往是指医患双方平等相处，医患平等。一视同仁是指医务人员对有千差万别的患者同等对待，患患平等。平等待患是对患者的权利、尊严的普遍尊重和关心，体现的是人际交往中社会地位和人格尊严的平等。

4.举止端庄，语言文明

举止端庄，语言文明，是医务人员必须遵守的伦理准则底线。医务人员举止端庄，语言文明，不仅是自身良好素质和修养境界的体现，也是赢得患方信任与合作、提高诊疗质量所必需的。它要求医务人员言行举止都要合乎医学职业道德的要求，礼貌服务，文明行医。

5.廉洁行医，遵纪守法

廉洁行医，遵纪守法，是指医务人员在医事活动中必须清正廉洁、奉公守法，这是古今中外优秀医家十分重视的医学道德规范。在市场经济的背景下，尤其是在新旧体制交替、利益格局调整和思想观念多元的情况下，医务人员更应恪守廉洁行医、遵纪守法这一规范。

6.诚实守信，保守医密

诚实守信是医务人员对待患者的一条重要的道德规范。孙思邈在《大医精诚》中，用一个"诚"字来概括和诠释"大医风范"。作为医务人员，只有医心诚，忠诚于患者和医学事业，对人诚，做实事，守信用，才能成为一名真正的医务人员。倡导和践行诚实守信准则，必须同弄虚作假、背信弃义、欺诈取巧的不良医风作斗争。

保守医疗秘密是古老的医学道德规范。希波克拉底就说过："凡我所见所闻，无论有无职业关系，我认为应守秘密者，我愿保守秘密。"世界医学会1948年通过的《日内瓦宣言》规定："我要保守一切告知我的秘密，即使病人死后，也这样。"我国也将保守医密作为保护性医疗的重要措施。《中华人民共和国执业医师法》第3章第22条第3款明确规定："关心、爱护、尊重患者，保护患者的隐私。"可见，保守医疗秘密已从伦理规范上升到法律高度。

7.互尊互学，团结协作

互尊互学，团结协作，是正确处理医际关系的基本准则，是医学发展高度分化、高度综合和高度社会化的要求，也是发挥团队精神和整体效应的需要。这一准则要求医务人员处理好竞争和合作的关系，互相尊重，互相学习，互相协作，发挥优势，共同维护患者利益和社会公益。

第三节　医学伦理学的基本范畴

一、医学伦理范畴的含义

范畴是构成一门学科的基本概念，原意是指在实践基础上，人们的思想对客观事物的本质属性及其关系的最一般的概括和反映。医学伦理范畴，又称医德范畴，是人们对医学道德现象的总结和概括，是医学领域中医德现象和医德关系的基本概念。医学伦理学的基本范畴是医学道德原则、规范体系的重要组成部分。从广义上说，医学伦理学学科所使用的基本概念都是医学道德范畴。狭义的医学道德范畴，构成医学伦理准则体系的第三个层次，主要有：权利与义务、良心与荣誉、理智与情感、审慎与胆识。本节所讲的医学道德范畴专指狭义的医学道德范畴。

二、医学伦理学的基本范畴

(一)权利与义务

1.权利

权利是指公民或法人依法行使的权力和享有的利益。医学道德范畴中的权利是指医患双方在医学道德允许的范围内可以行使的权力和应享有的利益。

(1)患者的权利 患者权利是人在患病就医期间所拥有的,而且能够行使的权力和应该享受的利益,也称患者权益。在实践中,患者权利主要包括两个层面,即法律权利与道德权利。法是最低的道德,道德是理想的法。患者法律权利反映的是患者的基本健康权利,而道德意义上的患者权利,反映的则是患者全面的、更高层次的健康权益。

目前,我国尚无专门的患者权利法。根据现行的《中华人民共和国民法通则》《中华人民共和国执业医师法》《中华人民共和国消费者权益保护法》《医疗事故处理条例》等法律、法规的有关规定,患者法律权利主要包括以下方面。

①生命权,指患者在患病期间所享有的生存权。《中华人民共和国民法通则》第98条明确规定:"每一位中国公民都享有生命权"。《中华人民共和国执业医师法》第24条明文规定:"对急危患者,医师应采取紧急措施进行诊治,不得拒绝急救处置。"

②健康权,指恢复健康和增进健康的权益。患者有权要求医务人员为其解除病痛、恢复健康,有权享受基本医疗保健服务。《中华人民共和国民法通则》第98条明确提及中国公民的健康权,并把它与生命权并列在一起。《中华人民共和国执业医师法》从医师"职责"和"义务"的角度,说明和确认了"人民健康"是"神圣"的,是必须得到"保护"的;患者享有医疗服务权、接受"健康教育"权等。

③身体所有权,指患者对自身及其肢体、器官、组织、基因等都拥有所有权及支配权。身体所有权不仅为患者生前所享有,而且死后也是不容侵犯的。

④平等医疗权,指患者有权享有同样良好的医疗保健服务和基本的、合理的医疗卫生资源。患者享有平等医疗保健及人道主义的权利和待遇。

⑤疾病认知权,指患者对自己所患疾病的有关信息拥有了解和认知的权利。《中华人民共和国执业医师法》第26条明文规定:"医师应当如实向患者或者其家属介绍病情"。

⑥知情同意权,指患者对给予自己的诊治护理方法,包括诊治和护理方案的风险和收益有知晓的权利,以及在此基础上决定接受或拒绝接受的权利。《中华人民共和国执业医师法》"执业规则"中的第26条明文规定:"医师应当如实向患者或者其家属介绍病情","医师进行实验性临床医疗,应当经医院批准并征得患者本人或者其家属同意。"其第37条第8款明文规定:"未经患者或者其家属同意,对患者进行实验性临床医疗的",承担相应的法律责任或刑事责任。

⑦保护隐私权,是患者享有的私人信息和私人生活依法受到保护,不被他人非法侵犯、知

悉、搜集、利用和公开的一种人格权。《中华人民共和国执业医师法》第 22 条第 3 款"保护患者的隐私",以及第 37 条第 9 款"泄露患者隐私,造成严重后果的",要承担相应法律责任的明确规定,都确认了患者享有隐私权。

⑧社会免责权,患者在获得医疗机构合法的医疗诊断书或医疗鉴定书之后,可因病不承担相应社会责任,并有权享有法律规定的各种福利待遇。

⑨诉讼索偿权,指确因医方出现差错、事故而损害了患者正当权益,患者享有向卫生行政部门和法律部门提起诉讼以及要求给予经济和精神赔偿的权利。《医疗事故处理条例》对医疗事故赔偿作了具体规定。

(2)医务人员的权利　《中华人民共和国执业医师法》以法律的形式规定了医务人员的下列权利。

①独立自主的诊治权,指在注册的执业范围内,进行医学诊查、疾病检查、医学处置,出具相应的医学证明文件,选择合理的医疗、预防、保健方案等诊断治疗的权利;

②按照国务院卫生行政部门规定的标准,获得与本人活动相当的医疗设备基本条件,从事医学研究、学术交流,参加专业学术团体,参加专业培训,接受继续医学教育等发展权利;

③在执业活动中,人格尊严、人身安全不受侵犯的权利;

④合理报酬的获得权,即获取工资报酬和津贴,享受国家规定的福利待遇的权利;

⑤参与管理权,指对所在机构的医疗、预防、保健工作和卫生行政部门的工作提出意见和建议,依法参与所在机构的民主管理的权利。具体讲,医务人员有以下主要权利:维护患者身心健康的权利,诊断治疗的权利(包括体检权、化验检测权、处置权、处方权、判死权),特殊干涉权(对患者某些有害于自身或他人的行为进行限制的权利),人体实验权,以及追求正当利益的权利。

2.义务

义务是承担特定社会角色的人应尽的责任。医学道德义务的特点首先在于它是不以享受某些相应的权利或至少以正当权利让与为前提的。

(1)医务人员的义务　《中华人民共和国执业医师法》第 21 条明文规定了执业医师的义务:遵守法律、法规,遵守技术操作规范;树立敬业精神,遵守职业道德,履行医师职责,尽职尽责为患者服务;关心、爱护、尊重患者,保护患者的隐私;努力钻研业务,更新知识,提高专业技术水平;宣传卫生保健知识,对患者进行健康教育。另外,其"执业规则"中的其他条款还规定了如下特殊义务:合法地填写、保护医学文书;对急危患者不得拒绝急救处置;合理使用药品设备,尤其是毒、麻等特殊药品;如实向患者或者其家属介绍病情,特殊治疗应征得其知情同意,并经医院批准;奉命抗灾防疫;按规定报告疫情、非常死亡或者涉嫌伤害事件;等等。医务人员的法律义务是其医学道德义务的底线和基础。

从伦理的角度看,医务人员肩负多重医学道德义务:①对患者的义务,即治病救人是医务人员最基本的义务;②对同事的义务,即互尊互助与合理竞争是医务人员的重要责任;③对医学的义务,即通过专业学习、研究和创造来推进医学事业的发展;④对社会的义务,即医务人员所负有的履行社会公平和保护社会整体健康利益的职责。同时,还有应该为患者、社会减少医疗费用的义务。

(2)患者的义务　患者就医时应该履行如下道德义务：①如实提供病情和有关信息；②在医师指导下接受并积极配合医生诊疗；③避免将疾病传播他人；④尊重医务人员的职业自主权；⑤遵守医院规章制度；⑥支持临床实习和医学发展。

(二)良心与荣誉

1.良心

良心是人们在履行义务过程中所形成的一种自觉道德意识，是人们对自身行为是否符合社会道德准则的自我认识和评价。

(1)医学道德良心的含义　医学道德良心是医务人员在履行医德义务和医德责任过程中所形成的一种道德意识，是其道德观念、情感、意志和信念的有机统一，主要是对所负道德责任的自我感知能力和对道德行为的自我评价能力。医学道德良心的实质是自律。良心是医务人员内心的道德活动机制，是发自内心深处的情感呼唤、道德律令，是自我选择、自我监督、自我调节、自我评价的自律过程。良心要求医务人员在任何情况下，无论外界有无压力、监督和诱惑，都要重视患者的健康利益，不做有损于患者利益的事。

(2)医学道德良心的作用　具体说来，分为三个方面。

①在医疗行为前的选择作用。良心支持选择不违背道德信念的动机。对符合道德原则和规范的行为和动机予以肯定，对不符合的进行否定，起到避免失误，防止医疗差错的客观作用。

②在医疗行为过程中的监督作用。医疗活动中，当医务人员产生不符合医学道德要求的思想、欲望、情感时，行为主体就能通过良心发现而予以克制、制止，及时调整自己的行为，进行自我约束，避免不良行为的发生。

③在医疗行为之后的评价作用。良心机制促使行为主体对行为后果和影响进行正确地评价。如果自己的行为后果给患者和社会带来了利益，就会产生满足和欣慰感；如果自己的行为违背了社会利益或给患者造成痛苦和不幸，就会感到内疚、惭愧、痛悔和自我谴责，进而改进行为，使职业行为经得起职业道德的检验。

2.荣誉

医务人员的荣誉是指医务人员在履行了自己的职业义务后，得到他人、集体或社会的赞许、表扬和奖励。追求荣誉是医务人员理性上自尊的表现。

(1)医学道德荣誉的含义　医学道德荣誉包括两个方面：一是医务人员的行为及其行为的意义与价值得到社会的肯定和褒奖，二是医务人员对自己行为的肯定性评价以及对社会肯定性评价的自我认同，表现为因履行道德职责受到褒奖而产生的自我赞赏和满足。这两个方面是相互联系和相互影响的，体现出良心所赋予的知耻与自尊、自爱。

(2)医学道德荣誉中的矛盾　主要包括三类矛盾。

①荣誉感与虚荣心的矛盾。这是主体内在的一对基本矛盾。荣誉感以集体主义为基础，由知耻心、自尊心与进取意识、竞争意识等整合而形成，表现为对自我追求的价值肯定和对自我行为的正确认识，具有浓厚的科学理性。虚荣心则以个人主义为基础，为荣誉而求荣誉，常以弄虚作假、阿谀奉承等恶劣手段满足个人追求，具有强烈的情绪色彩。荣誉感是不可缺少的，虚荣心是应该克服的。

②职业荣誉与个人荣誉的矛盾。这是行为主体中群体与个人的一对基本矛盾。一般说来,职业荣誉与个人荣誉相辅相成,但两者并非完全统一。

③社会毁誉与自我褒贬的矛盾。这是荣誉评价中的一对基本矛盾。一般说来,社会评价是构成荣誉的直接客观基础。自我评价,或表现为对社会褒奖的认同,或是纯粹的自我品评。真实的荣誉则应是这两种评价的统一。现实中,社会评价与自我评价也会出现种种不协调。如果两种评价不一致,看哪一个符合实际和人民健康利益,符合者接受,不符合者拒绝,注意防止单纯以医者或患者的是非来评价的片面做法。

(3)正确对待名誉　名誉是荣誉问题的焦点,也是它的突出表征。医务人员应该树立正确的名誉观:

①重视名誉。重视名誉,追求名誉,表明医务人员具有职业荣誉感和个人自尊心,同时也符合社会的要求。符实之名不必耻言。

②不唯名誉。医务人员的名誉永远同医术、医德、创造、贡献相随。如果离开医学事业单纯去追求名誉,名誉就变得虚伪而毫无价值。

③求名有道。从获得名誉,再到保持名誉,都必须确立正当目的,选择正当手段。

良心与荣誉从内在和外在两个角度进行评价和激励医者救死扶伤。

(三)情感与理智

1.情感

情感是指在一定社会条件下,人们根据社会道德观念和准则,去感知、评价个人和他人行为时的态度和体验。

(1)医学道德情感的含义与内容　医学道德情感是指医务人员在医疗活动中对自己和他人行为之间关系的内心体验和自然流露,其内容包括同情感、责任感和事业感。同情感作为最基本的道德情感,表现为对患者深切的同情,是促使医务人员为患者服务的原始动力;理性成分较大的责任感可弥补同情感的不足,使医务人员的行为具有稳定性,并能真正履行对患者的责任;事业感激励着医务人员为医学事业的发展发愤图强,不计得失,敢于为患者的利益承担风险,真正实现全心全意为人民健康服务的道德原则。

(2)医学道德情感的作用　医学道德情感有利于良好医患关系的建立与发展,有利于患者健康的恢复;医学道德情感是医者职业素质的重要组成部分,推动医者医学伦理素质的提高;责任感与事业心是推动医者投身于医学事业的原动力,促进医学事业的发展。

2.理智

理智是指人们在社会实践中对周围事物或现象经过思考与分析,明辨是非和利益关系,从而理性地控制自身的行为。

作为医学伦理学基本范畴的理智,是指在医疗实践中以医学科学理论为基础,分析与判断自己的行为选择是否符合医学伦理的基本原则与规范的要求,并进行伦理选择的道德行为。理智的作用在于把握、调控、驾驭、优化情感,主要是通过优化情感并整合医学服务中的多元素质,为患者提供最佳的医学服务。

(四) 胆识与审慎

1.胆识

(1)胆识的含义　胆识指医务人员在患者面临风险和难题而自己可以有所作为也必须有所作为的时候,能为患者预见到风险,敢于承担风险,并善于化解风险。胆识的本质是关心患者和尊重科学。

(2)胆识的作用　胆识可以帮助医务人员把握住有效抢救危、重、急、险患者的时机;可以帮助医务人员在患者损伤不可避免时,做出争取最大善果和最小恶果的合理选择;可以帮助医务人员尽快对疑难病症及时做出正确诊断和处理。与胆识相关的是首诊负责制,医务人员若缺乏胆识与责任心,就会以种种借口推托患者,尤其是危、重、急、险患者,因而往往造成严重后果。为防止此类现象发生,从管理上实行首诊负责制,要求首诊医生和医院必须做到:急诊急救患者优先;敢于负责,必须负责,除本院确无该专科或病情允许时可以转院外,必须就地诊治和抢救;凡遇急救患者,依病情需要,可先行抢救,再补办有关手续和交款事宜;借故推诿或者不千方百计创造急救条件者,追究当事者、领导人责任。

2.审慎

(1)审慎的含义　即周密而谨慎。医学活动的审慎是指医务人员在医疗行为前的周密思考与行为过程中的谨慎认真。医德审慎的本质是对患者高度负责的精神和严谨的科学作风。审慎是医务人员在世代相袭的职业冲突中形成的稳定的职业心理和习惯,受到历代医家重视。张孝骞曾经深有感触地说:"几十年的医疗实践,我总是用戒、慎、恐、惧四个字要求自己,病人的生命交给我们,我们怎么能不恐惧? 怎能不戒骄戒躁? 怎能不以谦虚谨慎的态度对待呢?"张孝骞就是这样细心实践,正确诊断,及时救助无数的患者,被称为我国的内科泰斗。

(2)审慎的作用　①保障患者的身心健康和生命安全。审慎可以避免由于疏忽、马虎而酿成的医疗差错、失误和事故,使医疗服务质量得到保证和提高。②保证及时做出正确的诊断。③选择最优化的治疗方案。《医宗必读》中说:"病不辨则无以治,治不辨则无以痊。"在诊断明确以后,审慎地对比、筛选、论证、设计、完善治疗方法,是使治疗达到最优化的关键所在。④有利于建立良好的医患关系。医学行为不仅包含着对医疗技术的审慎选择,还包含着言语的审慎使用。言语不慎很可能造成患者的误解,引起不良的心理反应,甚至会恶化医患关系。

"胆欲大而心欲小",表述了一个行医真理:胆识与审慎必须统一,两者不可对立,缺一不可。

 目标检测

一、简答题

1.医学伦理学的具体原则是什么?

2.医学道德规范有哪些基本内容?

3.《中华人民共和国执业医师法》规定医务人员有哪些权利和哪些义务?

4.患者有哪些法律权利?

二、案例讨论

【案例】

梅毒是一种慢性传染性细菌性疾病,一般通过性传播,但也有先天性的。从 1946 年开始,梅毒可用抗生素成功治疗。在 1946 年之前,患这种疾病的人,病程会不可避免的向前发展,从原始的伤口和下疳到皮疹、发热、淋巴结肿胀,最后发展到神经系统和循环系统的问题,直至死亡。疾病的病程通常可持续 30 年~40 年。

1929 年,美国南部有几个县梅毒发病率很高。美国公共卫生服务部在阿拉巴马州的梅肯县(Macon)(著名的塔斯克基(Tuskegee)研究所所在地)启动一项治疗这些患者的示范工程。由于受到大萧条的影响,对这项工程的资助逐渐减少,最后治疗患者的示范工程成为了研究疾病自然表现的一个机会。研究疾病自然表现是指研究者不对患者进行治疗,而只是观察疾病的自然进程。为此,美国公共卫生服务部挑选了 399 个非洲裔美国人接受观察,这些人从来没有接受过治疗。

参与研究组的人被告知他们本来就有"坏的血液",现在他们被挑选出来免费治疗。除了一位非洲裔美国护士 Eunice Rivers 之外,很少有研究者持续地参与了这项实验。因为联邦医生每隔几年才来检查一下疾病的进程。为了诱导参加者,研究者承诺他们可以享受免费的交通,免费的午餐,免费的药物(治疗任何其他疾病都可以,就是没有治疗梅毒的药物)和免费的葬礼。

虽然 1946 年抗生素供应充足,但研究组患者仍没得到治疗。事实上,当地的征兵局被提供了这些患者的名单,这样,他们就不会应征入伍,也就避免在部队得到治疗的可能。当地的医学会成员被提供了他们的名单,被要求不要向他们提供抗生素。

1972 年 7 月,美国公共卫生服务部彼得·巴克斯滕(Peter Buxtun)向联合通讯社的一位记者报告这个故事,他在 1966 年也曾批评这项研究。记者的报道使这项研究成为整个国家新闻媒体的头版头条。1997 年,克林顿总统代表美国政府正式向尚存活的参与此项研究的患者道歉。

【讨论】

在尊重、有利、不伤害、公正、职责等原则和规范中,此案例牺牲了哪些原则和规范? 这些原则和规范是否为了科学研究而有理由违背?

第五章　医务人员与患者的关系伦理

学习目标

【掌握】掌握医患关系的含义、特点及性质;医患关系对医务人员提出的伦理要求。

【熟悉】医患关系的内容、基本模式。

【了解】医患关系的发展趋势。

伦理案例

某日深夜,医院发生火灾,此时,手术室里一名因车祸必须接受截肢手术的患者已接受全身麻醉,听到医院发生火灾后,手术室里的医护人员跑离手术室,丢下全身麻醉的患者,导致这名患者最后被浓烟呛死在手术台上。

阅此案例,请思考:医务人员在面临生死考验的关键时刻,不顾患者生命,自己逃生的行为是对是错? 患者与医生、医院之间属于什么关系? 在常态、非常态情境下,如何处理医患关系?

第一节　医患关系概述

一、医患关系的含义

医患关系(patient-professional relationship)是指在医疗实践中产生和发展的人际关系。它是医疗活动中最重要、最基本的人际关系,有广义和狭义之分。广义的医患关系是以医务人员为一方,以患者及家属为一方,在医疗服务和预防保健服务中所建立的关系。狭义的医患关系是日常生活中大多数人对医患关系的理解,指的是医生和患者之间的关系。在实际中,医患关系的主体远比狭义定义下医患关系的主体要广得多。从求医者一方来看,求医的主体不一定是某些疾病的患者,也包含了一些没有患病,但也需要寻求医疗服务的群体,例如孕妇、参加常规体检的群体等;而与医院发生联系的,也不只是求医者本人,也可能是其家属、监护人等。从提供医疗服务的一方来看,在提供服务的过程中与患者建立联系的,不仅是医生,还有其他医务人员,如护士、医技人员、医院收费人员、管理人员和服务人员等。就医者在寻求医疗服务中除了和某个主体产生联系,同时也与提供医疗服务的机构产生了相应联系。著名医史学家西格里斯(Sigerist)指出:"医学的目的是社会的,它的目的不仅仅是治疗疾病,使某个个体康复,它的目的是使人调整以适应他的环境,作为一个有用的社会成员,每一种医学行为始终涉及两类当事人,即医生和病人,或是更广泛的医学团体和社会,医学无非是这两群人之间多方面的关系。"

二、医患关系的特点

1.平等性

医患双方之间不存在阶级地位、贫富贵贱、剥削与被剥削等不平等关系,二者在法律地位上是平等的,属于平等的合作关系。患者有权利提出自己对于诊疗的看法,有权利选择治疗方式等,同时也有义务配合医生完成诊疗;医生有权利对疾病做出诊断,进行相应处置以及权限内的特殊干涉,同时也有义务履行自身职责,完成救死扶伤之重任。医患双方在交往中具有独立的平等关系。平等性要求医者平等待患。

2.互动性

医患双方关系的构建是通过互动来完成的。患者向医生提供病情相应表现、治疗效果及主观感受等,以使医生更好地了解病情;医生通过向患者了解病情,以自身掌握的知识技能为基础,做出相应判断并提出治疗方案。医患双方关系的建立和发展是一个不断互动的过程。

3.依赖性

医患双方存在相互依赖的特点。患者依赖医生的正确诊疗以解除病痛,而医生则依赖患者对病情的描述来进行判断和做出合理诊治。

4.委托性

医患关系中,患者以信任为前提,将生命、疾病诊治权委托给医生,医生以医疗技术为保证,以解除病痛为目标,为患者提供相应服务,双方存在委托与被委托的关系。这种委托关系强调医生把患者利益放在首位。

5.目标一致性

医患双方在医患关系存续期间进行的各种活动,目的都是为解除病痛,保证生命的安全和健康。无论是医方还是患方,最终的目的都是一致的。

三、医患关系的性质

事物的性质指的是事物本身所具有的特质及事物本身与其他事物所发生的具有内部稳定性的联系。把握好医患关系的性质,有利于我们更好地理解医患关系本身所包含的内容及其产生的外部效应。医患关系主要具有以下几个属性。

1.知识技术性

医患关系的发生,是以医学知识和技术为媒介的。患者向医生提出医疗服务的需求,医生根据自身知识技术及相应的医疗条件,给予患者相应的诊疗,整个医患关系都是围绕着医学知识和医疗技术而开展进行的。因此,医患关系体现的第一个性质是知识技术性。

2.法律规范性

医患双方在法律地位上是平等的,都具有独立的人格,没有高低、从属之分,不存在命令者与被命令者的关系,双方的权利义务受我国相关法律、法规的保护和制约。同时,在患者就医的时候应遵守法律规定,尊重医生的权利,不得危害其人身安全等;医生也必须根据相关法律规定,履行保护患者隐私等义务。当出现侵权等事件,无论是医方还是患方,都必须依照法律承担相应责任。

在诊疗过程中,医患双方还存在着信任托付的契约关系。一方面,法律赋予了医生为患者提供医疗卫生保健和康复的特殊职责,使之可以获得患者身体、心理、隐私等方面的信息;另一方面,患者信任医生,把自己的信息和隐私告诉医生,并委托医生解除病痛,双方以挂号、病历、处方、手术协议书等形式,形成契约,产生了医患合同关系,受到法律保护。

3.道德伦理性

医学的本质是人学,医患关系是建立在人道主义基础之上的。医患关系作为一种以相互信任为基础的活动,在关系发展中会比普通的关系涉及更多的个人隐私和职业责任,因此医患双方都必须遵守一定的职业道德规范,医患关系具有道德伦理性。医生是医术和医德的统一,医务人员必须遵守职业道德,尊重患者,恪尽职守,履行医务人员除人类之病痛的职责。"西方医学之父"希波克拉底大力倡导医生的医德修养,强调医生要以纯真的心为患者服务,尽一切可能为病家谋幸福,要表现出医生的仁爱精神。而患者也必须遵守就医道德,尊重医务人员,维护医院秩序。

第二节　医患关系的基本内容及其模式

一、医患关系的基本内容

医患关系从总体上而言,主要包含了两方面的内容,即技术方面的内容和非技术方面的内容。

(一)医患关系技术方面的内容

医患关系技术方面的内容指的是医患双方在医疗技术实施过程中产生的关系。其中医疗技术实施过程中包括如诊断、用药、治疗、手术等医疗专业操作。医生对患者病情做出判断、与患者讨论和选择治疗方案等与治疗手段相关的内容,都属于医患关系技术方面的内容。

医患关系最直接的表现就是医患之间的地位关系。在传统的医患关系中,医生具有完全的权威,而患者则处于绝对的从属性地位,即在医患关系中,由于信息不对称,患者信息缺乏,医者一方占据了绝对的主动权,病情诊断、治疗方案选择、治疗采取的具体方式等等,均由医生为患者做出选择和决定,患者则被动接受医生的治疗决定。这样一种关系也类似于家庭中的亲子关系,医生如"家长"角色,患者如"孩子"角色。从积极的角度去看,医生给予患者如父母一般的关怀,为患者做出决断方案,但患者没有主动参与,其作用没有发挥,这样既不利于疾病的治疗,也不利于患者的心理需求的满足。随着现代民主时代的到来,民主意识深入人心,人们在就医过程中对于民主的诉求日渐凸显,因此在目前的医患技术性关系中,医生权威式的关系已经发生了改变,取而代之的是一种更趋于民主的、强调双向沟通的医患关系。

(二)医患关系非技术方面的内容

医患关系非技术方面的内容指的是医患双方在道德、伦理、社会、心理等层面建立的关系。

非技术关系强调了医务人员的伦理素养以及患者对医务人员的尊重等。人们在求医过程中，由于知识、专业的限制，不能准确判断医生的技术操作，所以往往会根据医生所表现出来的态度、责任心、爱心以及与患者的沟通程度来判断医生的水平。能够做到感同身受、凡事从就医者立场出发的医生，普遍更受就医者爱戴，医患关系更为缓和、良好。因此，从某种层面上而言，非技术关系是医患关系内容中最基本、最重要的部分，它主要体现为以下五个方面的内容。

1.医患间的道德关系

医患间的道德关系指医护人员和患者双方遵循一定的道德原则和规范而结成的人际关系。医护人员应当遵守职业操守，履行救死扶伤义务，尊重和维护患者权利；患者在就医诊疗过程中，应当遵守医院的规章制度，尊重和理解医护人员的劳动，尊重医护人员的人格，维护良好的医疗秩序。

2.医患间的价值关系

医患间的价值关系指医护人员和患者双方在医疗活动中为实现各自的价值而结成的人际关系。医护人员运用医学知识和技能为患者服务，解除患者病痛，履行了维护人类健康和生命的社会责任，得到社会认可和尊重，实现了自身价值；患者在获得医疗帮助后，疾病得以治愈，身体康复，可重新回到工作岗位，同样实现个人价值。

3.医患间的经济关系

医患间的经济关系指医护人员和患者双方在实现各自正当经济利益关系时结成的人际关系。医护人员通过为患者提供医疗服务获得正当的劳动报酬；患者在获得医疗帮助、解除病痛、康复机体时，应支付必要的医疗费用。

4.医患间的法律关系

医患间的法律关系指医护人员和患者双方在医疗活动中，在相关的法律法规约束和调节下，形成的一定的权利与义务关系。如入院通知书、手术同意书、出院通知等，都是依法成立的契约或合同，具有法律约束力。医护人员在为患者提供医疗服务过程中，必须在相关法律法规许可的范围内进行，若对患者造成伤害或损害患者利益时，患者可依法追究医护人员的相关责任；反之，患者在接受治疗过程中也应遵守相关法律规定，否则，也要承担相应的法律责任。

5.医患间的文化关系

在医疗活动中，医疗行为总是在具体的文化背景下发生的。医患双方总是存在着各种各样的文化差异，医患关系总是表现为文化关系。医患文化背景不同，信仰、宗教、风俗、生活习惯等方面存在差异，应该相互尊重、相互体谅，这对于和谐医患关系的建立和发展十分重要。

总之，医患关系作为社会关系中的一种，交往的双方都是有着情感的人，因此在医患关系中相互会被对方真诚的态度、细致的关怀、贴心的体谅而感动，因此在现实生活中不乏一些虽然因为医务人员技术水平等原因导致患者遭受一定的健康损害或没有得到准确治疗，但由于医务人员态度诚恳，对患者关心尊重而没有受到患者指责控诉，得到了患者的谅解，甚至依然得到患者感激的例子。医患关系非技术方面的内容，是医学人文精神在医患关系中发挥作用的体现，也是医学伦理作用的证明。人文精神，社会交往的伦理道德，都对人与人的交往提出了相互尊重、相互信任等要求，这些要求契合了人作为一种思想着的社会化动物在精神层面、心理层面的需求，这些需求从对方那里得到了满足，作为关系的一方就会在情感上与对方产生一定的认同,甚至产生双方的情感共鸣,双方关系自然就趋于和谐了。

二、医患关系的模式

关于医患关系模式的分类,国内外学者有着许多不同的提法。在这些众多的模式分类方法中,得到较多认可的主要有四种模式:萨斯-霍伦德模式、维奇模式、布朗斯坦模式及萨奇曼模式,其中又以美国学者萨斯和霍伦德于 1956 年提出的医患关系"萨斯-霍伦德三模型说"最具代表性,是国际上广泛引用的、适用于医患之间技术关系的基本模式。

萨斯-霍伦德三模型分类方式以医患双方的地位、主动性为分类依据,将医患关系分为主动-被动型、指导-合作型及共同参与型(表 5-1)。

表 5-1　萨斯-霍伦德医患关系三模型

关系模型	医务人员的地位	患者地位	模式原型
主动-被动型	为患者做什么	被动接受	父母-婴儿
指导-合作型	告诉患者做什么	初步合作	父母-青少年
共同参与型	帮助患者自疗	伙伴性合作	成人-成人

(一)主动-被动型关系模式

主动-被动型关系模式(active-passive model)中,医务人员处于完全的支配地位,具有绝对的处置权和权威性。求医者则不能发挥主观能动性,处于被动接受的状态。医务人员根据对患者病情的判断,做出相应诊断和采取相应治疗手段,患者则完全按照医务人员的要求去做,被动接受这些决定。这一关系模式是一种单一的走向关系,双方主动、被动性都非常明显,在普通的人际关系中相当于父母与婴儿之间的关系。在临床应用上,这种单一走向的关系一般都只适用于麻醉、手术、昏迷、婴儿及一些神志不清的患者。对于一般的患者,这种缺乏互动的关系,既不利于患者主观能动性的发挥,也不利于医生了解患者病情状况及采取灵活机动的处理方式。

(二)指导-合作型关系模式

指导-合作型关系模式(guidance-cooperation mode)中,医务人员处于指导地位,求医者接受医务人员的指导并进行有限的配合,医患双方均具有主动性,存在相应的沟通交流,但仍以医务人员为主导。在普通的人际关系中相当于父母和青少年之间的关系,是一种微弱的双向性关系。这是目前临床中最常见的医患关系模式,医务人员仍处于权威主导地位,求医者接受医生指导并进行配合,可以主动诉说病情,反映治疗效果,提出自己的意见,但对于医生的诊治措施不能提出异议和反对。

(三)共同参与型关系模式

共同参与型关系模式(mutual participation mode)中,医患双方以权利、地位的平等为基础,共同参与医疗决策,发挥各自积极性,相互尊重,协同配合,为达成消除病痛的目标共同努力。在普通的人际关系中相当于成人和成人之间的关系,是一种伙伴式的、双向性的关系。在临床中,共同参与型的医患关系模式多运用于慢性病、心理障碍等疾病的医患关系中,有利于建立起医患之间的相互信任感,有利于提高医疗质量。

三、影响医患关系的因素

影响医患关系的因素有许多,大体可分为客观因素和主观因素两大方面。

(一)影响医患关系的客观因素

1.社会经济、文化发展状况

社会经济的发展状况对医患关系的影响是显著的。一般而言,当社会经济较为发达时,政府才有更充足的财力、物力、人力投入医疗保障事业,从而为医院提供完善的医疗服务打下厚实基础。医疗服务完善了,医患关系便愈加趋于缓和。反之,如果政府投入不足,不仅会造成医疗卫生资源总量不足,而且会造成医疗资源分配严重不均。据统计,我国医疗卫生资源在城乡间配置严重失衡,导致群众特别是农村居民、弱势群体"看病难、看病贵"的怨言和不满,这是造成医患关系紧张的因素之一。其次,文化方面特别是人们意识方面的变化,也对医患关系产生影响。例如,人们对平等、法制的追求越大,在医患关系中对于双方地位及权益保障方面也就越重视,这样一来,就会对医患关系产生一定的影响。

2.医疗体制建立健全的状况

医疗体制的建立健全状况,直接影响到医患关系的状况。医疗体制越建立健全,医疗保障的力度越大,患者就医时的经济、心理负担等就越小。同样,医疗体制健全可以辅助解决的问题越多,给院方带来的压力也就越小,医患关系越和谐。医疗体制欠缺,易导致医患关系紧张。我国现行的医疗卫生体制、保障水平仍然相对较低,群体间差距较大。虽然近年来我国已经接近对全体居民实现了医疗保障全覆盖,但总体上保障水平仍然相对较低,尤其是新型农村合作医疗和城镇居民基本医疗保险。目前,相当一部分居民看病就医的个人负担仍然较重,易致不满情绪产生,引发医患关系紧张。

3.就医环境情况

医院的人文环境、氛围也会对医患关系产生直接影响。如果医院就医环境较差,噪音、气味、光线等不能让人有较为舒适的感觉,这样无论是患者还是医生,在心理上就会容易出现烦躁等不良情绪,影响医患双方的沟通交流。再次,医院是否能够提供较好的人文环境,保护患者的隐私和就医安全,也是影响医患关系的一个重要方面。否则,患者很有可能出于不愿暴露隐私的本能,不跟医生做良好沟通,这就给医生诊断及治疗带来了不便,医患矛盾的隐患也就此产生了。

4.医院管理情况

医院管理体制和方式方法也是影响医患关系的一个重要方面。医院是否有较为健全的管理制度,是否有流畅的就医流程,是否有完善的医疗秩序,等等,都直接影响医患关系的状况。如果医院管理不善,或只注重经济管理,也必然导致医患关系紧张。

5.市场经济环境

市场经济一方面强化了自我发展的动力机制,调动了医务人员的积极性,促使医者的合法经济利益得以实现,推动了医疗卫生事业的发展。另一方面,市场经济的获利性,诱发以医谋私的行为,淡化了白衣天使的神圣职责;竞争性导致个别单位和个人不正当的违法经营;市场经济的等价交换原则,有可能导致医疗服务的完全商品化和过度医疗。这也是医患关系经济化趋势的必然结果。

(二)影响医患关系的主观因素

1.医务人员方面

医务人员是影响医患关系的主要方面,其影响因素主要表现在以下方面。

(1)医生的价值取向　随着市场经济的发展,人们对经济、金钱、社会地位等一些价值判断有了新的变化,社会各种各样的事件也冲击着人们传统的价值观。医务人员的价值取向如果发生偏差,那么就容易出现各种违反医务人员职业道德要求的行为,如收取患者红包、为收取回扣给患者开出昂贵药物等行为。

(2)医生的医疗观　受生物医学模式的影响,不重视心理因素、社会因素在疾病发生、发展和转归中的作用,只见病不见人,只治疗躯体疾病,忽视患者的心理感受,导致医患关系的物化,造成了医患之间的心理、思想和感情交流的障碍,加重隔膜和矛盾,甚至冲突和纠纷。

(3)医生的医学人文精神　由于传统的生物医学模式的影响,医生在诊疗过程中,容易将患者和病情剥离,把治病的过程看成是单纯的治疗病症的过程,而忽略了对患者的精神关怀,这样医患关系矛盾便容易产生了。要避免这一情况,就要求医生要有较好的医学人文精神,以人为本,以德为先,关心爱护患者,关爱生命,做到医者仁心。

(4)医生的医疗技术水平　一个庸医想要在长期的职业生涯中得到患者的认可是不可能的。作为一名医生,首要的条件就是要有良好的专业水平,这是从医的基础。医生的医疗技术水平较好,就可以更好地为患者解除病痛,降低医疗事故发生率,从而促进医患关系的和谐。

(5)医生的沟通能力　医生有三宝:高尚的医德,精湛的医术和沟通技巧。医患沟通受很多因素的影响,心理障碍和文化障碍尤其突出,常常存在信息的误读,因此,沟通作为一种专业能力尤为重要。在医患沟通过程中,医生应该首先注意语言使用规范,提倡使用礼貌性语言、解释安慰性语言、鼓励性语言、保护性语言并结合副语言的联合使用,禁止使用刺激性、歧视性、挖苦性、漫骂性和消极暗示性语言。医者应注意倾听的技术、提问的技术和告知的技术,注意沟通中的行为禁忌。

(6)医生的服务态度　若责任心不强、马马虎虎、敷衍了事,必然造成误诊、漏诊,出现医疗差错和事故,危及患者的健康和生命。医务人员服务态度的冷漠、不耐烦、没有耐心,或者推诿、拒绝治疗等,必然影响医患关系的正常发展。

(7)医生的精神心理因素　医生的施恩心理、权威心理、科研心理等,是影响医患关系的负面因素。

(8)医生是否尊重患者的权利　这是法治化和患者权利意识增强的必然要求。如果医生不尊重患者的权利,侵犯患者的权利,医患之间就会发生纠纷。维护患者的权利,协调好医生的权利与患者的权利之间的关系,是处理好医患关系的支点。

2.患者方面

患者作为医患关系的另一方,也是影响医患关系的重要因素,其影响主要表现为以下方面。

（1）对医生的信任程度　有些患者由于接受太多关于医生失职之类的负面信息，从而在心理上对医生抱有不信任的态度，对于医生开出的治疗方案总是存在质疑，怀疑医生是否为了回扣等而叫自己进行各项检查。还有些患者看到年轻的医生便认为经验不足、医术不高，治疗过程中但凡出现与自己预先的疗效不相符合的情况，便把它归结于医生技术问题。类似这些对医生缺乏信任的心理和行为，都对医患关系产生了不良的影响。

（2）对治疗效果、治疗过程中的服务的期望程度　患者对医学的认识不全面，观念不正确，对治疗期望过高，这可能是造成当今医患关系紧张的一个重要原因。医院的工作性质、内容、服务对象都与普通的消费服务场所有显著不同，如果患者将自己看成"上帝"，要求如同其他服务机构一样的服务，自然容易产生心理落差。而这种心态也就容易造成一些不必要的医患矛盾。

（3）外在因素对患者的干扰　有些患者在就医过程中容易受到其他人的煽动，对于别人所叙述的关于医院、医生的一些失职行为的言论不加甄别，容易为一些专业医闹人员所利用，出现辱骂、殴打医务人员，到医院闹事等不良行为。

（4）不良就医行为　患者如果不遵守就医道德，不尊重医务人员的人格和劳动，不遵医嘱，不遵守医院的规章制度等，都会引发医疗人际关系的摩擦。

影响医患关系的因素有许多，这里主要谈及医方和患方两个方面。应该看到，医者与患者之间对疾病、症状、意义等不同的理解，存在认知差异，如对医学期望的差异，对医学风险的认知差异，对疾病的治愈和转归过程的认知差异，对药物作用的认识差异，对辅助性检查的认知差异，等等，这一切可归结为医学知识信息的差距是客观存在的，具有必然性，由此导致的冲突和歧见在所难免。这就需要医者付出更多的努力进行医学科普宣传和沟通工作，缩短医患之间的信息差距，共建共同参与的医患关系模式。

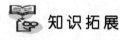 **知识拓展**

疾痛、疾病和病态

疾痛（illness）和疾病（disease）这两个词的涵义有根本的区别。疾痛表现人的难以避免的病患经验……疾痛的主要问题在于，症状和病残会造成日常生活中的大量困难。譬如，我们可能无法上楼到卧室休息；或者，我们工作时，腰酸背痛会让我们分神，影响工作效果；头疼会让我们无法集中注意力做家庭作业或者家务，因而导致成绩下降和挫折感；或者有些疾病引发的性无能会导致婚姻破裂。有时候，我们可能会很愤怒，因为别人无法知道我们所承受的痛苦，不能客观地体察我们病残真实性。于是，我们会因觉察到别人并不相信我们的抱怨而气愤沮丧、压力重重，不知如何才能证实我们正在经历的痛苦。我们也可能因为觉得自己的病没有希望痊愈而变得意志消沉；抑或，因为恐惧死亡或者害怕变成"废物"、"包袱"而抑郁沮丧。我们还难免会为失去的健康、病恹恹的面容而懊丧，为一落千丈的自尊心而伤心掉泪，或者为疾病引起的肢体残缺畸形而感到羞耻。所有这些都是疾痛问题。

疾病则是医生根据病理理论解释和重组疾痛时提出或发明的。训练有素的医生，透过各自特定的专业理论滤光镜,从患者的疾痛经验中看到的是疾病。也就是说,患者及其家人抱怨的疾痛问题,在医生的头脑中重组简化成狭隘的科技问题(疾病问题)。对病患者来说,问题在于疼痛会干扰工作,甚至导致失业;自吸收患者的严格控制饮食以及肠胃严重不适,会加重他们的学业压力;或者心脏病的突发,可能会导致他们对死亡的恐惧,由此引起社交行为退缩,甚至离婚。对医生来说,问题则完全不同:如果血糖升高,他们需要诊断是否需要注射胰岛素;如果有不明原因的器官疼痛,他们需要进一步化验确诊;如果有抑郁症状,他们需要确定患者是否应该服用抗抑郁剂。这些医治者,不管是神经外科医生、家庭医生、脊椎按摩师,还是最新一代的心理医生,都是用某种专业术语和疾病分类法解读健康问题,提出一个新的诊断单位,一个新的"它"——某种疾病。从医生观点来看,疾病才是问题所在……

病态(或疾患态势)(sickness)。这里我把它定义为某种疾病患者群体与宏观社会(经济的、政治的、制度的)势力的关系的总体特征。譬如,当我们说肺结核和贫困相关联、长期营养不良的人群更容易染上肺结核的时候,就是在分析肺结核的疾患态势……

——阿瑟·克莱曼著.疾痛的故事——苦难、治愈与人的境况[M].方筱丽译.上海:上海译文出版社,2010.

第三节　医患关系的发展趋势及其伦理要求

一、医患关系的发展趋势

医患关系作为一种社会关系,受社会经济、文化、体制等发展的影响。20世纪80年代以来,随着我国社会主义市场经济体制的建立,医学科学技术的快速发展和广泛应用以及人民生活水平的不断提高,医患关系出现了新的发展趋势。

1.医患关系民主化,医患合作趋势加强

传统的医患关系由于患者在医学知识上的不足,因此在医患关系中大多都是由医生做决定,患者被动接受。但随着经济发展、医疗制度的完善以及国民素质的提升,患者对医疗服务的标准要求也有了相应的提高,人们的观念也有了相应变化,平等、民主的意识进一步深入人心。在医患交往中,患者不再只是单纯的接受者,而是积极参与到就医过程中,提出对医疗环境、服务水平、医疗设施等方面的需求,患者从完全的被动接受逐步向与医生进行合作的角色转换,医患关系模式从"主动-被动型"向"共同参与型"转换。

2.医患关系法制化,医患关系规范化趋势展现

传统的医患关系基本是以"德治"为约束机制的,但随着社会法制化进程的加快,医患关系也逐步迈向了法制化的轨道,出现了相应的法律文件。我国1999年开始执行的《中华人民共和国执业医师法》就是为了加强医师队伍建设,提高医师的职业道德和业务素质,保障医师合法权益及人民健康而制定的。法律中对医师在执业活动中享有的权利和应履行的义务都进行了规定,在法律层面对医患关系产生了约束和规范力。同样,随着法制化进程的不断推进,相

信会有更多规范医患关系的法律陆续出台,医患关系的法律规范会日趋完善,医患关系正在由传统的完全由道德约束走向法制化,德法并重。

3. 医患关系物化,医患关系对人文回归的呼声日趋加大

医疗技术的发展和应用为现代诊疗过程提供了很多新的技术和设备,通过现代化设备的辅助,诊疗变得更加准确、快捷。但与此同时,先进设备的出现又给医患关系造成了一些负面的效果,其中最突出的负面效应便是医患关系的物化。所谓医患关系的物化,指的就是医患交往中,本应为人与人交往的模式变成了"人-机-人"的关系模式,诊疗仪器变成了隔阂医生与患者之间的一道障碍,医生在诊疗过程中容易将更多的注意力放置于对仪器检测结果的关注上,依赖检测结果做出诊断,从而忽略了与患者的沟通与交流,缺乏了对患者的伦理关怀。高新技术设备的介入也使医患双方对于设备的依赖进一步加强。首先,医生更多地依靠机器设备得出的结论作为诊断依据,而非传统的通过患者自述及自身对相关医学知识的掌握作为诊断依据,医生往往容易将症状从患者这一整体中剥离出来作为单独考虑的对象,通过医疗设备得出的检测结果考虑这一疾病是否可治、如何治,但却忽略了对患者感受的关注,忽略了对患者心理的关怀。其次,很多的患者也更信赖于高技术设备的检测结果。这样一来,医患双方之间的交流变成一件可有可无的事,医患之间的关系愈发的疏离和冷漠。医患关系的冷漠使患者难以在就医过程中体验到被关怀的温暖,虽然病被治好了,但对于救治自己的医生却没有太多感激之情。而从医生的角度来讲,由于习惯性地将疾病与患者本身剥离,没有很好地将患者当成一个身心统一的整体,因此难以感受到个体生命的价值意义所在,也就难以在工作中找到"救死扶伤"的神圣感,容易产生职业倦怠。医患关系非人性化的发展趋势以及这一趋势所导致的医患关系之间的冷漠,越发地为人们所感知,因此在现代社会医疗技术迅速发展的今天,人们对于医患关系的人文回归的呼声也日渐加大了。

4. 医患关系市场化,经济因素渗透医患关系之中

医疗服务作为一种商品,受市场经济规则的影响和作用。随着市场经济的深入发展,市场经济深入到了医疗领域的各个部分,同样,也对医患关系产生了影响。由于优质医疗资源的有限性,医疗机构之间、医疗机构内部产生了相应的诊疗收费差距,如不同级别的医生挂号费的差距等,这些都是市场机制作用于医疗领域的体现。医疗技术设备的应用又进一步为医患关系市场化提供了条件,一些医院规定,医生可以从为患者开具的检查项目或药品收费中获得相应提成,因此个别医生受利益的驱动,为患者开出了一些本不需要进行的检查项目和价格昂贵的药物,忘记了自己作为医生救死扶伤的初衷。在类似事件被屡次的曝光之后,患者对医生的信任感逐步降低,导致医患关系进入一种低信任感的不良状态。

二、医患关系的发展趋势对医务人员的伦理要求

随着社会的发展和科学的进步,随着传统生物医学模式向现代生物-心理-社会医学模式的转变,随着新医改政策的全方位贯彻实施,公众对健康的重视程度逐渐增强,对医疗卫生行业的服务要求也越来越高,因此,建设和谐的、互信的医患关系是当今社会越来越强的呼声,特别是在新医改视域下如何实现医患关系的伦理要求渐成为当务之急。在医患关系中,医务人员是医患关系的主导方,医护人员的价值观、道德观以及人文素养都将对医患关系产生很

大的影响,因此医务人员做到以下伦理要求尤为重要。

1.具备医学人文精神,追求医德之高尚

医学从来就不是一门纯粹的自然科学,而是自然科学与社会科学相统一的一门学科。中国古代称"医乃仁术"、"医者父母心",现代有人把医学称为"人学",以人为本,服务于人是医学的最终价值目标。早在20世纪60年代,西方国家学术界就已进行了一场主题为"现代医学中良知的重要问题"的激烈讨论,医护人员的良知成为人们关注的重点。近年,医患关系冲突不断加剧,这对治疗疾病是极其不利的。自古以来,医学人文精神在建立良好的、和谐的医患关系中发挥重要作用。譬如,西医在古希腊希波克拉底时代,医生不仅要治病救人,还要遵守相关的道德准则,爱护患者,尊重患者的隐私。中国传统医学更具有强烈的人文色彩,如以孙思邈为代表的古代医家均以浓厚而朴素的仁爱精神成为济世救人的典范。

医务工作者要将医学人文精神贯穿于行医生涯中,要有医者之高尚情怀,对求医者无论高低贵贱,皆一视同仁,要有对患者的同情之心,"见彼苦恼,若己有之"。患者将生命安全托付给了医务人员,将很多的隐私与医者进行沟通,作为肩负着性命和信任的医务人员,应该时刻铭记自己的责任,以初入医学学府时的庄严宣誓为准则严格要求自己:"我决心竭尽全力除人类之病痛,助健康之完美,维护医术的圣洁和荣誉,救死扶伤,不辞艰辛,执著追求,为祖国医药卫生事业的发展和人类身心健康奋斗终生!"

弘扬医学人文精神,关心人,爱护人,也是医患关系物化趋势对医者的伦理要求。

2.恪守职业道德,尊重患者的人格和自主权

尊重患者的人格和自主权,以人为本,平等待患,也是医患关系民主化对医者的伦理要求。

随着时代的发展以及医疗保障制度逐渐完善,传统的医患关系完全由医生主导的局面已经发生了改变,患者及家属权利意识逐渐增强,对于求医过程中的地位平等的诉求愈发凸显,人们开始懂得如何用自己的权利去保护自己的健康利益,开始要求医患之间以平等主体的地位,参与疾病的治疗与康复。患者参与度的提高对医务人员服务理念提出了更高的要求。在这样的条件下,医务人员应强化医学服务的根本宗旨,增强民主意识,树立和巩固"以患者为中心"的服务理念,充分尊重患者,耐心倾听患者倾诉,把患者看成完整的人而非一个"病例",了解患者的心理需求,和患者一起共同战胜病魔。

3.增强法制观念,依法行医

依法行医,法治与德治统一,是医患关系法制化发展趋势的必然要求。

传统的医患关系在一定程度上是靠道德规范来维系的。随着我国法制建设的不断完善,患者的权利在法律上得到越来越多的保护,这就要求医务工作者必须增强法制观念,依法行医,工作细致认真,避免医疗事故的出现。我国相关医疗法律法规的颁布,如《执业医师法》、《医疗事故处理条例》、《侵权责任法》等法律法规,既规范了医患双方的权利和义务,也对医务工作者的行医行为做出了更具体的规定,对医务工作者提出了更高的要求。认真学习相关法律法规,对于医务工作者保护自身利益、防范医疗事故、提高医疗质量有很大益处,因此医务人员应增强法律意识,用法律规范自己的行为,依法行医。

4.看淡世俗之诱惑,回归医学之神圣

这是医患关系经济化趋势对医务人员提出的基本伦理要求。在市场经济背景下,医患关系出

现了经济化的趋势,资源的有限性决定了选择的必要性,医疗服务多层次化和收费差距不可避免,但经济因素对医患关系的一些影响却是可以避免,并且应该避免的。例如,大处方、医药回扣、做不必要检查、收红包等现象,极大地破坏了医务工作者在社会中的形象,损害了医生职业的神圣性。医者应充分认识生命的价值,意识自己的责任所在,在医疗实践中应坚持"生命至重,贵于千金,一方济之,德逾于此"的信条,在物质、金钱诱惑中坚持医者之德,维护医学的神圣性。

5. 提升专业水平,做一名医术精湛的医务工作者

精湛的医术是医者之本。历代名医,无一不博览医书,刻苦钻研医术。不断提升自我专业水准是降低医疗事故及医患纠纷发生率的一个重要手段。有精湛的医术,能为患者解除病痛,医患关系紧张的局面自然能够在很大程度上得到缓解。自古以来,我国反映医患关系的文献中就有关于提高医术的要求,如孙思邈的《大医精诚》,说的就是医者要有精湛的医术,认为医学是"至精至微之事",医者必须勤奋学习,有渊博之知识作为行医的支撑。因此,医者必须坚持学习,从理论中获取指导,在实践中总结经验。

综上所述,医学的发展和进步为人类健康做出了重大贡献,但同时也出现了医患关系物化、人病分离、情感淡漠等趋势,从而对医务人员的职业道德提出了更高要求,医务人员必须自觉接受医学职业道德、医学人文精神、医学职业价值观的培养,强化职业责任感,重视伦理问题,关爱患者,将预防疾病、解除疾病和维护人民健康利益作为自己的神圣职责。

 目标检测

一、简答题

1. 医患关系都包括哪些内容?
2. 如何理解医患关系中"以患者为中心"的理念?
3. 为什么说医患关系中非技术关系是医患关系内容中最基本、最重要的部分?
4. 如何理解和做到医患关系中对医者提出的伦理要求?

二、案例讨论

【案例】

《三国演义》第七十五回讲述华佗为关羽"刮骨疗毒"的故事。关羽被有毒的箭射中,毒已入骨,右臂青肿,不能运动,遂请华佗来为其医治手臂。华佗在查看伤势后,对关羽说,要治好必须用尖刀割开皮肉,刮去骨上的箭毒,再用药敷上才可无事,但"恐君侯惧耳",并向关羽提议在柱子上钉一个大环,将手臂固定在环里,用绳子绑住手,用被子蒙住头,再实施"刮骨"。关羽听后笑答:"如此,容易! 何用柱环!"尔后命令设酒席与马良弈棋,嘱咐华佗"任汝医治",之后便谈笑弈棋,完全没有痛楚的表现。刮骨疗毒后关羽大赞华佗,设宴款谢并欲赠"金百两酬之"。华佗坚辞不受,留药一贴,以敷疮口,辞别而去。

【讨论】

(1)案例中,关羽和华佗之间展现的是怎样一种医患关系?
(2)建设良好的医患关系,对医患双方各有什么要求?
(3)华佗的做法体现了医者怎样的优秀品质?

第六章　医务人员与医院同事的关系伦理

学习目标

【掌握】医际关系的基本内容、类型及特点;医际关系的伦理要求。

【了解】医学与社会关系的含义及对医者的伦理要求。

伦理案例

患者赵某,女,60岁,退休工人,因右上腹疼痛两年余到某县医院外科就诊。甲医生诊断为慢性胆囊炎、胆石症,准备收住院手术治疗,因患者对手术有顾虑,没有接受,先用药物进行治疗。两周后,患者症状加重,再次来门诊,经乙医生收住院。住院后,在患者等待手术的过程中,巧遇甲医生查房,甲医生得知此患者是乙医生收住院的,极为不满。

查房时,甲医生在患者面前对下级医生说:"胆囊炎患者应该择期手术,该患者两周前来就诊恰是手术的最好时机,但是本人不同意住院,现在,该患者的临床表现是典型的胆囊炎急性发作,此时手术死亡率高,加之患者体胖,也容易发生手术并发症。上星期乙医生手术的那位患者,就出现了问题……"患者听了甲医生这番话,非常紧张,对两周前自己没有听甲医生的话,后悔莫及,也对乙医生的医术产生了怀疑。

阅此案例,请思考:甲医生的做法违反了哪些处理医生和医生之间关系的伦理规范? 甲医生应该怎么做才能够得到伦理辩护?

第一节　医际关系概述

一、医际关系的含义

医际关系是在医疗卫生保健活动中,医务人员之间形成的一种业缘关系。医务人员主要是指直接从事医疗卫生保健工作的医生、护士和医技人员的这一特殊群体。广义的医际关系是指医务人员相互之间、医务人员与后勤、行政管理人员之间等的人际关系;狭义的医际关系是指医生、护士、医技人员三者之间的关系。

在人类医疗实践中,医务人员之间的关系是作为历史范畴而客观存在的,其形成和发展经历了一个由简单到复杂的过程。近代西方社会,医院的出现使得医际关系发生了变化。20世纪以后,群体化行医方式在世界各地取得了统治地位,医际之间合作得到加强,医学行业内部的交往日益国际化。现代社会,医院和医疗工作社会化程度越来越高,分科和分工越来越细,医务人员关系呈现出日益相互交错、立体多维的趋势,处理好医际关系尤为重要。

二、医际关系的基本模式

医际关系的模式主要有主从型、指导–被指导型、并列–互补型和竞争型。

(一)主从型关系模式

主从型关系模式是指在医务人员相互关系中,一方处于主导地位或者绝对权威地位,另一方处于被动或者服从的地位。这是一种传统的等级关系模式,主要在上级医务人员与下级医务人员之间、医生和护士之间、领导者与被领导者之间不同程度地存在着,这种相对不平等容易造成主导者的独断专行、主观主义、官僚主义和服从者难以发挥主观能动性而产生被动和不负责任的思想。随着医学模式的转变和观念的更新,这种主从型关系模式被新的模式所取代。

(二)指导–被指导型关系模式

指导–被指导型关系模式是指在医务人员相互关系中,一方处于指导地位,另一方处于接受地位。这种关系模式虽然指导方处于相对权威的地位,但是并不限制被指导方的积极性和主动性的发挥。在医院的领导者与被领导者之间、上级医务人员与下级医务人员之间形成的指导和被指导的关系模式中,指导者的知识积累、技术水平和临床经验、临证思维等都优于被指导者,这种职业上的特殊关系有利于下级医生的成长。在一般情况下,下级医生承认权威但不迷信权威,带有一定的民主性,指导合作关系比较稳定。但是,"青出于蓝而胜于蓝",双方地位的变化,可能转变为互补合作性。

(三)并列–互补型关系模式

并列–互补型关系模式是指在医务人员相互关系中,双方完全处于平等地位,没有地位的高低贵贱之分,只是分工不同而已。双方各自具有独立性、自主性,又通过相互协作达到互补。这种关系广泛存在,既利于双方积极性、主动性的发挥,又有利于形成医院的整体合力,发挥整体效应。如医护关系模型由"主从型"演变为"并列互补型",其中,并列是指医疗和护理是整个治疗疾病不可缺少的环节,同等重要;互补是医护之间交流信息,互相协作,互为补充,密切配合,相互扶持,相互监督等,如此形成良好的医护关系,为患者创造一个和谐的治病环境。并列与互补是医务人员之间思想、技术、知识、能力、专业等的互相取长补短,博采众长,展开实质性的合作。

(四)竞争型关系模式

竞争型关系模式是指在医务人员相互关系中,在医学道德修养与技术水平上比高低。医疗部门之间、医疗部门内部各个科室、医务人员个体之间,尤其是同级医生之间,在医疗技术、教学科研等领域展开竞争,有利于积极性的充分发挥。竞争机制发挥良性作用,需要正确引导。否则,恶性竞争可能使医际关系模式转化为"拆台–破裂型",即互不服气,互相拆台,导致合作破裂。而没有竞争,也可能形成"不思进取–与世无争"的状态:不参与竞争,不合作,不交流,关系淡漠。所以,竞争应建立在公平、诚信和科学规范的基础上。

三、构建和谐医际关系的意义

1. 和谐的医务人员关系是建立和谐的医患关系的基础

医务人员之间的关系必然作用于对患者的诊断和治疗。良好的医务人员之间的关系既是提高诊断治疗水平的保证,也可以减少和避免医患纠纷。医务人员之间正确对待意见和分歧,在诊断和治疗过程中,关系融洽,步调一致,就能够使患者消除疑虑,增加对医务人员的信任度。否则,医务人员之间的矛盾、摩擦,相互不配合、不合作,就会造成患者的紧张和焦虑,引起怀疑和动摇信任,就会从基础上破坏医患关系。

2. 和谐的医务人员关系是医院整体效应发挥的必要条件

人力资本是医疗机构发展的第一要素。如果医务人员之间关系相互紧张和松散,就会矛盾丛生,是非不断,相互之间难以配合工作,不仅个人能力不能发挥,还会增加内耗而削弱团队效应。和谐的医务人员关系不仅能够发挥人力资源的整体效应,发挥医疗和科研的整体效应,发挥医院管理的整体效应,而且能够整合人力、物力、财力资源。可见,和谐医际关系是医院整体效应发挥的必要条件。

3. 和谐的医务人员关系是个人发展所依托的人际环境

医务人员的成长受主观努力和客观环境的影响。在环境条件诸多因素中,人文环境非常重要,其中,和谐的医际关系是医务人员提高医疗技术水平、打造医学伦理素质和形成优良工作作风的基础环境。

4. 和谐的医务人员关系是医学事业发展的重要保障

高度分化和高度综合的统一是现代科学技术的重要特征,现代医学与自然科学、生命科学、社会科学广泛交叉渗透,基础医学各学科之间、临床医学与基础医学之间以及临床医学各学科之间的综合发展,越来越需要医务工作者之间相互配合,共同协作,这是医学事业发展的重要保障。

第二节 医际关系的基本内容及伦理要求

一、医际关系的基本内容

医际关系是医疗人际关系的又一重要关系,认真研究医际关系的本质,了解医际关系的内容和特点,对于加强医院管理、协调人际关系、改进医疗服务有重要意义。从医生的主体视角看,医际关系包括以下内容。

1. 医生与医生之间的关系

在医务人员的相互关系中,医生与医生之间的关系最为重要。医生队伍由不同年龄、不同学历、不同职称和职务、不同级别的医生所构成。保护患者的生命与健康,捍卫患者的正当权益是医务人员的共同职责,医生和医生的关系就是建立在这种共同维护患者利益和社会公益的基础上的一种同志式关系。医生之间应该相互信任,相互平等,相互尊重,相互关心,并在共同维护患者的健康权益和社会的利益的基础上求同存异,共同发展。

2.医生与护士之间的关系

医生与护士之间的关系是在对患者的治疗和护理活动中建立起来的。长期以来,医护关系的主要模式是主从型关系模式,护理工作被认为是医疗工作的附属品,护士从属于医生,医生决定整个医疗和救护工作,护士只能机械地执行医嘱,按规范操作。形成这种关系模式的主要原因是历史上护理教育水平低,护理工作的专业性和科学性不足所导致的重医轻护事实。随着现代护理学向融科学性、技术性、思想性、艺术性为一体的方向发展,护理工作的重要性日益凸显,医生和护士的关系模式也由主从型转变为并列-互补型关系模式。医疗和护理二者既密不可分,又互不相同,无法互相取代;医疗和护理是两个并列要素,贯穿于为患者服务的全过程。医生治病和预防保健的过程,就是医护工作互补的过程。医护关系模式的转变对临床医学的发展和医护关系的协调产生巨大影响。

3.医生与医技人员之间的关系

医学科学技术的发展,使医生和医技人员的关系越来越紧密。医生与医技人员的关系的和谐发展,是能否正确诊断和治疗的重要前提。医生在处理与医技人员的关系上,要尊重医技人员的劳动,尊重报告结果,而不能贸然指责、抱怨和贬低对方。医技人员也应为诊断提供准确、及时的信息,与医生精诚合作,努力满足临床医疗的需要。

4.医生与行政管理人员、后勤服务人员之间的关系

在医疗服务实践活动中,行政管理人员是医疗工作的组织者和管理者,通过协调医疗机构的内部与外部关系,维护组织的正常运转。医生与行政管理者、后勤服务人员之间行为协调,感情融洽,才能使医疗机构充满尊重、信任、团结和协作的文明气氛。医务人员要自觉走出讲主从、分轻重的认识误区,要站在医疗卫生机构整体和医疗卫生事业全局的高度来认识医疗人际关系,并要防止相互隔阂、相互抱怨、敬而远之和自我服务的倾向,保障整个医疗机构更为有效地运营和健康有序地发展。

二、医际关系的特点

医务人员的关系不是单一的人际关系,而是多种人际关系的总和,它有着鲜明的特点。

1.协同性

现代医务工作者早已摆脱了自由职业的状况,成为集体性、协作性、组织性很强的综合性社会服务人员。医生行业是一个有组织、讲协同的特殊职业类群,其中每一从业者都是作为整个医疗卫生保障系统的一员而存在的。医学高科技的发展和分科的细化,使医务人员之间关系的协同性更为突出。就一个患者的诊断、辅助检查、治疗、护理和康复而言,如果没有不同科室、不同专业之间的相互支持,再高明的医务人员也不可能完成所有的环节。

2.平等性

在医疗机构内部,业医者有职责分工的不同,但没有高低贵贱之分,彼此处于相互平等的同志和战友关系之中。同一专业的医务人员之间有着业务合作、学术民主的平等医际关系。不同专业的医务人员之间,有着优势互补、学科渗透、合力攻关的平等医际关系。在一些具体业务工作中,往往需要明确分工,同时规定主从关系,但这并不意味着医务人员之间平等的道德关系发生改变。分工是相对的,合作是永恒的,主从是可变的,地位是平等的。

3. 同一性

医际关系的同一性,主要是指业医者均以共同的职业目的为前提,服从于救死扶伤、防病治病的宗旨,服从于协调和改善医患关系的客观需求。这种同一性要求医疗卫生系统保持协调、融洽的内部关系,妥善解决医务人员之间的各种矛盾,为医疗工作创造最佳的内部环境,进而达到提供最佳医疗服务的目的。

4. 综合性

医际关系作为一种依照社会分工界定的人际关系,其内部蕴含着丰富的内容和复杂的结构,如同学关系、师生关系、同事关系以及各种类型的医疗卫生人员之间的关系等等,都包含和反映于医际关系之中。把握医际关系的综合性,有利于从分析多种多样的现实人际关系入手,调动一切积极因素,促进医际关系的协调,主动避免因特殊人际关系中的某些消极因素而影响整体的医际关系。

三、医际关系的伦理要求

医际关系的伦理要求是指协调医务人员之间关系所应遵循的行为准则和要求。古今中外很多国家和国际性的宣言、守则都有处理医务人员关系的规定,这些准则包括以下方面。

1. 患者的权益是第一位的

患者的权益是第一位的,是正确处理医际关系的指导思想。医务人员之间无论有无矛盾与冲突,都应在为患者的生命和健康负责,把患者的利益放在首位的基础上处理。医务人员之间的矛盾与利益冲突,无论多么严重和激烈,在这个原则下都应作出协调,共同维护患者的利益。

2. 平等与尊重

医务人员之间虽有工作岗位的差异,但是,工作性质、政治地位、民主权利、人格等完全平等,没有高低贵贱之分。尊重同行,平等相处,增强彼此之间的理解,并在为患者服务的前提下交流与合作。彼此之间都有得到对方尊重的权利与尊重对方的义务,在工作中有得到对方支持的权利与支持对方的义务,以及在患者及其家属面前有相互维护对方尊严的权利与义务。

3. 帮助与信任

彼此独立,求同存异,为共同的目标相互支持和帮助,是处理好医际关系的准则之一。各专业、各岗位的医务人员具有相对的独立性,没有依附关系,但又互相依存,其终极目标是一致的,都是为保护健康和生命,需要互相支持和帮助。信任是相互支持和帮助的基础。医务人员必须立足本职,发挥创新精神,以自己可靠的工作效果赢得尊重与信任。医务人员之间互相支持与帮助,为共同目标,求同存异。求同,即基本方面要求一致;存异,是在非原则问题上不追究,采取宽容的态度。

4. 合作与监督

无论是临床诊疗、疾病预防、医学科研等各领域,还是检查、诊断、治疗和护理等临床各个环节,医务人员都需要加强协作和监督。合作是互利多赢的前提条件。在合作中,对自己、对他人要有正确的认识,正确对待意见和分歧,采取积极主动的态度,达到实质的、富有成效的合作。合作中的彼此监督,是减少和杜绝医疗差错和事故,维护患者利益的保障。当发现同事有可能出现医疗差错、事故时，要及时给予忠告和提醒，不能事不关己，袖手旁观，听任差错、事故发生。医务人员对待忠告与批评，要虚心接受，认真对待，不能置若罔闻，更不能认为是有意刁难。在诊治过程中，若发生医疗差错和事故，要本着实事求是的态度，勇于承担责任，而不能相互推托，更不能相互包庇。

5. 学习与竞争

相互学习，相互竞争，是处理好医际关系的一条基本道德规范。相互学习，取长补短，才能实现医务人员之间的互补与师承功能。高年资医务人员经验丰富，学术造诣高，威信高，然而，有时也难免保守，创造力降低；中年医务人员年富力强，从理论学识到实践经验都可担当承上启下的作用；青年人朝气蓬勃，富有创造性，但缺乏经验，有时欠稳重。老中青医务人员相互学习，发挥年龄优势互补学习，取长补短，有利于综合性研究和疑难危重病的攻关。高年资医务人员不保守，不垄断，低年资医务人员虚心求教，形成合力，共同实现全心全意为人民身心健康服务的宗旨。竞争的出发点和归宿点应是充分发挥医务人员的技术特长和智能优势，为患者和全体人民的健康服务。

第三节　医学与社会的关系伦理

一、医学与社会关系的含义

随着社会现代化和医学社会化，医疗卫生事业与各部门、各行业之间的联系愈加紧密。协调好医学与社会的关系已成为医学事业健康发展、社会安定与和谐的重要因素。深刻认识并正确处理医学与社会的关系是践行"救死扶伤，防病治病"使命的基础。医学与社会的关系是指在社会发展过程中，出于对人类整体健康的维护，在医务人员与社会之间、医疗卫生部门与社会有关部门之间发生的具有道德意义的社会关系。通过这种关系的健康运行，医学向社会扩展了自己的责任，社会为医学的健康发展提供了支持，规范了医学发展的目标和方向。

二、医务人员的社会责任

"上医医国，中医医人，下医医病"，其中"医国"指的就是医生所肩负的社会责任，医务人员的工作具有鲜明的社会性特点。随着医学科学的发展和医疗实践活动的社会化进程加快，医学伦理学关于医务人员的责任认识已发生了较大变化，即在强调医务人员对患者负责任的同时，还必须对社会人群乃至整个社会的发展负有责任。具体表现在以下方面。

1. 面向全社会的预防保健责任

在医学与社会的互动中，医务人员要维护社会公益。医务人员不仅要重视对临床患者的医治，更要重视疾病的预防，重视群体的卫生保健和健康教育；积极宣传普及医药卫生知识，提高人民群众的自我保健和预防疾病的能力；积极参与卫生防疫和环境保护工作，对全社会人群的健康承担起责任和义务。

2. 提高人类生命质量的责任

医学走入家庭和社区，医务人员为社区群众提供医疗保健、医学遗传咨询、家庭病床等服务,并鼓励群众积极参加优生优育与计划免疫接种,为提高人类的健康素质而努力工作。伴随着人口老龄化,医务人员要重视老年人的保健和老年病的诊治工作,开展生命与死亡的教育,促进社会的文明进步。

3.发展医学科学的责任

医务人员有责任研究和探讨医学新理论、新技术和新方法,以满足人民群众对治疗疾病、恢复健康、提高生命质量的需要。医学科学的发展不仅关系到人民群众的健康利益,也关系到社会的发展和进步,是一项艰巨的任务,需要医务人员付出艰苦的努力。

4.承担社会现场急救的责任

对突发公共卫生事件、自然灾害以及工伤、车祸等意外事故,医务人员有责任立即奔赴现场,尽力抢救伤病员,维护社会的利益和人民群众的健康利益,承担起稳定社会秩序、保护人民生命的重要职责,也是全心全意为人民服务的体现。

5.积极制定并遵守、执行医疗卫生政策的责任

医务人员要积极参与卫生政策与发展战略的制定,并坚持公正与效率相结合的原则,在稀有卫生资源的分配上,符合社会公益。同时,模范遵纪守法,执行卫生法规和卫生政策,承担社会责任。

三、医学与社会关系的伦理要求

1.具有为社会负责的社会责任感

在处理医疗人际关系、医务人员与社会的关系中,医务人员要有高度的社会责任感,树立新的生命伦理观,重视生命的质量和价值,对患者负责,对社会负责,并把对患者负责与对社会负责统一起来。

2.具有关注公共卫生工作的主体意识

医务人员作为人民健康的守护者,应关注医疗卫生事业的社会性和公益性。社会中的弱势群体的医疗问题,高危人群的健康保障问题,影响人民群众生命和健康的重大问题,社会公共卫生服务的问题以及重大社会险情救援,等等,都需要医务人员充分认识到自己的社会责任,投身公共卫生实践活动,亲力亲为,提供技术指导,履行社会责任。同时,医务人员应该积极参加妇幼保健、预防接种、老年保健、计划生育与优生优育、健康指导,开展家庭病床以及常见病、多发病、地方病、传染病等防治与研究工作。不能只治疗不预防,重治轻防。

3.具有甘于奉献的敬业精神

医务人员面向社区和高危人群提供医疗保健和社会工作时,无论是诊治,还是护理和康复,都有大量的技术性和服务性的工作,事无巨细,都要求医务人员具有奉献精神,为了维护患者的利益和社会公益,兢兢业业,恪尽职守,为社区居民提供优质服务。面对灾难事件,医务人员要主动支持,全力以赴,积极救援,履行社会责任。这一切,都需要甘于奉献的敬业精神作为内在动力。

目标检测

一、简答题

  1.医际关系模式的基本类型有哪些?

  2.如何理解医际关系的伦理要求?

  3.如何理解处理医际关系的社会价值?

二、案例讨论

【案例】

  吕某,男,38岁。患有胸8-10椎管内肿瘤。由于存在严重压迫症状,经治医生决定立即手术治疗。该患者病情复杂,手术操作难度大,但令人惊喜的是,术后患者双下肢运动和感觉功能几乎全部恢复,肌力接近Ⅴ级,手术医生也颇感欣慰。留下年轻的医生值班,一夜平静。术后第一大上午7点多,医生交接班之前,值班医生端着换药盘来到患者床前,在检查了包扎的切口和各种导管后,将插在术区椎管内的引流管直接拔除,此时家属注意到引流袋里的液体量大约有400毫升。拔掉引流管后3个小时,吕某开始出现下肢麻木,胀痛。经治医生检查未发现明显异常。又3个小时后,患者主诉麻木明显,如同手术之前的感觉。医生检查发现,患者双下肢的肌力明显减弱,尚不足Ⅱ级。到了晚上,肌力已经在Ⅰ级以下,除麻木外,还出现了二便失禁症状。第二天,全科会诊,研究患者病情的变化与对策。保守治疗不成功,遂二次手术,清除了患者第一次术区的椎管内大量的渗出液和血凝块。但由于压迫时间过长,持续压力过大,导致没有任何肢体功能恢复的迹象。纠纷遂起。

【讨论】

  (1)本案例反映出的伦理问题有哪些?

  (2)临床医生之间的团队合作应注意什么问题?

第七章　临床诊疗的伦理要求

学习目标

【掌握】临床诊断的伦理要求和意义；临床治疗的要求。

【了解】临床诊疗的特点。

伦理案例

夏天酷热难当。7月23日，唐某(男,35岁)在结束一天的农活后疲惫不堪地回到家中。17:10左右,唐某开始出现头晕、恶心、呕吐、大汗虚脱、周身疼痛、乏力、发热等症状,旋即被家人送往某医院就诊。该急诊室满是患者,值班医生接诊后,匆匆忙忙地向家属询问了几句病史,简单地听听心肺之后,就对患者作出了诊断:有机磷农药中毒。这样,在25分钟内,先后三次经静脉给予阿托品,用药总量达205毫克。用药不久,患者开始出现极度口渴、咽喉干燥、颜面潮红、心慌不安等症状。继而又出现极度烦躁不安、神志朦胧、手足乱舞、躁动不止、谵妄幻觉、胡言乱语等中毒表现。用药10余小时后,患者死亡。医院出具的死亡诊断是"有机磷农药中毒"。死者家属怀疑有机磷中毒有存在投毒谋害的可能,所以,在患者死亡后,向公安机关报案。后经省公安厅进行刑事技术检验查明,死者唐某系阿托品中毒致死,排除了有机磷中毒的可能性。

阅此案例,请思考:临床诊疗中的道德规范有哪些？该经治医生是否违背了临床诊疗技术规范和伦理规范？发生损害后,行为人如果积极采取有效的抢救治疗措施,可能减轻最终的责任吗？

第一节　临床诊断的伦理要求

一、询问病史的伦理要求

询问病史指医生通过与患者及家属的沟通,了解疾病的发生与发展过程、治疗情况及患者既往的健康状况等等,是获取患者基本病情资料的重要环节。能否获得准确、齐全的病史资料,关系到下一步的检查、诊断和治疗。在询问病史过程中,医生应遵循以下伦理要求。

1. 举止端庄，态度热情

在询问病史时,医生的举止和态度影响着与患者交流和沟通的质量。医生举止端庄,态度热情,患者就会有信任感和亲切感,从而缓解紧张心理,乐于描述病情。如果医生衣冠不整,态度冷漠或傲慢,患者就会感到压抑,不愿意讲述病史。这样,医生从问诊中得到的资料不完整,则易造成漏诊或误诊。

2.全神贯注,语言得当

在询问病史过程中,医生的精神集中,语言通俗,能使患者增强信心和感到温暖,有利于准确地掌握病情变化。相反,如果询问病史时,无精打采或干扰过多或漫无边际的反复提问,则会使患者产生不信任感。询问病史还要避免使用专业性强、难以理解的术语,避免使用惊叹、惋惜、埋怨的语言,防止增加患者的心理负担;禁忌使用生硬、粗鲁、轻蔑的语言,防止引起患者的反感,引发医患纠纷。

3.仔细聆听,正确引导

由于患者盼望尽早解除病痛,因此,在医生询问病情过程中,求医心切的他们总会进行较长时间的述说,生怕遗漏信息。此时,医生不要轻易打断患者的诉说或显得不耐烦,要善于倾听,综合分析。有些患者述说的是生活经历,这可能对分析患者的心理、疾病的社会因素有利;有些患者通过宣泄或抒发来摆脱忧虑或抑郁、焦虑的困扰,倾诉让其心里感到舒服,也有利于医生找到疾病的根源并对症治疗。然而,询问病史的时间有限,如果患者的陈述离题太远或者患者不善于表述病情变化,医生应巧妙地引导患者转到关于疾病的陈述上来,或只找医生关心的关键问题询问,避免机械地倾听。医生应该避免有意识地暗示或引导患者提供希望出现的资料,避免问诊走向误区,从而造成漏诊或误诊。当询问与疾病有关的隐私时,应事先声明询问的目的与意义及为患者保密的原则,避免发生不必要的误会。

问诊中,医生要用耳朵听,用眼睛观察,提问焦点问题,用脑思考,用心感受。

二、体格检查的伦理要求

体格检查是医生运用自己的感官和简便的诊断器械对患者的身体状况进行检查的方法。在体格检查中,医生应遵循以下伦理要求。

1.系统全面,细致认真

医生在体格检查过程中,要按照一定的顺序检查,不遗漏部位和内容,不放过任何疑点。对于模棱两可的体征,尤其是重要器官的体征,应反复检查或请上级医师核查,做到一丝不苟。对于危重患者,特别是昏迷患者,为了不延误抢救时机,当时可以扼要重点检查,但待病情好转后,必须补充检查。在体格检查中,要避免主观片面、粗枝大叶、草率行事,否则会造成漏诊或误诊。

2.体贴安慰,动作轻柔

患者就诊时,一般都疾病缠身、身体虚弱和焦虑恐慌,非常需要医生的关心体贴,减少痛苦。因此,医生在体格检查过程中,要根据患者的病情选择舒适的体位,注意身体的保暖。对痛苦较大的患者,检查的同时还要进行心理安慰。另外,检查时动作要规范,手法要轻柔。检查敏感部位时,要用语言转移患者的注意力,不要长时间检查一个部位或频繁让患者变换体位,更不能不顾患者的感受,我行我素,动作粗暴,增加患者的痛苦。

3.尊重患者,态度庄重

医生在体格检查过程中,根据专业界限依次暴露和检查一定的部位。在检查异性或畸形患者时,态度要庄重,不准有轻浮、歧视的表情或语言。遇到不合作或拒绝检查的患者时不要勉强,待交流沟通好取得患者的知情同意后再查,或先查容易检查的部位。男医生为女患者体检,应有女护士在场。

三、辅助检查的伦理要求

辅助检查包括实验室检查和特殊检查,是借助于化学试剂、仪器设备及生物技术等对疾病进行检查的方法。在辅助检查中,临床医生应遵循以下伦理要求。

1.按需检查,目的纯正

辅助检查要根据患者的诊治需要、患者的耐受性等综合考虑确定检查项目。诊治需要且患者又能耐受,即使是做多项检查,反复检查,也是无可指责的。但是,简单检查能解决问题,就不要做复杂而有危险的检查;少数几项检查能说明问题,就不要做更多的检查。因怕麻烦,图省事,需要的检查项目不做,是一种失职行为;出于经济效益的需要而进行大撒网式或不必要的检查,或为了满足医生的科学研究需要而进行与疾病无关的检查和过度检查,都是不道德的。

2.尽职尽责,知情同意

医生确定了辅助检查的项目后,一定要向患者或家属讲清楚检查的目的和意义,让其理解并表示同意后再进行检查,特别是一些比较复杂、高费用或危险较大的检查,更应得到患者的理解和同意。有些患者对某些检查,如腰穿、骨穿、内镜等,因惧怕痛苦而拒绝检查,只要这些检查是必要的,医生应尽职尽责地向患者解释和劝导,以便尽早确定诊断和进行治疗,不能听其自然而不负责,也不能强制检查而剥夺患者的自主权。

3.全面分析,避免片面

任何辅助检查都会受到设备、试剂、环境等各种因素的限制,其结果反应的是局部变化或瞬间状态。因此,为了避免局限性,必须将辅助检查的结果同病史、体格检查的资料结合起来进行全面分析,才能作出正确的诊断。如果片面夸大辅助检查在诊断中的作用,就容易发生诊断错误。

4.密切联系,加强合作

辅助检查分别在不同的医技科室进行,各医技科室都有自己的专业特长,医技人员应利用自己的特长而独立地、主动地开展工作,并要在自己的专业领域不断地进取,以便更好地为临床服务。但是,医技人员为临床服务并不意味着为临床医生服务,而是和临床医生一起为患者服务。临床医生与医技人员的目标是一致的,两者又是直接相联系的,因此双方既要承认对方工作的独立性和重要性,又要相互协作、共同完成对患者的诊断任务。如果出现辅助检查和临床检查不一致的地方,双方应主动协商。两者之间如果发生了矛盾,双方应主动沟通,以便作出正确的判断,更好地为患者服务。总之,密切联系、加强协作在临床诊治工作中是很重要的,它是临床医生与医技人员须共同遵守的伦理要求。

四、转诊和会诊中的伦理要求

转诊和会诊是为求得正确的诊断和治疗措施而采取的一种临床治疗方式。转诊和会诊有利于对患者复杂病情作出科学诊断和处置,也有利于医务工作者互相学习,取长补短,提高业务水平。转诊和会诊有着特殊的伦理要求。

1.从患者健康利益出发

转诊和会诊的目的是分析病因,作出正确的诊疗决策,增进患者的身心健康。无论是经治医生,还是其他医务工作者,都应当围绕这个目的参与转诊和会诊工作。

2.客观地陈述患者的状况

经治医生最先接触患者,对患者的病情及信息掌握较全面。为了作出正确的诊疗决策,经治医生必须客观介绍情况,不得从个人利益出发,不得缩小病情,不得推卸责任,不得顾及自己的虚荣心而故意夸大病情及其复杂程度。

3.尊重科学,虚心求教

无论什么级别的医生,在参与转诊和会诊时都应当具备严谨的科学精神和实事求是的作风,不能故意炫耀自己的知识渊博而提出不切实际的意见,影响正确结论的形成,要做到学术面前人人平等。无论是谁,正确的就要坚持,错误的就要纠正。不能以势以权压人,更不能互相指责和挑剔,不能知情而不发表自己的意见。同行之间应当虚心求教,相互尊重,共同提高。

第二节　临床治疗的伦理要求

一、药物治疗的伦理要求

药物是医务人员促进和维护人类健康的有利工具,它不仅能控制疾病的发生和发展,也能调整机体的功能,提高人体抵御疾病的能力,是促进和保护人类健康的有力武器。但是,药物治疗也有双重效应,即治疗作用和毒副作用:用药恰当对患者有利,反之则会给患者带来不良反应。临床药物治疗中应遵循以下伦理要求。

1.对症用药,剂量适当

对症用药指医生根据临床诊断选择相应的药物进行对症治疗。为此,医生必须首先明确疾病的诊断和药物的性能、适应证和禁忌证,然后有针对性地选择药物,以达到标本兼治。疾病诊断不明确且病情较重,或者诊断明确而一时尚没有可供选择的治本或标本兼治的药物,可以暂时应用改善症状的药物,以减轻病痛和避免并发症。但是要警惕对症用药后掩盖疾病的本质,防止延误病情与发生意外。

剂量适当是指医生在对症用药的前提下,因人而异地掌握药物剂量。由于用药剂量与患者年龄、体重、体质、重要脏器的功能、用药史等多种因素有关,医生应具体了解患者的情况,努力使药物在体内达到最佳治疗量,又不至于发生蓄积中毒。既要防止用药不足,也要防止用药过量给患者带来危害。

2.了解药性,合理配伍

在联合用药时,合理配伍可以提高患者抵御疾病的能力,也可以克服或对抗一些药物的副作用,既使药物发挥更大的疗效,又使药物的毒副作用减少。要达到合理配伍,首先要精选药物,其次要掌握药物的配伍禁忌,再次要限制药物的种类。如果多种药物联合使用,药物的拮抗作用既可以给患者带来近期危害,耐药的发生又会给日后的治疗设置障碍。那些采取"多头堵大包围"式的药物处方,或者是过度医疗式的"大处方",是不符合药物治疗的伦理规范的。

在用药过程中,不管是联合用药还是单独用药,都应该细致观察,了解药物的治疗效果和有无毒副作用发生,并随着病情的变化调整药物的种类和剂量,以取得最好的药物治疗效果并防止药源性疾病的发生。

3. 节约费用,公平处方

药物治疗中,医生应该在保证治疗效果的前提下,尽可能为患者节省药费。常用药、国内生产的药物能达到疗效时,尽量不用贵重药、进口药;少量药能解决治疗问题,就不要开大处方,更不能开"人情方"、"搭车方"。进口药、贵重药的数量少、价格高,使用时要认真选择适应证,要根据患者病情的轻重缓急全面考虑,做到公正分配,公平处方。不能因亲友、熟人、特殊关系而随便滥开这些药物,更不能以药谋私。在药物治疗时,医生应在确保疗效的前提下尽量节约患者的费用。

4. 遵守法规,接受监督

医生在用药治疗中,要执行《中华人民共和国执业医师法》第 25 条规定,使用经国家有关部门批准使用的药品、消毒剂,严格遵守国家制定的《麻醉药品管理条例》、《医疗用毒性药品管理办法》等法规,除正当诊断治疗外,不得随便使用麻醉药品、医疗用毒性药品、精神药品和放射性药品,对上述药品的使用应按国家有关规定严格控制,以免流入社会造成医源性成瘾或医源性疾病,贻害社会。要坚决抵制使用假、劣、变质、过期的药品,以免危害患者。医生在用药过程中,应随时接受护士、药剂人员和患者的监督,及时发现并改正不当或错误的处方、医嘱。如果用药后其他医务人员或患者发现有误,医生应抛掉私心杂念,及时采取补救措施,以免发生严重的后果。

二、手术、麻醉治疗的伦理要求

由于手术治疗本身具有损伤性、复杂性和风险性等特点,对从事麻醉和手术的医务人员无论是伦理上,还是技术上,都是高标准、严要求。手术与麻醉的准备、实施过程,实质上也是医学伦理的评议、判断和选择过程。从实践过程看,手术与麻醉的伦理要求包括术前、术中、术后三个方面。

(一)术前准备的伦理要求

1. 严格掌握手术、麻醉指征,考虑全面

由于手术、麻醉的风险性较大,所以,医务人员在选择某一治疗方案时,必须严格掌握手术、麻醉指征,要充分考虑患者对这一创伤的接受程度,考虑患者对付出各种代价后所得到的治疗效果是否满意,考虑这样的选择是否符合有利无伤害的伦理原则。医务人员应根据患者的病情和手术特点,对手术治疗与非手术治疗、创伤代价与术后效果进行全面的衡量。只有在患者可接受的范围内,治疗的效果最佳,付出的代价最小,医务人员所选择的手术才最符合医学伦理的要求。

2. 尊重患者的知情同意权

医务人员确定采取手术治疗后,要向患者及其家属认真地分析病情,客观地介绍手术和非

手术治疗的各种可能性，以及不同治疗方案的效果和代价。由于手术治疗具有风险性和创伤性，所以，医务人员应以实事求是的态度，高度负责的精神，在介绍、分析有关情况的基础上，充分尊重患者的选择，保护患者的利益。在患者及其家属知情同意的情况下，让其签署同意麻醉和手术的书面协议。手术前的这一要求无论从工作程序，还是从法律上讲，都是必要的。这种协议是患者及其家属知情同意的客观形式，它充分表明患者及其家属对医务人员的信任和手术风险的理解，医务人员应珍视这种信任和理解，并以此激励自己努力承担责任，履行医学道德义务。

3. 认真制定手术、麻醉方案

术前应在具有丰富经验的医务人员主持下，根据病患性质、患者具体情况制定一个安全可靠的手术方案，要充分考虑麻醉和手术中可能发生的意外，并制订出相应的救治对策。麻醉医师应在手术前认真检查患者，详细了解病史和有关情况后参与手术方案的讨论，并根据手术需要和患者的具体情况，选择最佳的麻醉方案，以确保手术的安全进行。

4. 帮助患者做好术前准备

在手术前，医务人员要积极帮助患者在心理上、躯体上做好手术前的准备。尽管患者已同意接受手术，但因为害怕手术时的疼痛、出血过多，害怕手术意外或术后留下的后遗症等问题，仍会有情绪上的波动，出现焦虑不安、恐惧紧张、忧郁等。这些不良的心理反应会造成患者生理上的变化，如睡眠不佳、食欲下降、烦躁不安、脉搏加快、血压上升等，不利于手术的顺利进行。因此，引导患者树立对手术的信任，帮助他们摆脱不良情绪，鼓励患者以良好的心态接受和配合手术是医生的伦理责任。在这一阶段，医务人员耐心、细致的工作方法，认真负责的工作态度和自信心，对患者的心情有极为重要的影响。

（二）术中的伦理要求

1. 认真操作，沉着果断

在手术中，医务人员要以严肃认真、一丝不苟和对患者生命负责的态度进行手术。这不仅是对主要手术者的伦理要求，也是对所有在场手术人员及辅助人员的伦理要求。手术者对手术的全过程要有全盘考虑和科学的安排，手术操作要沉着果断，有条不紊，对手术中可能发生的意外应做好思想上、技术上和客观条件上的准备。一旦手术中遇到问题，要大胆、果断、及时地处理。对于意识清醒的手术患者，医务人员还应经常给予安慰，定期告知手术进展情况。医务人员在讨论病变情况时，也应注意方式方法，避免给患者造成不良刺激。

2. 严密观察，恰当处理

在手术中，麻醉医生要为手术患者提供无痛、安全、良好的手术（麻醉）条件，以配合手术医生完成手术治疗；并运用自己所掌握的监测、复苏知识和技术，对患者进行认真观察。一旦观察指标出现异常，麻醉人员不应惊慌失措，而要及时冷静地进行处置，并将情况告诉手术人员，以便相互配合，排除险情，消除异常，保证手术的顺利进行。对全麻的患者在手术过程中遇到的难题，应及时与家属取得联系，以取得患者家属知情，避免引起医疗纠纷。

3. 紧密配合，互相支持

手术治疗的整个过程都需要医务人员之间的紧密配合与相互协作。目前，随着手术规模的扩大、手术难度的增加,以及现代医疗技术的应用,这种协作的意义尤为重要。因此,所有参与手术的医务人员都应该把患者的生命和健康利益放在第一位,不计较个人得失,把服从于手术需要和保证手术的顺利完成当作是自己的责任,相互支持,相互合作,尽职尽责,以诚相待,紧密配合,齐心协力地完成手术。

(三)术后的伦理要求

1.密切观察病情的变化

术后患者刚刚经历了机体的严重创伤,身体虚弱,病情不易稳定,病情变化往往较快。因此,要求医生、护士、麻醉师共同以认真负责的态度,严密观察患者及病情的变化,遇到异常,及时处理,及时记录,尽可能减少或消除术后可能发生的意外,以防止出现各种不良后果。

2.努力解除患者痛苦

患者在术后常常会出现疼痛和其他不适,医务人员应抱着对患者负责的态度,满腔热忱尽力解除。这不仅体现在采用具体的措施上,也体现在精神方面的无微不至的关怀。治疗疼痛的措施,要和患者的感觉和体验相符合,并要征得患者的知情同意,尤其是尊重人的尊严。对于可用可不用的止痛类药物,要符合用药科学,但只是建议,不能强制性不给患者用药。那种认为术后疼痛是正常的,对患者术后不适表现得麻木不仁、漠不关心的行为,是违背医学伦理学基本原则的。

(四)手术治疗中的特殊伦理问题

在大多数情况下,选择手术与尊重患者权利是能够统一的。在一般情况下,医务人员在讲明手术情况后,患者都能做到知情同意,并配合手术。但在某些特殊情况下,如遇到有企图自杀的患者,患有绝症对手术不抱希望的患者,等等,有可能不听医务人员的解释,拒绝手术。在医疗实践中,医务人员应该尊重患者的自主权,患者有了解病情、接受或拒绝及选择治疗方案的权利,患者的权利是对医务人员基本的伦理要求。但如果这种拒绝有可能危及患者自身的健康甚至生命时,医务人员应当根据具体情况,耐心地给予解释,并采取积极措施加以处理。

1.丧失或缺乏自主选择能力的患者拒绝手术时的处理

患者丧失或缺乏自主选择能力时,医务人员可以不考虑他的拒绝,通过征得监护人(家属)的同意而进行手术。当患者拒绝手术时,医务人员首先要对他的自主选择能力进行判断,而这种判断是患者的拒绝是否有效和医务人员应采取何种对策的重要依据。在一般情况下,自主选择能力的丧失或缺乏有两种情况:一是发育期自主选择能力的缺失,这主要是从年龄角度考虑的,遇到这类患者可参照《中华人民共和国民法通则》的要求由其父母或监护人知情同意,作出选择;另一种情况是病理性的自主选择能力丧失,如昏迷患者、精神疾病患者等,此时,应将选择权转移给其家属、单位或监护人,由他们在听取医务人员介绍后作出选择。这样既保护患者健康利益,维护患者的权利,也是合乎医学伦理的。如遇到家属和单位都无人在场的急救患者,医生有权决定手术,但要征求院领导的同意。

2.具有自主选择能力的患者拒绝手术时的处理

对于具有自主选择能力的患者,如果拒绝手术治疗,则应视具体情况而定。对于非急诊手术,则应先查清患者拒绝的理由,然后针对原因,做更细致的工作,包括劝说、解释、陈述利害等。如果仍然无效，则应尊重患者的选择，放弃或暂时放弃手术，代之以患者可接受的其他治疗方案，同时做好详细的记录。也可以在征得其家属或单位同意后进行手术，这样做虽然违背了当事人的意愿，但是符合救死扶伤的医学人道主义精神，是符合医学伦理的。

总之，在医疗实践中，医疗行为是否符合医学伦理的关键是看这种行为的出发点、过程和后果是否有利于抢救患者的生命，是否有利于患者恢复健康。当然，在这一过程中，是否尊重患者的人格和权利也是十分重要的。如果能使抢救生命、恢复健康与尊重人格、尊重权利达到高度统一则是最好的，也是医务人员应当追求的。但如果在某些特殊情况下，两者发生矛盾时，则抢救生命、恢复健康应当是第一位的，这样做，也是符合医学人道主义核心精神、符合医学目的的。

三、心理治疗的伦理要求

心理治疗又称精神治疗，是用心理学的理论和技术治疗患者的情绪障碍和矫正其行为的方法。在心理治疗中，医务人员应遵循以下伦理要求。

1.运用心理治疗的知识、技巧去开导患者

心理治疗有自身独特的知识体系和治疗技巧，只有掌握了心理治疗的知识，才能在与患者的交谈中了解心理疾病的发生、发展机制，从而作出正确的诊断。只有掌握了心理治疗的技巧，才能在诊断的基础上有针对性地进行相应治疗，并取得较好的效果。如果不具备心理治疗的知识和技巧，只靠一些常识像给普通人做思想工作一样的施以安慰和鼓励，是把心理治疗简单化了，达不到治疗效果，甚至会发生误导，这是不符合伦理要求的。因此，临床医生既要有同情心、爱心和耐心，还要有扎实的心理治疗的知识、心理治疗的技巧和方法。

2.有帮助、同情患者的诚意

要求心理治疗的患者，在心理上都有难以摆脱的困扰与不适。因此，医务人员要有深厚的同情心，理解患者的痛苦，耐心听取患者倾诉的苦恼史，帮助患者找出症结所在，并通过耐心地解释、支持和鼓励等千方百计地改变患者的态度和看法，逐渐接受现实和摆脱困境，培养新的适应能力，从而达到帮助患者的目的。在心理治疗过程中，医务人员应该尽力避免过分移情，以免误导患者和异化医患关系。

3.以健康、稳定的心理状态去影响和感染患者

在心理治疗中，医务人员自身具有健康、正确的基本观点和态度，有愉快、稳定的情绪，有良好的沟通能力，才能影响和帮助患者，达到改善患者情绪、解除心理困扰的目的。如果医务人员的观点、态度不当或错误，不但不能帮助患者，而且有可能促进患者的病情恶化。如果医务人员因为个人、家庭的巨大变化而影响其平衡的心理状态，不仅不能有更多的精力和耐心去体会患者的心理负担，而且由此产生的不良情绪会影响患者的心理状态。因此，从事心理治疗的医务人员要善于调整自己的心态，以健康、稳定的心理状态去影响和帮助患者，否则不宜从事心理治疗工作。

4.为患者的隐私保密

患者向心理医生倾诉的信息资料，特别是秘密或隐私，心理医生不能泄露，甚至对患者的父母、配偶以及自己的亲友、同事也要保密，否则会失去患者的信任，使心理治疗难以继续进

行。不过,如果医务人员发现患者有自伤或伤害他人的念头时,有义务提醒家人或他人。在通常情况下,患者能理解医务人员的行为在于保护自己或他人的生命,也是符合伦理原则和规范的。

5.重视环境因素对患者的心理影响

心理咨询或治疗室,是能让患者放松、轻松并愿意敞开心扉的地方,所以应该布置为相对分隔、整洁安静、优雅舒适、人文浓郁的环境。需要医务人员增强细节设计,体现从细微处关怀患者的理念。

四、康复治疗的伦理要求

康复治疗是康复医学的重要内容,其服务对象主要是各种残疾人。它通过物理疗法、言语矫治、心理治疗等功能恢复训练的方法和康复工程等代偿或重建的技术,使残疾人的功能复原到最大限度,提高其生活质量。在康复治疗中,医务人员应遵循以下伦理要求。

1.理解同情,平等相待

残疾人群不仅有身体上的创伤,而且还有轻重不等的孤独、自卑、悲观、失望等心理疾苦。不论是先天或后天造成的,还是疾病或外伤等原因所致的各种残疾,都会给残疾者带来终生的,甚至是难以挽回的损失。因此,在康复治疗过程中,医务人员要理解与同情残疾者,绝不能讥笑、讽刺他们,要注意保护残疾者的尊严。同时,医务人员要尽量选择效果佳而残疾者乐于接受的康复方法,以建立起和谐的医患关系,并促进他们尽快康复。

2.热情关怀,鼓励帮助

残疾者行动不便,有的生活难以自理。因此,在康复治疗过程中,医务人员要耐心地帮助他们做恢复训练,细心地关怀他们的生活起居。训练前向残疾者讲明训练的目的、方法及注意事项,以便于训练时保证他们的安全;训练中要随时鼓励他们,使他们逐渐由被动状态转向主动参与治疗,一点一滴的进步,以增加他们重返社会的信心与勇气。

3.加强团结,合作密切

残疾人的康复,需要多学科的知识和医务人员、工程技术人员、社会工作者、特种教育工作者等多个专业的人员共同参与和努力。因此,在康复治疗中,康复科医务人员除了必须扩大自身的知识面外,还要与各种人员密切联系,加强协作,避免发生脱节,出现矛盾要及时解决,共同为残疾人的康复尽心尽力。

 目标检测

一、简答题

1.如何正确理解临床诊断的伦理要求?

2.怎样把握临床治疗时的伦理要求?

二、案例讨论

【案例】

患者,女,22岁,未婚,急腹症入院。右下腹压痛、反跳痛,立即以急性阑尾炎进行手术。

术中阑尾正常,却为右侧输卵管妊娠破裂出血,医生及时做相应手术。患者请求医生为其宫外孕保密。医生为患者对其母亲保守隐私,其母知道真相后却要追究医生误诊责任。

【讨论】

(1)如何评价医生保密行为?

(2)如何评价医生误诊而正确的治疗?

第八章 特定人群诊治伦理

学习目标

【掌握】特定人群诊治的伦理要求。

【了解】各临床诊疗科室的特点。

伦理案例

2005 年,某市儿童福利院的两位智障女孩在"没有任何器质性病变"的情况下被切除子宫。福利院的理由是:由于智障,不知道如何处理经期卫生,收拾起来非常麻烦;月经期间由于痛经,她们只知道疼,什么也不懂;她们呆傻,不能结婚生育,留着子宫也没有意义,不如切除,要不然以后性成熟会更麻烦。因此,经福利院领导研究集体决定,切除子宫,以提高她们的生活质量。而涉及此事的医院、医生不但表示此种事情早已有之,还坚持认为他们"在做一公益事业"。

阅此案例,请思考:智障少女本人、福利院负责人、医生、医疗机构负责人谁更能够代表患者的利益,应该由谁签署手术知情同意书? 医务人员应该如何看待智障等特殊群体的权利?

第一节 妇产科诊疗的伦理要求

一、妇产科患者的特点

妇产科的诊治对象是女性患者。妇产科的诊疗工作关系到女性自身的身体健康,而且还往往影响后代的平安、家庭生活的幸福美满等,这是妇产科患者的特殊性。

1.女性患者生理的特殊性

生理上,妇女有月经周期,承担着妊娠和分娩、哺育后代的任务,生病后,不仅影响身体健康,还影响心理健康,加重妇女的心理负担。妇产科的疾病也是复杂的。妇产科疾病可以在不同年龄组发生,同一种疾病在不同年龄阶段可有不同的临床表现。而产科患者的病情变化快,急症情况多,意外风险大,如果处理不及时,不准确,则会造成严重后果,甚至会危及母婴生命安全。

2.女性患者心理困扰的特殊性

妇产科疾病涉及生殖系统、泌尿系统,患病后会产生害羞、压抑、恐惧、焦虑等心理问题,脆弱而多愁善感。对病史的选择性陈述和对检查的顾虑,常常给诊断和治疗造成麻烦。而妇产科学重要分支的产科更是一个极其特殊的亚学科。孕育胎儿的过程长达十个月,每位健康孕妇在孕期的经验和体会都不尽相同,如果是产科并发症或并发症患者,其感受更是相去甚远。妇科手术患者作为一个特殊的群体,受到疾病和手术的双重压力,尤其女性在情感过程中感受较强,较男性更脆弱、敏感,心理变化很明显。

3.妇女患者的健康关系到下一代和家庭幸福

产科的医疗处理直接关系到母婴的安危。在国家提倡一对夫妇只生一个孩子的情况下,产妇家人,甚至全社会都对产妇和胎儿非常关注,对医疗护理工作要求也高。

二、妇产科诊疗的伦理要求

1.养成冷静、果断、敏捷的工作作风

由于产科患者病情变化快,意外风险大,因此,妇产科医生要牢固树立时间价值的伦理观,同时保持高度的警觉性,养成冷静、果断、敏捷的工作作风,一旦出现紧急情况和意外情况,要做到忙而不乱,冷静判断,果断地选择处理方案,敏捷地操作。任何犹豫不决或拖拉作风,都可能造成严重后果。同时妇产科医务人员还要有强烈的责任感和广博的知识及高超的急救技术,给患者及家属以深切的同情心和爱心,使患者及家属感受到医学人道关怀的温暖。

2.尊重患者,注意保密

针对妇产科女性患者心理问题多、害羞与多疑等特点,妇产科医务人员应注意服务态度,在沟通和交流中注意消除患者的紧张、焦虑、压抑等不良情绪,注意尊重患者的自尊心,尊重患者的心理感受,尊重患者的人格和权利。对未婚怀孕者也不能歧视、冷漠,注意为患者保密,保护患者的隐私。

3.树立极端负责、无私忘我的工作精神

医务人员认真负责,精心细致,会使患者付出最小的代价,而疏忽大意,草率从事,会给产妇及家属带来巨大的痛苦甚至付出生命。从接触患者的那一刻起,患者就把全部的信任和希望交到了医生的手中。作为一名医务人员,就应该对患者认真负责,关怀爱护,并且勇于承担医疗风险。在诊疗过程中,要认真观察患者的症状及病情的发展,作出准确的判断;要精心细致,动作轻柔,认真对待诊疗过程的各个环节,不给患者增加新的痛苦。同时工作忙时,医务人员常常不能按时就餐和休息,并经常接触分娩过程中羊水、血液等,因此,不怕脏累、不计较工作时间长短、任劳任怨的精神,对产科医务人员来说,十分重要。再者,危重患者抢救、治疗过程,一般具有连续性,有的需要数小时,而有的则需要数天。这些具体情况都要求医务人员要有忘我工作、自我牺牲的精神。

4.树立密切配合的协作精神

在妇产科危重患者抢救中,往往需要多科室、多人员之间的相互协作及密切配合。参加危重患者抢救工作的每一位医务人员都应把自己看做是抢救集体中的一员,以主人翁的态度,无私奉献的精神,相互协作,团结一致,恪尽职守,共同努力,与同仁们交流经验,讨论问题,克服困难,以确保抢救的成功。

5. 树立"慎独"和"审慎"的伦理修养和工作作风

妇产科检查、用药、手术等都应慎重进行。用药和手术要严格掌握适应证和禁忌证,以免对患者或胎儿产生不良影响。检查和治疗要严格遵守操作规程,对于破坏性功能或生理功能的情况,必须事先向患者及其家属交代清楚,并征得知情同意,特别是切除子宫或卵巢等要慎重对待,尽可能保留女性的生殖器官及其功能。

妇产科患者治疗过程中,常出现"单兵作战"的情况。这时,医务人员是在无人监督或患者意识不清的情况下进行治疗,应本着对患者负责的态度,尽心尽力,尽职尽责全力救治,决不做有损于患者的事,并通过审慎的思考、认真周密的工作、准确无误的技术操作,在正确的理论指导下,大胆细心的工作。不要为了自己的名声,缩手缩脚,延误抢救时间或轻易放弃有可能获得抢救成功的机会。

第二节　儿科诊疗的伦理要求

一、儿科患者的特点

1. 儿科患者起病急,变化快

小儿不同于成人,身体一直处于生长过程中,身体的各个系统发育都不够成熟,对各种疾病的预防抵抗能力差。一旦患病,起病急,病情发展迅速,而症状并不明显,如不及时治疗,很容易延误病情。小儿的年龄越小,发病率越高,病情变化也越快。

2. 儿科患者配合治疗能力差

儿科患者理性能力正处在发展中,不能表述自己的病情和感受,他们常常不能配合诊断、治疗和护理,也不能反馈治疗效果,因而,需要医务人员付出更多的耐心和努力。

3. 儿科患者依赖性强

未成年人独立性差,依赖性强,心理脆弱,没有独立生活能力,不能自己照顾自己。生病后,有的哭闹、逃避、难以配合,有的任性、脆弱或者顽皮,对医务人员态度不好,需要医务人员付出更多的爱心、关怀照顾和心理护理。

二、儿科诊疗的伦理要求

1. 有高度的责任感

对于儿科患者来说,时间非常宝贵,要求医生、护士及医技人员争分夺秒、紧密配合,在短时间内作出准确的判断,并全力以赴,迅速投入到治疗中去,尽最大努力为患者赢得主动。儿科救治的特点表现在急、快、准上。患者病情急、心情急、要求急,医生应反应快、抢救急、治疗准确,以娴熟的技术,忙而不乱、沉着镇定的态度来平稳杂乱的气氛;以耐心、细致、勤奋的工作作风避免误诊、漏诊和差错事故;用对患儿的高度责任感,对患儿终身负责的理念,保护下一代健康成长。

2. 有过硬的急救技术

儿科患者的病情特点是:病情急,来势猛,复杂多变,无规律,难判断,风险大,这就要求医务人员一定要掌握过硬的救治技术。一是具有扎实的理论功底,二是具备娴熟的操作本领。在救治过程中注意学习他人长处,积累经验。掌握过硬的救治技术,并非一日之功。作为医务人员,平时就应该刻苦钻研,虚心好学,努力掌握多专业学科的知识,练就救治本领,以便自己在救治患者过程中得心应手。在抢救危重患儿的时候,应避免失误,牢记希波克拉底的古训:"生命短暂,医术常青,机遇难逢,经验常谬,确诊实难。"做到倾听患儿家属主诉和观察病情细心、专心、耐心,"三心"合一,竭尽全力为患儿解除痛苦。

3.治疗和护理并重

患儿治疗中医生的正确诊断治疗与护士的优质护理相结合,是取得最佳医疗效果的保证。儿科患者的自诉能力、表达能力、理解能力相对不强,需要护理人员的密切观察和准确的判断;护理人员的应变能力和娴熟的实际操作能力,对救治成功率起着极为重要的作用。同时,儿科患者对疾病具有易感性,需要护理人员做好消毒工作,防止交叉感染。

4.具有治病育人的理念

儿科患者的心理和行为习惯等,正处在建立阶段,容易受外界的影响。儿科医务人员的言谈举止都会对孩子的基本道德认识、心理健康以及行为习惯产生影响,因此,医务人员应该具有治病和育人统一的理念和行动。

第三节　精神科诊疗的伦理要求

一、精神科患者的特点

精神科患者不同于其他科室的患者,他们精神状态不稳定,行为异常,思想异常,言语异常,且病情随时可能发作,而自己却觉察不到。精神疾病患者对治疗没有主观意愿,往往是被家属或其他人强行带到精神科。治疗过程中还可能出现对治疗不配合、病情易反复、需终生服药、需隔离治疗等情况。有些患者甚至还出现自杀、威胁医护人员等极端的做法。

二、精神科诊疗的伦理要求

1.尊重患者,极端负责

精神疾病患者由于精神障碍,常常不能有正常人的思维和行为能力。医务人员要理解、尊重他们,给予更多的关爱和帮助,医生和患者之间应该做到互相信任、开诚布公、密切合作、彼此负责。医务人员对患者不能歧视、取笑或漠不关心,要维护患者的一切正当权利,如知情权、决定权,尊重他们的人格,对患者疾病的诊断应限制在一定范围内知情,因为病态表现的暴露可能使一些痊愈的患者产生严重的心理伤害。

2.正直无私,恪守审慎

因为精神疾病患者的监督能力弱,医务人员要自律,无论在何种情况下,都要一丝不苟地完成医疗护理工作,给患者一个安全可靠的诊疗环境,不能因为患者缺乏自主意识而消极应付患者。对于患者患病期间的冲动行为,如打骂行为等,要克制、忍耐、不予计较,做到打不还手、骂不还口,使患者信任医务人员。由此可见,对精神科医务人员的伦理要求是很高的,这个职业群体也应是一个具有高度责任心和献身精神的职业群体。

3.树立严谨、认真的工作作风，一丝不苟的工作态度

精神科患者病情不稳定,医务人员诊治时来不得半点马虎和大意。工作一定要一丝不苟、严谨认真,细致周密地安排整个工作程序,严格按照操作规程行事,不放过任何一个可疑症状,不放过任何一个时机,使疾病得以及时地发现和治疗。

4.尊重每一个患者的基本人权和尊严

精神疾病患者具有患者的基本权利和人道保护的权利,医务人员不能使用自己的特权在医疗活动及医疗活动之外的交往中来利用和剥削患者;应该为患者的临床资料保守秘密;在采取任何处置或治疗前,应该征得患者的知情同意;不应滥用自己的专业知识和技能为医疗之外的活动提供服务;应将患者作为一个整体,对其所有的医学问题负责;如果从事研究工作,应该遵守公认的伦理学准则;应该为患者提供可及范围内最好的服务;应该不断地追求提高自己的专业水平,并与同行分享;应该致力于改善精神卫生服务的质量,提高可及性,促进卫生资源的公平分配,促进社区对精神卫生和精神疾病的认识。

5.合理进行强迫性治疗，严防滥施强制性约束措施

有些精神疾病患者可能自伤、他伤及造成严重的财产损失,具有一定的危险性。在这种情况下,医务人员可以立刻进行强迫性治疗,目的是保护患者和他人安全。这种治疗不是患者自愿的,而是强迫性的。采取的措施要以安全、不伤害患者为原则,强制约束动作要尽量敏捷和人道,避免伤害患者。在患者的危险行为消除后,应立刻解除强制性约束措施。医务人员如果把强制措施作为报复、恐吓、威胁患者的手段,是完全违反医学伦理的行为,更不能为其他目的的滥施强制约束措施,要避免强制力的滥用。

6.恰当对待异性患者

由于精神疾病的特殊性,对待异性患者应严格遵循伦理规范。一些患躁狂症的女患者在发病期间可能有不正常的性行为,医务人员要注意保密。如果泄露出去,有可能导致严重的后果。医务人员在照顾、关心异性患者的时候,要时刻注意保持一定的心理和行为距离,不要使患者产生误解,导致情感或性方面的妄想。男性医务人员在为女性患者检查治疗时要有女性医务人员在场,要自尊自爱,自觉抵制某些女性患者的性诱惑。女性医务人员要注意着装和形象,在为男性患者检查治疗时要有男性医务人员在场,避免招致某些男性患者的性攻击。在幻觉和妄想的支配下,患者因为异常的冲动而向医务人员提出各种要求,医务人员应主动拒绝,耐心说服,并向上级医师汇报情况,以便调整人员配置。医务人员绝不能乘人之危,玩弄患者,更不能取笑或蔑视患者。

7.坚持原则，慎重诊断和出具精神病患的诊断证明书

准确的诊断有助于为患者选择最佳的治疗方案,错误的诊断不仅使患者接受不适应、不需要的治疗,痛苦而无效,同时还造成额外的经济负担、精神负担和社会伤害。因此,精神科医务人员对怀疑有精神病的患者,要在高度负责的前提下,检查和诊断都要持慎重态度,要细致、完整地收集病史资料、病症资料、检查资料,综合分析,正确判断和诊断。既防止精神病误诊现象的发生,也防止精神疾病患者得不到应有的治疗。

由于司法工作的需要,有时需要对一些人出具精神病的诊断证明书,这是非常严肃的事

情,涉及法律的尊严和司法的公正。医务人员要从专业角度,实事求是地做出科学的诊断,不能受钱权诱惑,作出有违职业良知的事情。

第四节　传染科诊疗的伦理要求

一、传染科患者的特点

传染病是由病原微生物所引起的、具有传染性的疾病,与其他疾病的区别在于它能在人群中连续传播,造成流行,严重地威胁和危害人民的生命与健康。传染病具有传染性、季节性、流行性、发病急、传播扩散快、对社会危害大等特点。由于担心传染他人,或社会对传染患者的偏见等原因,传染病患者容易产生紧张焦虑、不安全感、恐惧、被限制感、孤独感、自卑感等心理问题,需要医务人员的体谅和关心。

二、传染科诊疗的伦理要求

1.要对患者个人采取适当的保护措施

传染病患者,尤其是转为慢性而又难以治愈的传染病患者,如乙型肝炎患者,一个重要的心理特征是忧郁反应。患者担心自己的升学、就业、入伍等社会权利的丧失,担心恋爱、婚姻和正常的生育受到限制,担心会给家庭带来许多不便,担心受到社会的歧视,等等,因而自我评价低,志向与理想泯灭,甚至丧失生活的信心。因此,传染病防治人员的一个重要的道德责任是要与患者家属密切配合,给患者以足够的心理-社会支持。同时注意保护患者的社会权利,使其在无损于社会公共利益的前提下,获得作为患者的各项权利。

2.严格消毒隔离制度,预防交叉感染,避免污染环境

传染病在人群中流行,必须同时具备三个环节:传染源、传播途径、易感人群。阻断其中任何一个环节,传染病就不能流行。预防传染病的一般措施就是针对这三个环节而进行的。保护易感人群及实现有效的自我保护,控制传染病的流行,切断传染病的传播途径,建立和执行严格的预防感染制度、消毒隔离制度,是预防感染的关键。患者既是患者,又是传染源,因此,在患者知情的情况下,对传染患者实行严格隔离治疗制度,防止各类传染病患者之间发生交叉感染,造成新的传染病。对各种污物的处理要严格,彻底消毒后方可丢弃或再用,以防止环境的污染。

3.要对社会采取积极的保护措施

传染科工作人员要以社会公共利益为根本出发点,对患者采取积极的保护措施。在处理患者与社会的利益关系时,应提倡以社会利益为重。患者自知患有传染病而又不顾他人的利益,参加各种社会活动,这对于患者来说是不道德的,传染病防治人员有责任加以制止。当然这并不排除对患者采取适当的保护措施。对社会采取保护措施,是传染病防治人员的一个重要社会责任,应予足够重视。

4.严格依照传染病防治法行医

我国传染病防治法,是从事传染病防治工作的行为规范。传染科工作人员都必须严格依

照传染病防治法行医,认真做好传染病的医治和预防、控制工作,负责任地执行传染病的报告制度。任何人瞒报、漏报、谎报疫情,都是医学道德规范所不允许的,也是违法的。如果知法违法,造成传染病蔓延流行而危害患者、医务人员或社会群体健康,影响国家建设和社会安定,不仅不道德,而且要承担法律责任。

5. 不畏艰苦和风险, 不顾个人安危, 忘我地工作

面对传染病,特别是急性传染病,必须要有强烈的时间观念,做到尽早发现,及时控制疫情,切不可延误时机。任何拖延和控制不力,都会带来严重恶果,为职业道德所不容。医务人员始终要保持高度负责的责任心,坚持一丝不苟,细致认真,照章办事。任何粗心大意或随意违章、简化规程,造成传染病扩散而危害社会人群,都是极不道德的。

第五节　急诊科(室)诊疗的伦理要求

一、急诊科(室)工作的特点

急救工作是临床医疗工作中的一个重点。急危重患者的病情可以概括为"重、危、急、险"四个特点,各特点之间有着内在的联系,并可以相互影响,相互转化,由此导致抢救急危重患者工作的特殊性。

1. 生命所系,责任重大

从临床实践看,急诊抢救工作的好坏,不仅关系到患者的生命安危,也关系到千家万户的悲欢离合。为此,它已成为患者最需要解决、群众最为关心、舆论最为敏感的社会问题。对于医务人员来说,抢救工作有着十分重大的道德和法律责任,同时也是衡量医务人员医学行业道德水平、技术水平和管理水平的重要标志。

2. 病情严重,救治难度大

急危重患者的病情大都十分严重,或丧失活动能力,或出血不止,或痛苦不堪,或处于昏迷状态,生命垂危。因此,患者一方面急需抢救治疗,另一方面又不能很好地配合抢救工作和监督本人医疗权利的实现,从而给救治工作带来难度,也对医务人员的伦理素质提出了很高的要求。

3. 随机性强,带有突发性

急诊患者来就诊的时间、病种、病情和患者数都是未知的,情况变化多端,难以预料。大部分患者发病急骤,变化迅速,症状明显,痛苦严重,求医心切,必须及时采取救治措施,对症治疗,才能抢救生命。所以,医务人员必须 24 小时处于戒备状态,随时做好准备,以便患者就诊时,均能给予积极救治。

4. 病情复杂,协作性强

急危重患者病情危险、复杂、变化快,需要医务人员有"时间就是生命"的观念,快速、有效地抢救患者。急危重患者抢救的工作量较大,花费时间也较多,要求医务人员具有临危不乱、吃苦耐劳、连续作战的精神。急危重患者的疾病谱很广,往往涉及多个系统、多个器官,抢救工作涉及多学科、多专业、多数人,这要求有关科室能够团结协作,密切配合。

二、急诊科(室)工作的伦理要求

1.积极抢救患者,争分夺秒

急危重患者病情紧急,变化迅速,抢救工作是否及时,往往是成功与否的关键。医务人员必须急患者所急,争分夺秒地投入抢救,赢得了时间往往就能挽救急危重患者的生命。如果丧失了治疗时机,轻者拖延了患者的康复,重者可使患者致残或丧失生命。急诊科医务人员是否具有"时间就是生命"的强烈观念,是伦理素质高低的反映。从这一伦理要求出发,医务人员平时就应该做好抢救的各种准备工作,坚守工作岗位,遇到来诊患者应尽量缩短从接诊到抢救的时间。同时,在抢救时要服从调动,听从指挥,敏捷、果断、准确地执行各项抢救措施等。另外,对于经抢救趋于平稳的急危重患者,仍不能丧失警觉,要继续严密观察,随时注意患者的主诉、体征和监护仪的动态,一旦发生突变,即可予以相应处理。对于抢救中先进医疗仪器设备的使用,要坚持公正、平等的伦理原则,要根据病情需要,而不是根据患者的职位高低、权力大小决定使用与否,以保证医疗抢救服务的社会公平性。

2.勇担风险,团结协作

急危重患者的病情往往比较复杂、疑难,抢救工作常有风险,需要多科协作。医务人员面对抢救工作中的风险,敢不敢承担责任是一个严峻的职业道德,考验。医生对待风险的正确态度是慎重而果断,即一方面尽量选择安全有效、风险最小、损伤最轻的抢救方案,不随意冒险;另一方面又不能回避风险,要积极、大胆地进行抢救。只要患者有一线希望,就要积极抢救。那种优柔寡断、前怕狼后怕虎的态度和作风是缺乏医学道德的表现。但是,为出风头、争名利的冒险蛮干,也是违背行医准则的。

要使险象丛生的急危重患者脱离险境,不但要求医务人员有广博的医药知识、熟练的抢救技术,以及能在脏、乱、繁琐的抢救工作中按章行事,不怕疲劳,连续奋战,而且要求医者具有团结协作精神,包括医院内医护人员、各科人员之间,甚至医院与医院之间的密切合作和相互支持。因此,参加协作抢救的每一个成员,都必须把自己看成是抢救集体中的一员,团结协作,同心同德,在各自的岗位上尽职尽责。面对需要协作抢救的急危重患者,寻找借口,拒绝支援或在抢救中互相推诿,互不服气,不听指挥,都是得不到伦理学辩护的行为。

3.满腔热忱,重视心理疏导

急危重患者病情严重,有些可能处于昏迷或垂死状态,生活上不能自理。有的危重患者,如晚期癌症、瘫痪、重度烧伤、重度心脏病等患者,十几天、几十天,甚至成年累月地处在抢救中,给医务人员带来很大的工作量。对急性病造成的垂危患者,如果神志清楚,往往有紧张恐惧心理;慢性病晚期的患者,由于疾病的长期折磨,性情孤僻,容易烦躁不安,甚至出现悲观绝望的情绪或轻生念头。因此,要求医务人员有深切的同情感,理解、体谅患者的痛苦,以自己的辛勤劳动给患者耐心、热情、周到的医护服务和生活照顾,有时甚至在患者的家属也不愿意照顾的情况下,仍应始终如一地坚持为患者服务。同时,在服务和抢救中给患者以安慰和鼓励,使患者从中获得希望和信心,以消除不良的心理状态和想法。有些医务人员对待危重患者,或对连续抢救时间较长者,会产生烦躁厌倦情绪,个别医务人员还会对患者在感情上产生冷漠态度,置患者的生命和家属的要求于不顾,延误抢救时机,造成严重后果,这些现象都是违背医学伦理的。

4.考虑全面，维护社会公益

急危重患者经抢救可能出现两种截然不同的结局：一是病情好转，一是抢救无效，病情进一步恶化直至死亡。对病情恶化不可逆转的患者，医务人员是不惜一切代价地进行抢救，让患者痛苦地延长生命，还是采用姑息疗法和支持疗法，这是一个从道义上到实践中都需要认真研究和谨慎处理的问题。医务人员应从社会责任感出发，向家属、医疗保险的有关部门、医院法人，科学、正确、及时地报告患者的病情、诊治措施、经费支付、预后结果等情况，在征得患者家属同意后，及时调整抢救方案，以便更合理地使用医疗资源，节省一些贵重药品和血液等，用在能够抢救成功的患者身上。同时，也可以减轻患者过久地承受病痛的折磨，及早解除家庭的经济和精神上的负担。这种做法如能得到患者家属的理解和接受，应在法律允许的范围内行事，这样做可以认为是符合人道主义的。对少数暂时不理解的患者家属，要从患者的痛苦和社会的整体利益出发，耐心地做好解释工作，千万别草率停止抢救工作，以免引起医疗纠纷。

5.加强业务学习，提高抢救成功率

医务人员仅凭一片热忱，而没有较高的业务水平，要成功抢救急危重患者是很难做到的，医务人员要履行医学道德义务，发扬人道主义精神就缺少必要的基础。所以，应当把是否钻研业务，在医疗抢救技术上是否精益求精，作为从事抢救工作的医务人员伦理要求的一项重要内容。医德与医术是相辅相成的，在临床实践中缺一不可。医学博大精深，发展日新月异。抢救急危重患者涉及医学理论知识和临床技能的许多方面，因此，要求医务人员不仅要热爱医学科学和医疗卫生事业，而且要对医学理论和技术有强烈的求知欲望和刻苦钻研精神；不仅要熟练掌握常规的操作技术，而且要不断学习把握最新的研究成果和多学科的综合知识，做到博学多闻；通过努力学习和探索，不断吸取新理论、新技术，有所发现，有所创新，以高尚的医德和高超的医术为患者服务。

6.技术精湛，严守规章程序

精湛的医术是抢救危重患者，实现救死扶伤目的的手段。广博而扎实的医学知识、熟练的抢救技术和良好的心理素质，能使医务人员在急诊抢救中头脑冷静，行动有条不紊，忙而不乱，急而不慌，险而不惊，紧张有序，缩短抢救时间，尽快解除险情。急诊抢救人员应具备过硬的抢救基本功，像气管插管、心脏复苏、心内注射、除颤以至急症开胸等技术要熟练掌握，关键时刻能准确、迅速地操作。同时，还要熟练地操作抢救仪器，并能排除其常见故障。

在急诊工作中，各方面人员都要严格执行规章制度及操作规程。急诊科室要组织严密，井然有序，各尽其职，各负其责。要有严格的交接班制度，真正做到常备不懈，随叫随到。

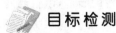 **目标检测**

一、简答题

1.如何正确理解特定人群临床诊治的伦理要求？

2.深刻理解特定人群的特点和诊治中的伦理要求，对今后的临床实践工作有什么帮助？

二、案例讨论

【案例】

时年 61 岁、流浪 10 年的王大妈于春节冻死街头。王大妈 12 年前突然"疯了",精神时好时坏,情绪极其不稳定。她的家人送她去医院,诊断结论是精神分裂症,随即送入精神病院住院治疗。两年的电击疗法,使王大妈痛苦不堪,她多次逃离精神病院,声称要过有尊严的生活,但多次被送回精神病院。10 年前她逃离医院后,开始流浪。虽然有短暂地被收容,但由于缺乏食物和药品,病情加重,直至最后死于街头。

【讨论】

对于特殊的患病人群,有什么诊疗的伦理规范?

第九章　医技科室工作人员的伦理要求

学习目标

【掌握】药学工作、检验工作、医学影像学工作的伦理要求。

【了解】医技工作的特点。

伦理案例

　　李某,女,50岁,退休工人。因冠心病住某医院内科,为进一步诊治需进行冠状动脉造影检查。医生询问病史时得知,患者两年前在行胆囊造影前,因作造影剂过敏试验阳性而未行检查;一年前也曾做过冠状动脉造影,术前造影剂过敏试验阴性,但注射造影剂投照完毕后出现了恶心症状,对症处理缓解。本次住院因病情需要复查此项检查,术前常规做造影剂过敏试验也是阴性,并且第一次推注造影剂投照完毕后,患者未出现任何不适。但是,再注射造影剂投照另一部位的过程中,患者出现恶心、胸闷,医生认为患者既往也有类似情况,故而未重视,继续推注造影剂。当完成了全部检查后,患者症状加重,血压下降,呈现过敏性休克表现,经积极抢救无效而死亡。

　　阅此案例,请思考:医技工作的特点有哪些? 医技工作者在与患者沟通交流时应注意哪些问题? 与临床科室合作时应注意哪些问题? 该案例检查过程中有哪些不足? 应如何处理?

第一节　医技工作概述

一、医技工作特点

　　医技科室是医技人员在科主任的具体领导下,根据各科室的特点,运用本专业理论和技能,配合临床科室提供诊断、治疗和预防疾病的依据和条件的科室,它包括药学科、检验科、输血科、病理科、放射科、功检科、核医学科、心电图室、手术室、供应室等等。加强这些医技科室的管理,对于提高服务水平和医疗质量具有重要意义。

　　医技科室与临床科室一样,都是医院管理结构中至关重要的中间环节。但医技科室不是直接治疗、管理患者,而是与临床科室配合共同为患者服务。医技人员往往看到的是患者申请单上的信息,对患者的情况缺乏全面的了解,只能运用本专业的理论、技能和方法,从不同的角度对患者特定部位或标本进行检查,为临床医生提供可靠的信息及科学依据,或为诊疗提供药品、消毒用品及其他诊疗条件。所以,医技工作有如下特点。

1.面向全院,为各临床诊疗科室服务,具有广泛性特点

医技科室的业务工作主要是为各临床诊疗科室提供依据或配合治疗,直接或间接为门诊、急诊和住院患者提供技术服务,同时也为全院的科研和教学服务。因此,医技科室的工作具有广泛性的特点。

医技科室人员技术水平的高低,工作质量的优劣,检查报告结果是否准确、及时,都直接影响着临床科室医生对疾病的诊断和治疗,同时还影响着全院医疗、科研和教学工作的效果。拥有先进的现代化诊疗设备的医技科室所出具的检查报告,对临床诊疗科室往往有着更重要的指导作用。每一个具体的检查项目,都关系到临床的诊疗质量。可见,医技科室在医院医疗工作中起着举足轻重的作用。

2.医技科室的专业性强,具有相对独立性

各医技科室有自己的专业分工,分工越来越细,专业化程度逐渐加深。每个医技科室都有自己的工作特点和规律,即使同一科室,不同的仪器设备安装在不同的单独房间里,各项操作都是独立完成的,具有工作的独立性。这就要求技术人员必须具备较强的业务技术能力和责任感,具有认真负责、一丝不苟的工作作风。

3.医技科室与临床科室的协同性

医技科室具有专业性强和相对的独立性的特点,但除个别医技科室外,一般的医技科室都是协同临床科室为患者服务。只有专业性、独立性与协同性相统一,才能提高医技在疾病诊治中的地位和作用,提高诊疗质量,更好地为患者服务。

4.为患者诊断治疗提供客观依据,对医技人员要求高

医技各科室具有诊疗仪器设备多、更新周期短的特点,这就对医技人员提出了更高的要求。医技科室的工作手段主要是各种仪器设备,工作水平在很大程度上取决于仪器设备的先进程度和更新周期的长短,同时也取决于医技科室技术人员专业技术水平和知识更新的快慢。在科学技术迅猛发展的今天,对医技人员提出了更高的挑战。

医技科室的仪器设备是医院现代化的物质基础和重要标志。随着现代化科学技术的发展以及人们日益增长的健康需求,医疗设备更新换代越来越快。不仅每个科室、每个专业拥有多种不同功能的仪器设备,同一专业同一功能的仪器设备,往往规格型号不一,操作方法各异。设备操作自动化、遥控化和电子计算机化,而且每一台仪器设备都要求有特定的环境、建筑和保养设备,都有相应的专业技术人员操作和维修管理。完善的设备使用和管理一体化体制,进一步促使医技人员要具有更高的综合素质。

5.自身防护与社会防护的统一

有些医技科室在诊疗操作中会排放一些有毒有害和放射性物质,不单单是影响到医技人员自身的健康,还会威胁到临近科室的医务人员、周围居民和社会人群的健康。因此,医技人员在加强自身防护的同时,还要考虑社会防护,注意医疗垃圾和废弃物的无害化处理,这既是医技人员和医疗管理者的职责,也是社会公益和人类健康环境维护的基本要求。那些"前门治病,后门放毒"的做法,是对社会缺乏责任感、对环境缺乏保护意识的不道德行为。

二、医学伦理在医技工作中的作用

1.医学伦理影响着医疗机构的医疗、科研和教学的质量

医技科室是医疗机构的重要组成部分,是医院现代化建设的重要环节。医技科室不仅为临床科室提供诊断依据,自身也担负着一些疾病的辅助治疗或主要治疗任务,如肿瘤患者的放射治疗。有时,还担负着临床医学不能完成的治疗任务,如康复理疗。在教学中,医技科室肩负医护学生的临床教学任务。科研中,许多科研项目也需要医技人员的协作进行。医学伦理在医疗、科研和教学过程中发挥着协调、促进和引导的作用。

2.医学伦理帮助医技人员调节医疗人际关系

医务人员的每一个医疗行为、医技的所有细节之中,都蕴含着医学道德。那些医德高尚、真正为患者着想的医生,他们时刻注意自己的医疗行为,把提高自己的技术水平,当作为患者服务的天职;认识到医技不仅属于自己,更属于患者。这是协调好医技人员与患者关系的思想基础。

医技科室与临床科室互相配合,协同努力,共同为临床诊断治疗、科学研究和临床教学服务。这种医技人员之间关系的建立是以可靠性和互信性为基础的,但相互间也会有矛盾和摩擦,需要以共同的伦理原则和在患者的健康和生命是首位的基础上协调医技关系。否则,医技关系紧张,不仅影响到正常的医疗、科研和教学的秩序,也会影响到医患关系,损害患者的利益。因此,优良的医学伦理起到协调医疗人际关系的重要作用。

3.医学伦理水平提高促进医疗行业的健康发展

医技人员的医学伦理素质一方面表现为工作态度、生活态度、价值观念,具有较强的稳定性和连续性;另一方面,其行为表现出医务人员内在的素质。每个医技工作者的医学伦理修养境界,都是整个医技领域道德水平的一部分。良好的医学伦理促进医技人员积极进取,提高业务能力,推动整个行业技术的发展。

4.医技工作伦理影响着医疗机构的经济、环境管理

医技科室,尤其是影像科室占据着医疗机构大量的固定资产,药学科等占据大量的流动资金,其经济收入在医院中举足轻重,因此,医技科室也是医院经济管理的重点。医技人员在责任心、事业心的支持下,运用自己的知识和技能精心管理仪器设备、保养维修,保证了仪器设备的可靠性和试剂药物的有效性,这既避免浪费,又为及时为患者服务创造了条件。

医技科室的有毒、有害和放射性物质的管理,关系到医技人员、医院和社会人群的健康和安全,需要强烈的道德责任感,加强管理,持之以恒。

三、医技工作的基本伦理原则

医技工作中的基本伦理原则也是医技人员对患者进行诊断和治疗的过程中的行为依据,它包括及时、准确、有效、择优和自主等五项原则。

1.及时原则

及时原则就是要求医技工作者力争第一时间对疾病做出诊断,并认真适时地对患者的要求和疾病变化做出反应和反馈。及时原则与医学和伦理学密不可分。在力争实现对疾病的早

发现、早诊断、早治疗的过程中，患者选择的就诊时机、现代医学科学技术所能提供的诊疗手段等医学因素是前提；医技人员最大限度地利用其有利条件，努力发挥自身的能动性，达到最佳的诊治目标，同时提供对患者的抚慰、便利和生活帮助等，能够体现对患者的尊重、关心的伦理精神，是素养。因此，医技工作者要在诊疗过程中树立时间观念，在诊疗行为上要做出迅速反应，并认真适时地对患者的要求做出应答，积极主动地做好诊疗工作。及时原则是贯穿于诊疗实践各个环节中的对医技工作者的重要伦理要求。它集中体现了诊疗工作的特点和客观要求，同时也体现着医技工作者对患者的尊重爱护和高度负责的医德品质。医技工作者只有在诊疗活动中认真贯彻和履行及时原则的伦理要求，才能摆脱疾病变化等不利客观因素的制约，达到较为理想的治疗目标。

2. 准确原则

准确原则要求医技工作者充分地利用现有条件，严肃认真地做出符合病情实际的判断，出具正确的报告，这是对医技工作者在诊断方面、在认识疾病正确程度方面、特殊治疗方面的基本要求。医技工作者应从诊疗工作的总体上理解和把握准确原则，树立正确的临床诊断思维，科学地利用现有条件，应用循证医学的基本原则来提高诊断疾病的准确率，不可盲目地做"撒网式"的或过度检查，也不可简单地限于经验和人情等狭小范围内，而应结合患者的病情，综合考虑，慎重选择，严肃认真地做出正确的判断。反对漫不经心、敷衍了事、主观臆断和徇私情的不良作风和行为。

只有正确地理解和贯彻准确的原则，才能保证医技工作者的诊疗活动具有积极可靠的临床意义，才能保证对患者实施正确有效的诊疗措施，达到良好的治疗目标，从而预防医疗事故和意外的发生，真正体现医技工作者严谨科学的工作作风和医技工作的价值。

3. 有效原则

有效原则是对医技工作者选择何种诊疗手段的质的规定，它要求医技工作者采用熟识并掌握了的科学手段，认真实施对疾病的诊断，并能达到协助临床的效果。这就要求医技工作者学习和掌握科学的诊疗手段，认真实施有效的诊断手段，实事求是地得出诊断结论，科学地判断治疗效果。

临床诊疗工作的核心任务要求医技工作者必须贯彻有效原则，这是因为医技工作者的职责就是运用医学知识满足患者对诊疗疾病、恢复健康的需求。有效原则是对医技工作者应采用何种手段的规定，体现着医技工作者的科学精神与庸医骗术的本质区别。贯彻有效原则，体现着医技工作者劳动的社会价值，同时也体现了尊重患者、使患者利益最大化的伦理原则。

4. 择优原则

择优原则要求医技工作者认真仔细地选择使患者受益与代价比例适当的诊疗措施。医技工作者要依据患者所患疾病的性质，患者的意愿，医院和医技工作者的自身条件，患者的经济状况和可利用的医疗卫生资源等因素进行综合考虑，确定诊疗目标，从而找到相对最佳的诊疗方法。另外，择优原则还需降低患者所付出的代价，包括身体、心理、经济等方面的付出，也就是选择痛苦小、不良反应小、费用低、能尽快达到治疗目标的诊疗方法。择优原则需要医技工作者不断地艰苦努力和提高自我修养，努力达到在面对各种复杂情况时，切合患者的实际情况，始终从患者的利益出发，为患者做出最好的选择。

5. 自主原则

自主原则就是患者在诊疗过程中，有向医务人员询问病情，接受或拒绝或选择诊疗方案的自主权。医技工作者应尊重患者的自主权，并把它作为诊疗行为的伦理要求，严格遵守。绝大多数患者对自己健康十分关注，他们要对各种可能的诊疗措施及其中的风险做出正确的选择和承担，医技工作者应为患者的自主选择提供充分条件，给患者以详细的说明和解释，以利于患者与医务人员共同做出最为适合的选择。

自主原则在诊疗实践中具有重要的意义。患者既是诊疗的受益者，同时也是风险的承担者。患者享有的自主权利决定了患者可以自主地选择何种诊疗措施，这种自主选择是维系治疗与被治疗关系的核心。尊重和维护患者的自主选择与医患之间共同决策的原则，不仅在伦理上，而且在法律上都有重要意义。

第二节　药学工作的伦理要求

一、药学工作的特点

医院药学工作是医院工作的重要组成部分，主要包括调剂、制剂、药品供应、药品质量管理、经济管理以及药品信息管理。随着现代医药卫生事业的发展，医院药学工作模式由单纯供应型逐渐向技术服务型转变，由面向物，转而面向患者，以药学为基础，开展以患者合理用药为中心的临床药学服务工作。药学工作具有如下特点。

1. 药学工作的法制化

药品是指用于预防、治疗、诊断人的疾病，有目的的调节人的生理功能并规定有适应证或功能主治、用法和用量的物质。为保证用药安全、经济、有效，杜绝制售假冒伪劣药品，国家制定和颁布了一系列法律法规。药学人员依法工作，严守国家药品监督相关法律法规，认真贯彻执行《中华人民共和国药品管理法》、《中华人民共和国药品管理法实施条例》、《医疗机构药事管理暂行规定》、《医疗机构制剂注册管理办法》(试行)、《麻醉药品和精神药品管理条例》、《医疗机构麻醉药品、第一类精神药品管理规定》、《处方管理办法》、《药品不良反应报告和监测管理办法》等有关法律、法规。

2. 药学工作的科学性

医院药学工作的科学性体现在专业性强，难度高。在新制剂的开发、新药临床应用和药学的科学研究中，更加体现出科学性。药学人员严把药品质量关，科学规范管理，在医院的统一领导及医务科的指导下开展各项工作，规范、科学地管理全院药品，为医院医疗需要及时准确地调剂处方和制备各种普通制剂，供应质量合格的药品，配合医疗需要积极开展医院药学及其科研工作。

3. 药学工作的严谨性

药学工作涉及千家万户，在药物的采购、品种调配、管理和使用等方面都和人民群众的生命健康相关。因此，在药品的管理上，严格执行药品准入制度，根据医院医疗和科研需要，编制药品采购计划，做好药品采购、保管、供应工作。为保证临床用药安全有效，建立健全药品检查和验收制度,不合格药品不准入库和不供临床使用,并定期反馈药品不良反应,负责收集药品不良反应信息,定期向药品监督管理部门及卫生行政部门上报药品不良反应数据。

4.药学工作的普及性

义务宣传科学合理用药知识,不定期向临床介绍新药知识,监督、指导合理用药、规范用药。

5.药学工作的规范性

定期检查科室医药规范化管理,定期组织人员抽查处方和出院病历,检查处方中注射剂使用率、抗生素药物使用率、国家基本药品使用情况、通用名处方百分比、医技处方合格率等,对存在问题的处方进行公示,并对其进行评价。医疗机构需要使用麻醉药品和第一类精神药品时,应当经所在地设区的市级人民政府卫生主管部门批准,取得麻醉药品、第一类精神药品购用印签卡,医疗机构应当凭印签卡向本省、自治区、直辖市行政区域内的定点批发企业购买麻醉药品和第一类精神药品。同时医疗机构内部药剂科应配合医务科检查各科室麻醉药品、精神药品等的使用、保管、记录、安全等情况。

6.药学工作的全面性

组织医院医药卫生的相关事宜,定期组织本科人员开展法律、法规及业务知识的学习和讲座;负责接收各类药学专业实习生的实习管理工作;负责医院药事管理委员会交办的日常工作;定期接待医药业务代表;接收新药资料;对临床各科申请的新药进行初评、筛选、票决,汇总上报药事会讨论研究。

7.药学工作的特殊性

《中共中央、国务院关于卫生改革和发展的决定》强调指出,药品是防病治病、保护人民健康的特殊商品,必须加强对药品生产、流通、价格、广告、适用等各个环节的管理。药品虽然具有商品的一般属性,但是事关国家发展大计和人民生命健康,所以极具特殊性。

二、药学工作的伦理要求

药学工作的核心是药品质量管理和药事服务,是建立在药学工作人员伦理素质基础之上的质量服务。因此,对药学人员的伦理要求是保证人民群众用药安全,经济合理,保证药学工作发展进步的重要条件。

1.严格操作规程,确保用药安全

用药安全是医院药学工作的首要职责。无论是配方、发药,或是调剂、制剂、药检、采购、保管等工作,都需要扎实的专业理论基础知识和精湛的操作技术。药学人员的专业技术素质和伦理素质,是做好药学工作的保障。药学人员要有事业心和责任感,严格执行操作规程,钻研业务知识,不断提高业务能力。随着医学科学和药学的发展,药学人员掌握新知识,锻炼新技能,为临床提供安全、快捷、高效的服务,确保用药需要和安全。

2.精心调剂,耐心解释

调配处方过程中的伦理规范,包括:审方仔细认真,调配准确无误;配药后,配药人与审核人认真核对签字;发药时,要耐心向患者讲清服用方法与注意事项,语言通俗易懂,语气亲切。药学工作者尽力向患者提供专业的真实、准确、全面的信息,绝不能在专业服务的性质、费用和

价值方面欺骗患者。

3.合法采购，规范进药

医院药品采购要坚持质量第一的原则。按照国家有关规定，从合法有证的单位采购药品，对采购的药品严格执行验收制度。在药效相同的情况下，选择质量有保证、价格合理的药品。

4.维护患者利益，提高生命质量

药品不良反应是危害人们身体健康的重要因素。医院药师要具有高度的社会责任感，从维护人类生命健康的角度，主动报告药品不良反应。在深入临床的过程中，始终以患者为本，维护患者的利益，真诚地、主动地、热情地、全心全意地为患者服务。以精湛的专业知识帮助临床正确选药，合理用药，指导患者科学服用，为患者解除痛苦，提高生命质量。

5.对症下药，剂量安全

药学工作者在给患者配药期间，要保持高度的警惕性，认真仔细核对药方，对症下药，把药物剂量控制在安全的范围内，不容许调剂、推销、分发质量差、没有达到规定标准要求、缺乏疗效的药物、医疗器械或辅助品给患者，要对患者负责。

6.严守法规，接受监督

药学工作者有义务遵守法律，维护其职业的高尚品质和荣誉，接受本职业伦理规范。药学工作者绝不从事任何可能败坏职业荣誉的活动，同时毫不畏惧、不偏袒地揭露本行业中非法的不道德的行为。医院的药学工作意义重大，关系到患者的生命及医院的诊疗质量。药学工作者要严守国家医药卫生相关法律法规，严把药品质量关，随时接受人民群众的监督。

7.廉洁自律，甘于奉献

药学工作者应努力完善和扩大自己的专业知识，并应有效地运用这些知识，使自己的专业判断力达到最佳水平。药学工作者绝不能同意或参与他人以医谋私行为，也不可在未获得患者同意的情况下公开患者的记录或个人秘密给任何人。此外，药学工作者首先必须考虑的是维护患者的健康和安全。作为一名卫生人员，应奉献自己全部的才智给每一个患者，并为自己所从事的工作贡献才能。

第三节　医学检验工作中的伦理要求

一、医学检验技术工作的特点

医学检验的工作是运用物理、化学检测等科学方法，通过对人体血液、其他液体、排泄物和人体组织的检验，为临床医生提供患者的生理和病理指标，提供诊断病情、了解治疗效果以及判断预后的客观依据，在临床诊疗工作中占有很重要的地位，是提高临床诊疗质量的保证。医学检验技术工作具有如下特点。

1.工作的细致性

检验单由医师逐项填写，字迹清楚，目的明确。急诊检验单上注明"急"字。认真核对检验结果，填写检验报告单，作好登记，签名后发出报告。检验结果与临床不符合或可疑时，要主动与临床科室联系，重新检查。发现检验目的以外的阳性结果要主动报告。院外检验报告，由主任审签。

2. 工作的严谨性

收标本时严格执行查对制度。标本不符合要求,要重新采集。对不能立即检验的标本,要妥善保管。普通检验,一般于当天下班前发出报告。急诊检验标本随时做完随时发出报告。特殊标本发出报告后保留24小时,一般标本和用具立即消毒。被污染的器皿高压灭菌后洗涤,对可疑病原微生物的标本于指定地点焚烧,防止交叉感染。保证检验质量,定期检查试剂和校对仪器的灵敏度。定期抽查检验质量。菌种、毒种、剧毒试剂、易燃、易爆、强酸、强碱及贵重仪器指定专人严加保管,定期检查。

3. 工作的标准化

医学检验主要运用化学、物理、生物、电学等技术,在实验室内借助各种仪器、试剂等,依照特定的原理、方法和操作规程,按照临床医生的要求,对标本进行有目的的检验分析。经过长时间的观察和实践,为了使检验结果科学、准确,医学检验已经形成了较为固定的规范化程序。无论是手工操作方法,还是智能化检验,都有一定的标准,如实验室内质量控制制度、室间质量控制,以保证检验质量。这对于检验操作和结果分析,都可以更加方便地进行和交流使用。

4. 工作的风险性

医学检验是"临床医疗的侦察兵",处在临床医学的最前沿。一方面,临床医生根据医学检验提供的生理和病理指标进行诊断,判断患者病情的轻重缓急、治疗效果以及估计患者的预后,检验科室的报告和评估有时对疾病诊断和预后起着关键作用。另一方面,不少送检的患者的标本中存在大量的致病因素,特别是具有高传染性、高危害性的疾病在尚未确诊前,很容易使医学检验技术人员在检验工作中被感染。医学检验中所使用的化学试剂大多具有易燃、易爆和剧毒性。这些因素使医学检验工作具有较大的风险性。

二、医学检验技术工作的伦理要求

1. 珍惜标本,严谨认真

临床送检的各种标本取自人体,标本采集过程中患者承受痛苦和不适,也是医护人员辛苦工作的结果。一些特殊化验所需要的标本不仅很难采集,而且数量很少。所以,医学检验人员首先要珍惜标本。珍惜标本就是尊重患者、对患者负责任的表现。

严谨的科学作风是保证工作质量的前提。检验人员在工作中一定要严肃、认真、细致、准确、一丝不苟。无论是接收标本还是采集标本,都要认真核对,避免出现差错;操作时要专心致志,仔细认真,严格遵守操作规程。有时为了进一步确诊,或出现可疑的结果,需要重复检查多次,要不怕麻烦,不辞辛苦,认真完成。填报检查结果时不可张冠李戴,发放检查结果时一定要核对清楚,备案备查。对检验工作中任何一个环节不严格,都可影响结果的可靠性,从而带来轻重不等的结果,轻者重复检验,重者危及患者生命及造成医疗事故。

2. 实事求是,精益求精

检验人员必须具有实事求是的科学作风,要注意纠正设备和试剂纯度等方面的误差,规范操作,确保检测结果的准确性。如实地填写检查结果,不能任意涂改检测结果,更不能弄虚作假,谎报结果。严禁为了自己或他人谋取不正当利益,非法出具假报告单。如果发现检验结果可疑，与患者的临床症状不符，应及时与临床医生联系，不可主观臆断，必要时要重新检验，树立科学作风。

对技术要精益求精，最大限度地提高检验结果的准确性。如发现检验结果有疑点，应该重复检验。若有差错应及时纠正，并吸取经验和教训，杜绝类似问题的再次发生，而不能敷衍塞责。医学检验技术人员只有对专业知识和技术精益求精，才能做到操作无误，对患者负责。

📖 知识拓展

医学检验工作的质量方针为：公正、科学、准确、高效，即在检验工作中必须做到：

◆ 行为公正　任何情况下，不被各种利益所驱动，客观公正、独立诚实地开展检验工作。

◆ 方法科学　遵守国家有关法律、法规，依据有关检验标准规范。

◆ 数据准确　认真执行本科工作程序，对检验工作进行全过程质量控制，确保检验数据的准确性和可靠性。

◆ 办事高效　在规定的工作日内接受患者委托，出具检验报告。

3. 周到服务，团结协作

检验的检测结果是诊断和治疗的重要基础。所以，检验人员要有急患者之所急的同情心，积极热心地做好自己的本职工作，协同临床医务人员尽快做出结果以明确诊断，不失时机地进行治疗。操作过程中既要严肃认真、谨慎从事，动作轻、快、准，又要态度和蔼，语言亲切，消除患者的心理困扰，尊重患者，周到服务。一旦发现可疑情况或临床医生开的检验项目不够，应主动果断地扩大检验项目，以利于缩短确诊时间，避免延误病情。报告结果必须及时，否则会耽误诊断时机，影响患者的救治或增加患者的经济负担。

4. 爱惜仪器设备，维护有效运转

医学检验科室仪器设备品种繁多，价格昂贵，更新速度快，耗费医疗费用多。医学检验不仅要为医生诊断提供重要依据，也成为医院经济管理的关键部门。检验人员要正确掌握各种仪器设备的性能和操作规程，做到爱惜仪器设备，特别注意不能用仪器设备做非业务工作，以免损坏。要按照规定维护、保养仪器设备，使之处于良好的运转状态。只管使用，不管保养和维护，仪器就会出现故障，不仅影响工作秩序，也影响对患者的诊断和治疗。

5. 方便有效，保护患者隐私

在检验全过程中为患者提供方便是医院贯彻"以病人为中心"的宗旨在检验工作中的体现。在保证临床需求的前提下，选择最经济的检验项目或检验组合，是节省费用、减轻患者经济负担的有效方式。缩短检测周期，既满足临床及时性的需求，可以为医师患者争取到宝贵的诊断和治疗时间，又可以方便患者，减轻其经济负担。准确可靠的检验结果才能帮助临床医师在疾病的诊断、治疗以及评估人体健康状况等方面做出正确的判断，也只有是有效的检测结果才具有参考价值和应用意义。保护患者隐私既是道德问题，也是法律责任，检验工作者有义务保护患者隐私，不得随意泄露患者的检验结果。

第四节 医学影像工作的伦理要求

一、医学影像工作的特点

医学影像工作是医学影像医师依靠仪器所反映的人体器官或组织的影、图、像,来进行诊断或治疗的技术工作。随着医学影像设备和技术的广泛应用,医学影像工作亦呈现出相应的特点。

1.医学影像工作向综合性发展

与内、外、妇、儿等医学学科相比,医学影像学是一门相对年轻的学科,却是一门发展最快的学科,也是现代医学的最重要的诊断与治疗方法之一。现在的医学影像学所覆盖的范围已不再是单纯的 X 线诊断学部分,而是发展成为包括 CT、MRI、DSA、超声等多种成像手段在内的一门综合性学科,并从原来单一的形态成像诊断向形态成像、功能成像、代谢成像并用的综合诊断发展,而介入治疗也成为与内科、外科相并列的第三大治疗手段。医学影像学与几乎所有的临床医学学科之间关系密切,临床各种疾病的诊断和治疗都离不开各种影像学的支持。

2.用形象的影、图、像与患者沟通

许多影像学征象的描述都十分生动,例如骨结核的死骨呈"泥沙"状,佝偻病长骨干骺端呈"杯口"状凹陷,胸部侧位片上肺门呈一尾巴拖长的"逗号",肺错构瘤内钙化呈"爆玉米花"样,矽肺肺门区淋巴结的"蛋壳"样钙化,肺动脉高压时肺门呈"残根"样改变,肺泡性肺水肿在肺门区出现"蝶翼"状阴影,肠套叠于钡灌肠上显示"弹簧"状套鞘征,食管静脉曲张钡剂造影片上呈"蚯蚓"状或"串珠"状充盈缺损,等等,这些影像学征象的描述常采用日常生活中常见的事物作类比。也正是医学影像学工作的这种特点,使得广大患者越来越形象地看到病灶与正常解剖结构(直接征象和间接征象)的关系,医学影像学工作者也因此与患者及家属的接触沟通越来越方便。

3.诊治并行,以诊断为主

医学影像技术工作是以诊断为主发展起来的。过去受技术和设备的限制,医学影像医师只是被动跟随和满足临床医生的诊断要求。现在,随着医学影像学科的发展,从诊断为主发展到诊治并行,特别是放射介入疗法等技术的开展,使医学影像医师也部分地参与到患者的治疗中。虽然医学影像工作以诊断为主的特点没有根本改变,但诊治并行的特点也要求医学影像医师必须理解患者的病史和临床表现,掌握一定的诊断知识,才能结合临床更好地为患者服务。

4.以独自操作为主,协作性增强

在医学影像的发展历史上,很长时期内,都是以医师独立操作、诊断为主,也有对部分病例进行集体讨论的做法,这是发展集体智慧的好传统。但是,随着设备和技术的发展,一些新的复杂的诊断技术和放射介入疗法的开展,有些诊断和治疗需要多位医生协同参与及护士的配合才能完成,使得医学影像工作的群体性、协作性增强。虽然如此,从工作数量上看,医学影像工作还是以独立诊断操作为主。每个医学影像医师独当一面,甚至独自管理和使用一台机器

工作,这就形成了现代技术条件下新的医学影像技术工作的特点。

二、医学影像工作的伦理要求

1.一丝不苟,防止遗漏

放射诊疗时,对患者要高度负责,一丝不苟。描述图像必须客观真实,结合临床做出正确诊断。书写报告字迹要工整清晰,言简意赅。对患者的姓名、性别、年龄、检查号码、检查(或治疗)部位及日期等要仔细核对,防止遗漏和差错。

2.加强防护,降低损伤

放射线对患者既有诊疗作用,又有损害作用。因此,必须从医学道德的角度,高度重视加强放射线防护,防止滥用和不必要的重复使用,在保障诊断要求的前提下,避免过多、过勤的复查。

3.举止端庄,尊重患者人格

提倡文明诊断,文明行医,修养慎独精神。影像科工作的特点是除了患者以外,常常没有其他人在场,在没有监督的特定情况下,在暗室操作,与患者独立相处。工作人员一定要举止端庄,尊重患者人格,不得随便谈笑戏谑。男医生检查女患者乳房及腹部时要戴手套,并有第三者在场。放射工作人员无权检查妇女会阴部,更不能利用暗室特殊条件玩弄异性。否则,不仅要受道德的谴责,还要受到法律的制裁。

 目标检测

一、简答题

1.如何正确理解医技工作中的伦理要求?

2.如何认识药学工作中的伦理要求特点?

3.怎样把握检验工作和影像工作的伦理要求?

4.作为一名医技工作者,在工作中要怎样做才能得到患者的认可?

二、案例讨论

【案例】

患者,女,28岁,农村人,怀孕30周来院B超室做常规检查,由于其丈夫受封建思想的影响,强烈要求该女患生男孩,否则将强行要求离婚,因此该患者十分紧张,请求医生提前告知其怀的是男孩还是女孩,以便采取下一步措施。医院有制度,严禁B超医生给患者做性别鉴定,但该女患者递给医生一个"红包",请其帮忙。该医生拒绝了她的请求。

【讨论】

有人说该医生有些不近人情,有人说该医生坚持了原则,请从影像工作者的伦理要求方面,分析该医生的行为。

第十章 基层卫生服务的伦理要求

学习目标

【掌握】家庭病床服务的伦理要求。

【熟悉】基层预防保健和健康教育的意义。

【了解】基层卫生服务的目的和意义。

伦理案例

某日下午,大雨中一位36岁女患者被人搀扶走进某市偏远郊县的一家坐落在大山里的卫生院。外科秦医生经过细致的询问病史、认真的体格检查和相关的辅助检查后,诊断为宫外孕。秦医生给该市市级医院和县医院的妇产科专家打电话请示诊断和治疗。这时,患者出现休克状态。如果送往县医院最少也要4个小时,路上风险大。怎么办?卫生院没有妇产科,秦医生紧急和宋院长研究,并及时上报县卫生局,局里同意立即手术,患者及其家属同意就地手术抢救。同时,卫生院向县医院寻求援助。在上级医院医生的电话指导下,秦医生和院长共同配合,历时2.5个小时,完成手术。术中证实宫外孕诊断,并且腹腔内出血达1000～1400毫升,如果不及时手术后果不堪设想。3个小时后,县医院的急救车送来400毫升新鲜血液输进了患者的体内。手术7天患者拆线,痊愈出院。患者和家属对秦医生和卫生院充满感激之情。

阅此案例,请思考:基层卫生服务有哪些特点和相关的伦理要求?

第一节 基层卫生服务的特点和伦理要求

一、基层卫生服务的含义与内容

基层卫生服务是指在基层或社区中,由卫生及有关部门向居民提供的预防、保健、医疗、康复、健康教育和计划生育技术等以六位一体为内容的卫生保健活动的总称。基层卫生服务有两个显著特点:一是广泛性,即服务对象的广泛性,妇女、儿童、老年人、慢性疾病患者、残疾人和低收入居民都是基层卫生服务的重点人群;二是综合性,即预防、保健、治疗、康复、健康教育和计划生育技术相结合,院外服务与院内服务相结合,卫生部门与家庭、社区服务相结合。所以基层卫生服务是适应疾病谱、医学模式的转变而产生的,是整体医学观在医学实践中的体现。

基层卫生服务的主要内容是初级卫生保障,是整个卫生系统中最先与人群接触的那一部分,所以基层卫生服务是卫生体系的基础与核心。它主要包括以下方面内容。

首先是预防服务,包括传染病、非传染病和突发事件的防控。传染病的预防指基层一级病因预防、二级五早预防和三级预后康复预防。非传染病预防指一级危险因素预防、二级早期疾病干预、三级防残预防。突发事件的预防指隐藏在健康人群内的,且能突发严重卫生问题的监测预防。

其次是医疗服务。除在医院开展门诊和住院服务外,重要的是根据基层或社区居民的需要,开展家庭治疗、家庭康复、临终关怀等医疗服务。

其三是保健服务。对基层或社区居民进行保健合同制的管理,并定期进行健康保健管理。

其四是健康教育。这是实施预防传染病、非传染病和突发事件的重要手段。

基层卫生服务工作包括城市社区、农村卫生工作两个方面,是我国实现初级卫生保健的主要途径,它的出现是医疗卫生事业发展的必然,也是医学道德进步的需要。基层卫生服务有着丰富的道德内涵,是中国医疗卫生改革的重要内容。

二、基层卫生服务的特点和作用

基层卫生服务是以居民的卫生服务需求为导向,以人的健康为目的,以基层、社区为范围,合理使用基层、社区资源和适宜技术,为居民提供安全、可及、有效、经济、方便、综合、连续的集医疗、预防、保健、康复、健康教育、计划生育技术指导为一体的公共卫生和基本医疗服务。基层卫生服务的开展,符合中国医疗卫生事业的发展,对中国医疗卫生的改革起着关键性的推动作用。

(一)基层卫生服务的特点

1. 全程式的服务

社区卫生服务是整个卫生保健体系的基础,全科医生面临的通常是常见病和多发病的常规性诊治。而基层、社区拥有丰富的居民健康档案信息,基层卫生人员最贴近基层,可以做到全面介入,涵盖所有家庭、所有人的从生前到死后的全程管理。

2. 综合性的服务

合理配置、充分利用现有信息资源,基层卫生服务可融居民健康档案与临床信息档案于一体,以定期体检与随访相结合,以全科医学思维集基本医疗、预防、保健、康复、健康教育和计划生育技术指导为一体,服务于居民,为综合性服务。

3. 连续性的服务

基层卫生服务从社会学、心理学、医学和人类学等方面对疾病角色加以理解,明确患者就诊的真正原因,以患者的健康和服务需求为导向,满足患者的期望。也只有基层卫生服务人员能为患者提供连续性的服务,他们能深刻体会患者的感受,关注患者的患病行为、就医行为以及遵医行为,提供连续性的服务,并能做到适时的指导和帮助。

4. 可及性的服务

居民公共卫生服务和基本医疗服务的可及性是社会公平的标志,发展基层卫生服务的一个重要目的就是为了公共卫生覆盖全民。基层卫生服务从基层的实际出发,实事求是,形成区域性疾病预防控制和基层、社区居民健康信息网络系统,达到基本医疗服务、预防性服务、健康筛查和疾病监测、信息化服务和经济负担可及,从而全面提高居民的生活质量和健康水平。

(二)基层卫生服务的作用和意义

1. 尊重患者基本权利,保障人民群众身心健康

随着生活水平的提高,人民群众对健康问题越来越重视,同时对健康的要求也越来越高,但是,就我国目前医疗卫生体制和医疗卫生资源配置的现状来看,还远远不能满足人民群众日益增长的健康需求。患者生病后应得到及时有效治疗的权利得不到保障,多数患者接受的是间断性的服务。患者有病才看,无病不查,潜伏的疾病得不到及时的发现和治疗。这些问题的存在极大地影响着人民群众的身心健康。

随着城镇职工基本医疗保险、城镇居民基本医疗保险、新型农村合作医疗及使用国家基本药物制度的建立,双向转诊制度的建立,医患之间较为固定朋友式关系的建立,患者随时可与医生联系并很快得到治疗,使人民群众看病难、看病贵的问题基本得到缓解。基层卫生服务实现了医疗服务和医疗保障的有机结合,极大地降低了各种疾病的发病率、致残率和死亡率。

2. 建立新型医患关系,促进医德医风建设

传统的医患关系中医生处于绝对权威,患者走进医院先挂号,然后排队,医生简单询问,医生开各种化验单和检查单,患者去化验、检查,之后拿着化验检查报告再去找医生,医生根据报告单诊断进而制定出治疗方案。整个过程中患者被尊重的权利和自主选择的权利往往被忽略。

基层卫生服务改革了旧的服务方式,改变了传统的医患关系。医务人员走出院门,入户到家庭,服务的对象从个体到全体,服务内容从生前到死后全程的服务,使患者充分感受到医患之间服务与被服务的关系,增强医患之间的平等性。同时医务人员在行医过程中对居民进行健康教育,对患者讲授基本的医学知识,指导和帮助患者的就医、遵医行为,使患者对医学常识和自己的疾病有了初步了解,积极主动地参与到治疗中去,从而改变了以往的被动地位,建立起新型的和谐的医患关系。

有着全科理念的医务人员深入基层,对病痛带给患者的痛苦和家庭的负担及社会的影响因素有着深入的了解,从而激发对患者的同情、尊重、理解和关心,有利于医务人员良好道德品质的形成。主动上门的服务意识,使医务人员正确而深刻地认识医疗部门的服务性,自觉加强和提升了医德修养。

3. 适应医学模式的转变,全面提高医疗卫生水平

传统的生物医学模式导致医务人员在行医过程中,忽视患者是具有高级心理活动的、在特定的社会氛围中生存的人,仅仅从生物学的角度去认识疾病、治疗疾病,"头痛医头、脚痛医脚"。然而,越来越多的实践证明,不能从生物的、心理的、社会的角度去理解健康和疾病,对人的健康和疾病的认识就是片面的,既不利于对患者疾病的诊断、治疗,也不利于医学道德价值的实现。基层卫生服务体系有利于实现新型医学模式即生物-心理-社会医学模式的转变。

基层卫生服务的对象不仅包括患者,还包括健康人。医务人员承担着掌握基层、社区人群

的健康档案、家庭状况,为其定期体检、及时上门的服务,并通过交谈,了解患者的心理需求及所处的社会环境,寻找生物、心理和社会各方面的致病因素,进而完成对患者的正确诊断和全面治疗。医务人员要完成如此众多的工作,需要全面提高医疗卫生水平,转换角色,融全科医学理念于基本医疗的工作中。从事基层卫生的医务人员对患者和家庭来讲,承担着医者、咨询者、教育者、朋友、管理者和协调者的多重角色。

三、基层卫生服务的伦理要求

在基层卫生服务中,医务人员会遇到各科疾病及各种纷繁复杂的情况,这就要求医生必须具备全面的专业技能,不仅具有传统的医学知识,还须具有心理学、哲学、社会学等相关的人文、社会科学知识和良好的职业伦理素质,才能为居民提供高质量的基层卫生服务。

1.严格的自律性

道德情操培养的关键在于医务人员在医疗活动中自觉地改造自我,增强责任感和事业心,规范医疗行为,从他律逐渐走向自律。在医院里,医务人员处在严格的组织管理中和其他医务人员的监督下,某些违反医学伦理原则和规范的行为会受到一定的制约。在基层卫生服务中,医务人员要为居民提供全方位的服务,特别是在入户服务时,通常是独自一人,没有其他医务人员在场,这就要求基层卫生服务人员必须加强医学道德修养,培养慎独精神。无数事实证明,只有具备了崇高医学道德的医务工作者,才会有同情心、责任心、事业心,才能对技术精益求精,才能对医疗工作认真负责,才能全心全意为患者的身心健康服务,才能成为患者的知心朋友。

2.强烈的医德情感

医德情感是医务人员在医学人道主义思想指导下,基于对生命、人类的尊重和热爱,按照一定的诊疗原则,在医疗活动中对医患关系和诊疗行为的道德方面作出评价时,产生的一种特殊的情感体验和态度。医德情感是医患之间和谐关系的前提和基础。医务人员体贴、关怀和周到的服务,不仅能推动医患关系的良性发展,而且还可促进患者身心的全面康复。因此,医务人员要转变观念,由坐等来看病患者的医生转变为走出医院去基层看患者,送医送药上门,并正确地处理各种致病因素,视患者如亲人,自始至终为患者提供热忱周到的服务而不论职务和地位的高低。针对不同的服务对象采取不同的服务方式。对患者,在及时有效的药物治疗的同时,给予精神上的支持和帮助,以利于其病情的好转;对健康人,通过有效的预防和健康教育,防病于未然,提高他们的整体健康水平。

3.高度的道德责任感

基层卫生服务所面对的是全辖区的社会群体,其服务质量和效果会直接影响这个群体的生理和心理健康。基层卫生服务人员必须具有强烈的社会责任感和敬业精神,本着医学人道主义的宗旨提供全方位、及时有效的、连续的六位一体的服务。既要满腔热情,又要精益求精,把全心全意为人民健康服务视为己任,并通过良好的医德医风去感染服务对象。道德责任感是对服务对象的需要的自觉认识,是培养良好职业道德的基础,只有具备不懈的敬业精神和高度的道德责任感,才能更好地为人民健康服务。

第二节　基层预防保健的伦理要求

一、基层预防保健工作的内容和特点

基层预防保健工作是指基层医疗卫生机构与保健部门运用预防医学的理论、知识和技术，达到预防、控制和消灭疾病，改善基层卫生状况，增强基层人民健康水平的目的，包括了防病灭病的疾病控制、监督和检测、卫生宣教和科学研究。

（一）基层预防保健工作的具体内容

1.做好基层基础卫生工作

积极参加制定、实施基层医疗保健计划，研究基层的环境特征、生活方式，疾病防控以传染病、地方病、恶性肿瘤、心脑血管病和慢性病管理为重要内容，提出疾病防治措施，搞好基层预防和保健的效果评价。

2.加强基础预防工作

围绕基层群众的医疗保健需求，主动开展一、二、三级预防工作，掌握基层详细的卫生防病资料，培养大卫生观，将现代预防的理念渗透到疾病的发生、发展和转归的全过程，并涉及生物、心理和社会三大领域。

3.切实抓好传染病管理工作

医院应迅速掌握基层疫情，做到早发现、早报告、早隔离、早诊断、早治疗、早预防，及时处理疫源地，指导患者消毒，进行家庭访视，有效切断传播途径，保护易感人群，控制和消灭传染病的发生和蔓延。对于原因不明的疾病进行流行病学调查，并形成调查报告。

4.坚持不懈地做好预防接种工作

（1）儿童的计划免疫与专项计划免疫需建立预防接种卡、疫苗和冷链的程序化管理。

（2）基层散居和集体、儿童机构及重点人群的预防接种。

（3）指导下一级基层的预防接种。

（4）指导基层和配合卫生防疫部门处理好预防接种反应和异常反应，以及注射事故等。

（5）搞好生物制品的运输与保管。

（6）开展免疫效果观察。

（7）统计、总结预防接种资料，协助上级单位开展人群免疫状况、疫苗效果评价工作。

5.妇女保健工作

（1）妇女各期保健　包括青春期保健、婚前保健、孕产期保健、哺乳期保健和更年期保健。

第一、青春期保健。针对青少年具有迅速成长且易受环境因素影响的特点，采取以下保健措施：①指导营养与个人卫生；②培养良好的卫生习惯；③指导体格锻炼；④普及生殖系统的解剖生理知识；⑤指导月经期卫生，加强经期劳动保护；⑥性教育。

第二、婚前期保健。包括婚前健康检查和婚前指导两方面。

第三、孕产期保健。孕产期保健是指妇女从怀孕到产褥期这一段特殊生理过程中所采取的保健措施,是妇幼保健工作的中心内容。孕产期保健应着重抓好普及科学接生、建立孕产期系统保健和开展围产期保健工作,并根据基层的具体情况,针对危害孕产妇最突出的问题决定工作的重点,做好孕产期妇女的保健。

孕产期保健重点有三:①早期发现孕妇,定期进行产前检查、孕产妇的家庭访视,及时处理和治疗孕妇的异常现象与并发症;②搞好遗传咨询和产前诊断,及早发现与处理遗传性疾病和先天性异常;③预防感染和产伤,以及产时、产后出血的发生,处理产妇并发症。

第四、哺乳期保健。宣传母乳喂养的重要意义;帮助初产妇掌握正确的喂哺方法和促进乳汁分泌的知识;做好乳头和乳房的护理,防止乳腺的感染,指导哺乳期用药、避孕和劳动保护等。

第五、更年期保健。指导更年期卫生;防治更年期综合征;预防更年期常见病;指导更年期避孕和防治性功能障碍;普查妇女常见肿瘤。

(2)防治妇科常见病　深入基层,定期开展妇科病的普查普治,及早发现妇女不同时期常见病,找出致病因素,及时采取防治措施,降低发病率,保护妇女劳动力,提高妇女健康水平。

(3)搞好女工劳动保护　合理安排妇女劳动;改善劳动条件;搞好妇女经期、孕期、产褥期、哺乳期、更年期的劳动保护;提出劳动保护的建议等。

6. 儿童保健工作

儿童保健工作以 7 岁以下儿童为重点,实行儿童保健系统管理,增强儿童体质。

(1)做好儿童保健系统管理　这是对新生儿、婴幼儿及体弱儿按常规管理,建立系统管理卡片。按规定对新生儿进行家庭访视,指导育儿方法,宣传育儿知识。医院可设立儿童保健门诊,观察小儿生长发育情况,做好小儿健康检查,早期发现疾病或缺陷并及时矫治。

(2)防治儿童常见病和多发病　系统掌握儿童常见病、多发病的发病情况,调查分析发病因素,制定防治措施,降低发病率,提高治愈率。

(3)做好托儿所的业务领导和幼儿园的卫生保健指导　指导安排合理的生活制度,建立健全卫生制度和保健制度等。

(4)做好预防接种和传染病管理工作　应搞好小儿基础免疫,预防传染病的发生,对传染病患儿及时给予相应的处理。

(5)做好儿童保健宣传教育工作　应加强儿童营养、母乳喂养和防病知识的宣传,普及科学育儿知识。

7. 做好基层医务工作

掌握基层医疗、保健需求的变化,向基层提供必要的医疗服务、健康教育以及计划生育技术指导,积极开展现场与院前的急救、抢救工作。

8. 其他卫生服务工作

根据需要与条件,并经卫生主管部门批准,可参与饮食卫生、学校卫生、厂矿卫生等的管理工作。

(二)基层预防保健工作的特点

1. 价值导向的前瞻性

基层预防保健工作是以人的健康为中心,以预防和控制疾病的各种危险因素为重点,有着基本医疗工作没有的前瞻性。

2.服务对象和研究对象的整体性

基层预防维护所有人群的健康,包括了健康人群、亚健康人群、高危人群、重点保健人群和患者。

3.研究方法的独特性

基层预防以人群为对象,以其特殊的方法研究人群健康发生、发展及其与自然、心理、社会环境影响的规律,以最小成本和最大效益实现控制疾病和促进全民健康的目的。

4.工作范围的广泛性

广义上讲,健康教育是最基本的病因和病前预防,基本医疗、计划免疫是病前和病时预防,康复是发病后的预防。而狭义上的基层预防,包括了传染病的防治、慢性非传染病管理、职业卫生、学校卫生、精神病防治等公共卫生和疾病的防控。

5.工作效率的紧迫性和时效性

随着科学技术的发展、卫生状况的改善和计划免疫的实施,世界各地传染病的发病率不同程度地降低。以往威胁人类健康的传染性疾病被心脑血管疾病等慢性病、肿瘤、意外伤害和精神疾病等非传染性疾病所替代。但是随着生态环境的恶化、交通的快速便捷、流动人口的增加和频繁的商品流通,性病、血吸虫病、结核病、病毒性肝炎、SARS、禽流感等新的传染病,正以更快、更广、更易爆发的特点威胁着人类的健康。

6.工作过程的长期性和艰巨性

近期传染病的全球化流行和蔓延,抗生素乱用及菌种不断变异且缺乏有效的免疫制剂等问题的存在,使得基层预防工作任重而道远。

7.工作效果评价的滞后性和效益影响的深远性

基层预防的工作方法以调查研究为前提,任何一种预防和干预的方法都有滞后性的特点。而一些突发事件的发生,其影响不仅限于事发当时,多年后,突发事件的后遗效应都会影响人们的健康。

二、基层预防保健工作的伦理要求

1.面向基层,主动服务

基层预防保健工作的医务人员直接面向基层,为广大群众承担保护健康的责任,所以,基层预防保健工作者须把人民的健康利益放在首位,要坚持面向基层,主动服务。基层预防保健工作的服务对象大多数是身体健康、无求医愿望的人群,基层预防保健工作者主动上门的服务,才能很好地保障工作任务的完成。另外,基层预防保健工作者还要深入其生活、工作、学习的环境中去,开展卫生监测和监督工作。高度负责的精神,积极热情的态度,主动提供服务的宗旨,是基层预防保健工作者最基本的伦理准则。

2.团结合作,善解矛盾

基层预防保健工作者在深入生活、工作、学习环境中开展卫生监测、监督及保健工作的时候,首先需要医务工作者争取人民群众的理解、支持和配合,晓之以理,动之以情,诚恳耐心地为千家万户查病、防病、治病。基层预防保健工作者与人民群众团结协作,使全社会都来为保护人类健康努力。同时,基层预防保健工作者还必须学会正确认识和妥善处理在监测、监督及保健工作中所遇到的各种矛盾,如环境污染、食品卫生问题、突发性公共卫生事件等等,严格依照国家的法律法规及政策,正确认识各种矛盾的性质,取得矛盾双方的理解和配合,妥善解决矛盾和问题,以维护人们的健康利益。

3. 忠于职守,认真负责

基层预防保健工作以基层人群为主要服务对象,是直接致力于社会利益的事业,因而有着比基础医学和临床医学更为广泛的社会性。造成疾病在人群中流行的环境因素随机性大,难以控制和管理。且基层预防保健工作范围广,周期长,内容复杂,条件艰苦,有些工作人员存在着"重治疗,轻预防,轻保健"的思想,甚至出现不愿从事基层预防保健工作的情况,这些无疑为基层预防保健工作人员提出了更为严峻的考验。基层预防保健人员不图名利、不畏艰苦、忠于事业、尽职尽责,有着为人民的健康和幸福而奋斗、为崇高的职业而奋斗的信念,将是基层预防工作的保障。

4. 不畏艰难,秉公办事

基层预防保健工作是十分艰巨而复杂的。就工作范围来说,只要是有关人群卫生的问题都是管辖范围的工作。就工作内容来说,预防保健与治疗疾病并进,防治传染病、地方病、寄生虫病、职业病与防治严重危害人民健康的非传染性疾病并重。从工作方法来看,基层预防保健工作者要克服种种困难,调查研究到现场,监督检查到现场,投药消杀到现场,预防接种到现场,防治疾病到现场。同时,基层预防保健工作者还是卫生法律法规的宣传、执行和监督者,在执法过程中依法办事,排除干扰,忠实地履行自己的职责,做到坚持原则,秉公办事,违法必究,执法必严。对违法者绝不姑息迁就,不同流合污,不利用手中的权力徇私舞弊。

第三节　基层健康教育的伦理要求

一、基层健康教育的重要性

健康教育是一门研究以传播健康保健知识和技术,影响个体与群体行为,消除危险因素,预防疾病,促进健康的科学。基层健康教育旨在通过信息传播、行为干预以及普及卫生科学知识来提高群众的自我保健能力,改变人们的认识、态度、行为,鼓励人们养成有利于健康的生活方式,合理地利用现有的健康保健措施,全面促进人类健康,为建立一个健康、文明、卫生的社会创造条件。

随着社会发展,人民生活水平的提高,以及工业化、城市化和人口老龄化步伐的加快,医学模式和疾病谱有了很大的转变。同时,由于人口的大量流动与集中、环境污染、生态平衡的破坏等方面的问题,也给卫生工作带来了诸多新的挑战。偏远落后地方的农民群众缺乏卫生保健知识,恶劣生活环境造成的不良生活习惯,地方病、慢性病频发,因病致贫、因病返贫形成了恶性循环,因此,普及基层健康教育是刻不容缓的当务之急。健康教育、宣传普及医药卫生保健和慢性病管理的相关知识,可以明显地预防控制疾病的发生和发展,有效保护人们健康,而且还大大降低医药费用,减轻政府和社会的负担,合理利用卫生资源,促进社会经济发展。

健康教育对于应对突发公共卫生事件、保护人民身体健康、促进社会经济发展同样具有积极作用。当前，死灰复燃的老传染病及不断流行的新传染病，以其突发性、流行性特点，往往给人民群众的健康、日常生活以及社会稳定带来严重影响。开展基层健康教育，通过调动基层各部门和单位的积极性，组织广大群众积极参与，可以营造一个预防控制疾病的社会氛围。利用健康教育信息传播和行为干预技术，宣传普及抗御疾病的科学知识，使卫生科学知识深入社区基层，深入千家万户，在突发公共卫生事件中可以发挥积极作用。健康教育在普及卫生知识、预防控制疫情、消除群众恐慌心理、维护社会安定中有着重要作用。广泛深入地开展基层健康教育，是贯彻落实预防为主卫生工作方针的最根本、最直接、最经济、最有效的疾病预防控制措施和手段，我们必须从全面建设小康社会的全局出发，充分认识健康教育在公共卫生体系建设和整个卫生工作中的重要作用，进一步解放思想，更新观念，提高认识，重视和加强健康教育与健康促进工作。

健康教育是一项造福人民的工作，深受人民群众欢迎。随着城镇医药卫生体制改革的深入和农村卫生改革的全面展开，健康教育在公共卫生体系建设中的重要作用日益凸显。

二、基层健康教育的内容和特点

(一)基层健康教育应做好的工作

首先，确立基层健康教育在社会中的重要地位，树立"人人受教育，人人都参与，人人得健康"的社会大卫生观。

其次，建立健全宣传教育体系，以流行病学、行为科学和社会医学为基础，提高基层健康教育的科学水平。针对常见病、多发病、慢性病的危害及其不良行为和受教育对象的不同层次、不同需求，实事求是、有的放矢地宣传卫生知识和因地制宜地实施不同的教育内容和方法。基层健康教育的形式多种多样，包括：

(1)声像教育　包括电影、幻灯、录像、投影、录音、电视、广播等，这种形式可在患者集中的候诊室、病房以及社区中进行；

(2)宣传卡片　供行动不便的患者或老年人使用；

(3)科普丛书　专供门诊、病房中或社区内的患者或健康人阅读、学习有关知识使用；

(4)健康咨询　可采用科普报刊、讲演、报告、座谈、建议等方式进行，还可设立咨询服务台或门诊等；

(5)随诊教育　针对就诊患者或陪护人员进行卫生宣教；

(6)其他　设置健康教育专栏等。

(二)基层健康教育的特点

1. 基层健康教育是有计划、有组织、有系统，涉及个人、家庭和社会的教育过程

基层健康教育的核心问题是认识疾病和促使个体或群体改变不健康的行为和生活方式，改变原有的行为与生活方式是艰巨的、复杂的过程。许多不良行为并非属于个人责任，也不是有了个人的愿望就可以改变的，因为许多不良行为或生活方式受社会习俗、文化背景、经济条件、卫生服务等影响。因此，要改变行为还必须增进有利于健康的相关因素，如获得充足的资源、有效的辖区领导和社会的支持以及自我帮助的技能等。此外,还要采取各种方法帮助群众了解他们自己的健康状况并自主选择健康的生活方式,而不是强迫他们改变某种行为。所以,健康教育必须是有计划、有组织、有系统的教育过程,才能达到预期的目的。

2. 基层健康教育是以健康为中心,以促进健康为目标

健康教育是帮助个体和人群改善健康相关行为的社会活动。在调查研究的基础上,采用健康信息传播和行为干预的方法,促使个体和群体采纳健康的行为方式和生活方式,消除或减轻影响健康的高危因素,促进健康,进一步提高生活质量。

3. 基层健康教育具有广泛性

由于健康教育的对象是基层的所有居民,包括患者、亚健康人群、健康人群,从而具有广泛性的特点。

4. 基层健康教育具有连续性

由于健康教育是以健康为中心,而健康是人一生关注的主题,健康教育是从生前到死后连续一生的工作。针对各个年龄阶段,健康教育的内容、形式将有所不同。

三、基层健康教育的伦理要求

健康是每个人与生俱来的权利,更是每个人应尽的义务。所以基层健康教育工作者有责任让基层群众更好地了解健康教育对自己和他人的重要性。

1. 传播健康知识

基层健康教育工作者要让基层群众了解到:健康知识的传播不仅是健康相关工作者的责任,也是每个社会成员应尽的义务和责任。健康知识是渗透在人类生活的各个方面的,日常生活中的很多细节都关系着自己和家人的健康,这就需要每个社会成员在生活中注意宣传正确的健康生活知识,倡导健康行为,使人们树立健康、道德的理念。

2. 树立科学的健康观

基层健康教育工作者要让群众懂得:只有掌握相应的健康知识,树立科学的健康观念,养成文明的生活方式和行为习惯,才能更加自觉地以科学的行为维持和增进自己的健康。

3. 同危害健康的言行作斗争,制止危害健康的事件的发生

无论是传染病的流行,还是环境污染,都是危害人类健康的原因和事件,每一个基层健康教育工作者都要努力传播健康教育知识,和这些危害人类健康的人和事作斗争,制止这些行为的继续和事件的发生,维护公众健康。

4. 本职工作中,去维护和促进自己与他人的健康

每一个基层健康教育工作者所从事的每项工作都直接、间接地事关自己、他人和全社会人群的健康水平,所以每位基层健康教育工作者都要意识到自己具有维护和发展人类健康的责任和使命,严格约束自己的行为,努力减少自己的工作可能对人民健康带来的危害。

第四节　家庭病床服务的伦理要求

一、家庭病床服务的含义与对象

家庭病床是医疗机构为适合在家庭进行治疗和管理的患者而建立的病床。家庭病床立足于家庭、社区和基层,综合了医学、社会学、心理学、护理学和行为科学的成果,贯彻了医学模式转变和三级预防的思想,以方便群众、更好地使患者恢复健康、切实地为人民服务为目的,向基层群众提供医疗、护理、预防、保健、康复、健康教育及计划生育技术指导六位一体的系统性、连续性和协调性的服务,为行动不便和连续就医有困难的患者提供了一个较为理想的医疗服务模式。家庭病床的建立,给我国的家庭医学发展奠定了基础。

二、家庭病床服务的特点与优点

1. 工作内容广泛

家庭病床工作中要面临各种各样的综合性问题,对患者的医护服务不分科,轻重患者都有,各种年龄的患者都有,病种繁杂,上门的医护人员要做全面的医护工作,医护工作的内容多而具有广泛性。医护人员不仅要做必要的辅助治疗和全面的诊疗服务,还要进行心理治疗和健康宣教工作。医务人员不只是医生、咨询师,还要是个老师,对患者家属可以配合做的简单操作,医护人员要进行示教并教会他(她)们。医护人员还应对家庭其他成员进行科学健康生活方式的指导和防病、保健等知识宣教,帮助患者早日康复,减少和预防家庭成员家族性疾病的感染。

2. 医患关系密切

深入患者家庭做系统的治疗和护理,促进患者的康复,是家庭病床的一大特点。在与患者的密切接触中,医护人员可以对患者的生活环境及心理问题都有深入的了解,为有效治疗和护理提供了病因依据,并在良好的沟通中建立了深厚的友谊,患者及家属均可积极主动地提供病情的临床表现、自我感觉、治疗护理效果等情况,以及希望能得到更好的医护要求和改进意见,使医护人员的工作更加有效、及时、周到。这种新型的关系体现了医护人员全心全意为人民健康服务的根本宗旨,也表现了医护人员"上门服务、尽职尽责"的伦理素养。

3. 伦理要求更高

家庭病床使许多医务人员经常深入患者家庭,进行综合性医护服务,家庭医护服务得到了患者和家庭的支持和配合。但是,服务对象因年龄、文化程度、病情、道德水平的不同,对医护工作也是极大的挑战。个别患者和家庭会出现情感冷漠、态度生硬、缺乏礼貌和不认真配合的情况。例如残疾患者会因对恢复健康丧失信心而冷漠、被动地接受治疗;个别思想认识水平较低的人因瞧不起医护人员而缺乏礼貌,不尊重护理人员;还有如患者因家庭关系复杂、家属不认真配合,给医护工作增加困难。工作中的困难和家庭病床医护工作的特点,对家庭医务人员提出更高的伦理要求。

三、家庭病床服务的伦理要求

1. 尊重和平等地对待每户患者

走进家庭，面向社会服务，必然面临各种各样的家庭，不管患者居住地远近、社会地位高低、经济条件贫富、宗教信仰的差异，都应一视同仁，以生命为重，以患者利益为重。医护人员应热情地对待每位患者，尊重患者的人格，让他们能享受平等的基本医疗保健权。要理解每位患者的疾苦，给每位患者提供周到的全科服务，为患者解除痛苦，增进健康。

2. 勤奋学习，一切为了患者

家庭病床的人群年龄和病种广泛而繁杂，意味着医护工作内容的广泛性，要求医护人员不仅应具有必需的专业知识，还应具备多学科心理学、社会学、预防医学、康复医学等全科医学理念。同时医护人员还应掌握不同年龄患者在各种疾病时的临床特点和护理措施，否则很难完成家庭病床的服务。家庭病床的医务人员应成为全科医生，并在医护实践中不断积累经验，探索和研究本辖区常见病、多发病的诊治和预防，全面提高自己的临床操作技能水平。

3. 遵守诺言，按时上门服务

家庭病床的患者是分散在每个不同的家庭中，医护人员上门服务也往往是单独前行。医护人员在没有其他人的监管下，更应时刻为患者着想，严格要求自己，严格执行医护计划。工作中，应遵守时间，遵守诺言。统筹工作计划，处理好个人与患者之间的利益关系，不受外界因素的影响，应以患者利益为重，急患者之所急，想患者之所想，按时、及时、准时为患者提供治疗与护理服务。

4. 注意保密，言行谨慎

家庭病床的特点是医务人员更深层次地进入家庭，从医过程中深入患者家庭，对所了解到的患者家庭情况、经济情况、个人隐私等应保守秘密，不能随意泄露，更不能介入患者家庭内部矛盾，这是医护人员应具有的道德品质。对于患者及家庭人员所提出的问题，答复应准确明了、通俗易懂，更应注重言语的严谨，避免不必要的误解和纠葛，更不应该因言语不慎给患者带来不必要的伤害。

5. 明确目标，协同一致

家庭病床的病种范围广，需要各科室医护人员的共同协作与配合，为了达到使患者尽快康复的目标，各科室要互相支持、积极合作。在为患者服务时，应细致地交接班。遇到患者临时有事外出，应另约时间，以免间断治疗。对无表达能力的患者，在做完医护工作后，应给家属留言沟通，给予信息传递，争取家属的配合。医护人员及家属之间团结一致，为患者的康复努力。

 目标检测

一、简答题

1. 如何正确理解基层卫生服务的概念和内容？
2. 如何认识基层卫生预防保健的伦理要求特点？
3. 怎样把握基层健康教育的伦理要求？

4. 如何理解家庭病床服务，有何伦理要求？

二、案例讨论

【案例】

某村为了提高避孕率，村长希望卫生院将本村的育龄妇女都放上避孕环。于是，卫生院的妇产科医生对该村育龄妇女都进行了妇科检查，并给予无禁忌证的育龄妇女都放上了避孕环。

【讨论】

基层医务人员在计划生育指导活动中应该遵循的伦理要求有哪些？

第十一章 生育伦理

学习目标

【掌握】辅助生殖技术实行的伦理原则。
【熟悉】辅助生殖技术的分类及伦理原则。
【了解】节育的主要方式及伦理意义。

伦理案例

据统计，某千万人口的地区，育龄夫妇中存在生育问题的达到 23 万人。据该地区生殖医学中心反馈，前来咨询的不孕夫妻一个月内达到两百余人次，而且多数要求借助人工辅助生殖技术进行孕育。

阅此案例，请思考：人工辅助生殖技术应用中应恪守的伦理要求有哪些？

第一节 生育控制伦理问题

一、生育控制技术的伦理问题

人类有生育的自由，但生育自由并不是一种无限的自由，必须接受社会政治、经济发展水平、文化传统、道德信仰和法律法规的限制，其享用也以不伤害他人和社会整体利益为限度。从这个角度来讲，生育控制就可以分为两大类：出于对未出生者的保护而进行的限制和出于对社会其他成员的保护而进行的限制。人类又是唯一懂得而且能够控制自身生育的生物，对自身生育的控制是人类生育史上的一大进步。医学在此承担着特殊的使命——节育，其技术方式与伦理选择如下。

(一)避孕伦理

避孕作为节育的主要手段之一，是指为满足社会人口数量和质量需要以及医学和非医学理由，用一定的技术和方法防止怀孕的措施。

避孕的技术和方法古已有之，但大多数是无效或效用可疑，不过反映了人们对避孕的愿望和要求。即使在避孕被认为是不道德或非法时，也仍然有人在研究和实行。公元前 1900—公元前 1100 年，古埃及已有避孕处方出现，主要是防止妊娠的杀精药物，如鳄鱼粪、金合欢末梢、药西瓜瓤和椰枣,目的是阻碍精子运动或杀死精子。埃及的医学著作《埃伯斯氏古医籍》已提到,把沾有蜂蜜的布团塞入女子的阴道,可阻止精子进入子宫。虽然方法未必科学有效,但至少表明人们很早就对避孕有所认识,认为避孕在伦理上是可以接受的,说明它是人类长久以来持续的愿望。但在基督教传统的社会中,天主教和新教都反对避孕,所以这个问题的讨论一直十分微妙。16 世纪,意大利解剖学家法罗波斯发明了避孕套。18 世纪以后,人们才逐渐接受了避孕的观念。反对避孕的主要理由还是避孕方法的效果不佳和安全问题。20 世纪以来,由于安全有效的避孕方法的问世,社会各界渐渐改变了态度。现代的避孕药源于 20 世纪 30 年代后期,美国宾夕法尼亚大学教授马克尔在墨西哥野生的薯类植物中发现一组类固醇物质可用来提炼黄体酮。由于它能防止再次排卵,故被称之为天然避孕药。避孕环源于欧洲。在 20世纪 50 年代前后,各国对避孕环的制作和使用有了创新。目前妇女在子宫腔内放置避孕环,既安全可靠又经济简便,是一种被普遍接受的避孕措施。

在历史上相当长的一段时间内,避孕得不到社会的承认而被认为是不道德的,甚至受到起诉。《圣经》认为:不孕是诅咒,大家庭是赐福。反对避孕的顶峰是 1930 年 12 月 31 日教皇庇护十一世发布的《婚姻法》,认为避孕是"剥夺人繁殖生命的自然力,破坏上帝和自然的法律,这种人犯了严重的致命的过失。"

随着科学技术的发展和人类的进步,如今人们的生育观念发生了很大的变化。现代的人们不再把生育仅仅看成是个人的生理行为。生育观念已从自由生育转变为控制生育,由顺其自然转变为优生优育。现代人口观念的价值取向正由量转向质,由劣转向优,由众多转向适量发展。因此人们已经认识到避孕的道德合理性。

1. 从总体利益和长远利益来看,避孕符合社会公益要求

避孕可以有效地控制人口盲目增长,有利于人类的幸福和社会的发展。根据第六次全国人口普查数据,至 2011 年我国大陆地区人口已达到 13.39 亿,人口问题已经严重抵消经济的发展,影响和制约了社会的发展。在我国,计划生育已作为一项基本国策。《中华人民共和国宪法》第 53 条明确规定:"国家提倡和推进计划生育。"只有控制人口增长,提高人口素质,才能保证社会经济可持续发展,保证人民生活水平不断提高。

2. 从个体利益和眼前利益来看,避孕符合妇女的健康要求

女性大约占世界人口的一半,妇女问题从来都是令人瞩目的社会问题。妇女担负着生育的天职,妇女的地位如何关系到世界人口发展趋势,关系到经济和社会的发展。1974 年世界人口会议提出,要在经济和社会发展的一切方面,包括在人口和家庭生育计划方面实现男女平等的原则。从理论上讲,一个 15~49 岁的育龄妇女,若 15 岁结婚,身体健康,不采取任何避孕措施,一生中所能生育的子女数平均接近 10 个。同时,妇女还要承担繁重的家务劳动、养育子女和工作任务。所以,多育只能加重妇女的负担,不利于妇女身心健康。

3. 从避孕技术及其运用来看,现在已能做到安全、有效

从 1880 年到 1930 年,由于安全有效的避孕方法的问世和使用,医学界转而接受了避孕术。人类要控制自身生育的愿望和探索由来已久,不过从来没有像今天这样迫切,控制的手段也从来没有像今天这样完善。目前的避孕技术,无论是工具避孕,还是药物避孕,都是安全可靠的,也不影响生育能力。

(二)绝育伦理

1.绝育及其目的

绝育是用手术等医学手段使有生育能力的男性或女性永久丧失生育能力。如果说避孕是节制生育的暂时性措施,那么绝育则是永久性的办法,特别适合于不愿生育或不适合生育的人。在20世纪初发明并在目前推广的绝育手术,主要是用手术切断或结扎男子的输精管和女子的输卵管,使精子与卵子不能通过接触而结合,从而达到不能生育的目的。目前,这种手术安全可靠。

绝育一般有五种目的:治疗性目的、避孕性目的、优生性目的、社会性目的和惩罚性目的。对治疗性绝育大多数人持认可态度,因其主要用于不宜再怀孕的夫妇,例如怀孕可能给母亲和胎儿带来致命的危险,通过绝育可保母亲平安。避孕性绝育旨在控制人口数量,提高人口质量,或出于夫妇个人利益考虑而不再想要孩子。优生性绝育主要用于患有遗传性疾病或严重智力低下的夫妇一方或双方,绝育可保证遗传病不再传递给后一代,从而改善人类基因库质量,造福于社会,这是消极优生学的一种方法。惩罚性绝育一般针对犯罪行为或反社会行为,尤其是强奸和其他性犯罪,用绝育作为惩罚性手段。社会性绝育是为社会需要或某类"工作"的需要而绝育。

2.绝育的伦理审视与准则

作为生育控制的积极措施,绝育的道德问题十分突出。因为绝育打破了人体功能的完整性,绝育数量直接影响社会的人口状况,为了国家、社会利益而牺牲了个人的生育自由。对于治疗性绝育,多数人持认可态度;对于以避孕、优生为目的的绝育,人们的争议较大;利用绝育作为惩罚性手段,大多数人反对。绝育无论是出于个人的动机,还是出于社会的动机,只要合理,在伦理学上就是可以接受的。这里所说的动机合理包括个人不愿多育,甚至为了事业不愿生育,为了疾病的治疗和预防,为了控制人口和提高人口质量等。1988年11月,甘肃省通过了《关于禁止痴呆傻人生育的规定》,明确提出了禁止先天性智力低下中度以上患者(IQ低于49)生育,这类人必须实行绝育手术后方可结婚,其中已怀孕者应中止妊娠并做绝育。这一法规的公布可谓吹皱了一池春水。1991年11月,在北京召开了全国首次生育限制和控制伦理及法律问题学术研讨会,重点对智力严重低下者实行绝育的医学遗传学、伦理学和法律依据以及可行性措施进行了有深度的探讨。

绝育的实施必须遵循一定的道德标准,即科学性、严肃性、知情同意。对未成年人不得行绝育术;对某些患严重遗传病或精神病的已婚患者,依法实行义务绝育,并且应得到本人或其配偶的知情同意,自愿进行。绝育,即使是自愿的,也需经过一定的医学和法律程序。

(三)人工流产的伦理争议

由于胎儿的地位和权利是一个没有取得一致共识的问题,关于人工流产的争论一直十分激烈。直到20世纪60年代,在美国的部分州人工流产还是非法的行为。今天,仍然存在着大量反对任何人工流产的群体和个人。

人工流产争论的焦点在于胎儿是不是人,什么时候才具备和在多大程度上具备了一个人的权利和价值。保守观点认为胎儿就是人,任何形式的人工流产都是不道德的,而激进观点则与之完全相反。问题在于胎儿何时成为一个人,并没有一个基于科学技术的可公认的标准。胎儿具备发育为人的潜能,但这种可能性赋予他什么样的权利,则是由各民族文化传统和道德信仰决定的,并随着社会历史的发展不断变化。如早期基督教并不认为胎儿是完全的人,而天主教认为,受精卵就是一个人了。

人工流产的理由主要有:①怀孕对母亲可能造成严重伤害甚至生命危险;②妊娠的是一个有严重缺陷的胎儿;③妊娠是强奸或乱伦的结果;④父母自主决定不要孩子;⑤为计划生育,不要孩子。

上述理由中,对理由①②争论较少,出于如下考虑:保护已经存在的人的健康安全和保护未出生者不受严重健康缺陷的伤害。理由③④则需要进行胎儿生存权和父母个人隐私和自由权之间的权衡。1973 年,美国高院对一人工流产案的判决表现了一个典型的范式:在前期(三个月前),为了父母的隐私权,进行人工流产是允许的;当到了晚期,胎儿可存活时,胎儿的生存权应高于父母的隐私权。目前大多数国家的法律属于此模式。

二、有缺陷新生儿救治的伦理问题

(一)有缺陷新生儿概述

有缺陷新生儿是指因遗传、先天或外伤等原因造成的,一出生就有缺陷的新生儿。这些新生儿有的医学还无法矫正和治愈,有的短时期内死亡,也有的在医学技术的帮助下可以维持生命,但又完全丧失劳动力和生活自理能力,有严重智力障碍,不可能作为一个有意义的人存在和生活。

随着现代科学技术的迅猛发展,人们生活方式及周围环境的改变,致突变、致畸、致癌因素的增多,有缺陷新生儿的数量也在逐年增多。根据卫生部、中国残联共同发布的《中国提高出生人口素质、减少出生缺陷和残疾行动计划(2002 - 2010)》所提供的数据,我国每年约有20 万～30 万肉眼可见先天畸形儿出生,加上出生后数月和数年才显现出来的缺陷,先天残疾儿童总数高达80 万～120 万,约占每年出生人口总数的 4%～6%左右。

有缺陷新生儿不仅给其家庭带来了痛苦,也给整个社会增加了很大的负担。因此,早在20 世纪 80 年代,我国学术界众多专家针对是否对有缺陷新生儿实行救治,以及救治的标准等问题,就展开了广泛的讨论。众多学者从临床、法律、心理、社会和伦理等不同角度阐述了各自的观点。

(二)有缺陷新生儿救治的伦理准则

对于有缺陷新生儿的救治与处理,人们一直在努力寻求法律的保护与伦理道德的支持。在医学伦理学语境中,义务论强调善的动机和义务的唯一性,也因此明确了人们尊重生命、敬畏生命、保护生命的道德起点;而功利论以预测和计算某一行为的实用价值,以此来判断某一具体行为的可行性,继而明确了医疗行为的后果应该是给个人、家庭和社会带来幸福,并有利于最大多数人的利益,从而实现医学的最终目的。义务论强调生命和公正,功利论强调现实和利益。因此,结合义务论与功利论的观点,有缺陷新生儿救治应遵循以下伦理原则。

1. 尊重生命权原则

生命权是人的尊严的基础和一切权利的出发点。生命权的对象是生命,每个生命主体都平等地享有生存的权利,其主体地位得到宪法的保护,故生命权具有专属性。生命权是人最为宝贵的权利,在一般情况下不能以任何理由进行限制。因为生命权的限制实际上意味着对生命权的剥夺,使被剥夺生命权的主体失去了行使其他权利的基础。但实际生活中生命权的价值又表现为一种相对性,在必要时也受到一定的限制,而这种限制只能限定在不得已和必要的限度之内。

2. 生命尊严原则

按照生命尊严原则,对于有救治希望、经救治后能够形成"自我意识"的有缺陷新生儿,应给予积极救治,维护患儿的尊严,并支持他们未来的生活。对于没有救治希望,出生后短期内会死亡的患儿,应尽可能减轻其痛苦,绝不能任意处置或随意丢弃,这是对医者人性最起码的考验。

3. 医学科学原则

医学科学原则是强调对于有缺陷新生儿救治与否的科学基础。只有建立在科学的基础上的道德判断才能实现其道德本质。对有缺陷新生儿救治的医学标准的确立,就是在现代医学理论和实践的基础上对新生儿的缺陷程度和现时医疗手段进行评估。首先判断缺陷对患儿未来自我意识的影响和对未来生命质量的影响,然后分析现时医疗手段是否能够为患儿提供救治,同时要认真评估其治疗与预后。

4. 社会公益原则

社会公益原则是对生命权与生命尊严原则和医学科学的补充。社会公益原则是以行为是否将社会公共利益作为直接目的而确定的道德原则。当代医学的现状和未来发展趋势决定了医学应从个人、社会和全人类的长远利益出发,医疗活动不仅要有利于患者,而且要有利于社会、有利于全人类和子孙后代。因此,对于有缺陷新生儿的救治,医生应从个体、家庭及社会多方面进行价值考虑。对于有缺陷新生儿个体,应考虑实施救治过程中所带来的痛苦和未来预期生活质量的对比;对于其家庭,应考虑包括救治代价、人员照顾和家庭支持等在内的付出和未来有缺陷新生儿对家庭的效益对比;对于社会,应考虑社会付出的各类资源和未来患儿对社会的效益对比。

5. 公平公正原则

公平公正原则要求公平、合理地对待每一个社会成员的正当利益,要求社会制度应当公正地分配社会福利,不允许把多数人的幸福建立在对少数人的痛苦和伤害的基础之上。具体表现在医疗领域,公正原则要求公平、合理地对待每一位患者的利益,不能把多数患者的幸福建立在对少数患者的伤害基础上。

因此,对于有轻度缺陷的新生儿,医学应履行积极救治和提高患儿生存质量的义务,家庭和社会应履行支持患儿治疗和生活的义务,即使某些家庭对于负担此种救治有困难,国家和社会机构应采取医疗慈善救助或医疗保险等措施,维护患儿的健康利益。对于有重度缺陷且没有救治希望的新生儿,医学应尽量为其提供痛苦最少、舒适死亡的措施,家庭和社会也有义务对此种措施予以各方面的支持。这样做一方面是维护患儿自身的利益,另一方面也有利于医疗卫生资源的节约,使医学受益于更多的社会成员。

第二节　人工辅助生殖技术应用中的伦理要求

一、人工辅助生殖技术中的伦理问题

(一)人工辅助生殖技术概述

人工辅助生殖技术是指用现代生物医学知识、技术及方法代替自然的人类生殖过程的某一步骤或全部步骤的手段。人类的繁衍一直被自然生殖所垄断,男女结合后的性交、输卵管受精、植入子宫、子宫内妊娠以及之后的婴儿出生是人类自然生殖不可缺少的基本过程。自然生殖被看成是天经地义、不可取代的。今天,现代生殖技术已经打破了人类自然繁衍的连续过程,超越了这一自然的垄断方式。

最基本的人工辅助生殖技术有三种:人工授精、体外受精和无性繁殖。人工授精实际上替代了自然生殖过程的性交。体外受精代替了自然生殖过程的性交、输卵管受精和自然植入子宫三个步骤。无性繁殖则是用简单的、低等生物生殖方式来繁殖高等动物,甚至人类几乎完全放弃了人类自然生殖的所有形式和过程(步骤)。性别检测技术研究的进展给生殖技术不断增加新的内容。现代生殖技术的进步,无疑是生殖医学领域的一场革命,不仅是技术上的,更是观念上的、伦理上的革命。

1890 年,美国的杜莱姆逊(Dulemson)首先将人工授精技术试用于临床。20 世纪 30 年代,人工授精在技术上已经有了一定的突破。1953 年,美国阿肯色大学医学中心的谢尔曼(Sherman)和伯奇(Burge)发表《人工冷冻精子的生育功能》一文,报告了冷冻人类精子用于人工授精获得成功,开辟了冷冻精子在人工授精方面的广阔前景。1978 年 7 月,世界上第一个试管婴儿在英国诞生,标志着体外受精技术划时代的突破和由此带来的生殖技术领域的一系列进展。

我国生殖技术研究起步较晚,但发展很快。1982 年湖南医科大学将人工授精的研究用于临床获得成功;1985 年 9 月,北京医科大学第一次进行人卵体外受精和受精卵分裂成功;1986年 9 月,湖南医科大学用冷冻精子体外受精成功;1988 年 10 月,我国首例试管婴儿在北京医科大学附属三院诞生;1992 年 5 月,我国首例宫腔配子移植婴儿在山东省立医院诞生。自1986 年青岛医科大学建立了我国第一个人类精子库后,湖南医科大学建立了我国第一个人类冷冻胚胎库。所有这些,都标志着我国人工生殖技术已达到了较高的水平。

医学科学技术发展的现实表明,用人工生殖技术造就自己的同类不再是昨天科学家和科幻作家的浪漫幻想,它已经以现实的精神和科学的姿态占据了"人类自然繁衍"这块神圣的领地,并始终以服务于人类、造福于社会为目的。它不仅给不育症患者带来了福音,而且可以使遗传病患者避免自己的悲剧重现于后代。从此意义上说,生殖技术是人类通过科学技术有意识地达到自己的正常愿望和理想,并使人类的生殖和繁衍更加科学和有规律,根除疾病,保证优生。生殖技术的进展无疑是生殖优生领域的一场革命。

(二)人工授精伦理

1. 人工授精概述

人工授精是用人工技术将精子注入母体,在输卵管受精达到受孕目的的一种方法。这一技术主要用来解决丈夫不育症以及由此而引起的生理、心理、家庭和社会等一系列的问题。据世界卫生组织(WHO)报告,全世界育龄夫妇中有 5%～15% 是不育症患者。我国不育症夫妇已占育龄夫妇的 10% 以上,并仍有上升趋势。不育症夫妇承受着来自社会、家庭和个人心理、生活、工作等多方面的压力。不育症已成为一种特殊类型的心身疾病。治疗和解决不育症已成为具有重要社会意义的课题。

人工授精分两类。

(1)夫精人工授精　夫精人工授精适用于丈夫由于生理或心理的障碍,不能通过性交受精或异常射精(反向射精)而导致的不育症;也适用于丈夫精子稀少症,通过把丈夫的精液收集、分离,然后用浓缩的形式受精。

(2)供体人工授精　供体人工授精适用于下列情况:丈夫精液无精子等男子不育症;男方患有严重遗传性疾病,如常染色体显性遗传病,或男女双方均是同一常染色体隐性杂合体;男方为 Rh 阳性血型、女方为 Rh 阴性血型的夫妇;等等。

人工授精的技术要求并不太高,但成功率很高。到目前为止,通过人工授精所生的孩子已达百万以上。现在,商业性的精子库已在不少国家建立起来。

人工精子库的建立,开辟了人工生殖的更大可能性,扩大了人工授精应用的范围,而且还提高了人工授精的成功率。这项技术的开展使人工授精不仅可以解决男子不育症,而且在一定范围内积极地推动了优生学的研究,其意义重大。

(1)提供大量人类精子　作为人工授精或体外受精备用,以治疗不育症患者。

(2)提供"生育保险"　例如,在丈夫将行绝育术、丈夫逝世前(去前方打仗或从事极危险工作等)或子女不幸夭折等特殊情况下,事先把精液保存起来,可供以后受精用。

(3)推动计划生育、优生优育工作　如为接触放射线人员及需要接受放射性核素治疗的未育患者提供"优生保险"。现在,国外有些男子在婚前就做了绝育手术,但在绝育前就把精子存在精子库中,直到夫妻都认为应该有孩子的时候,便从精子库中取出自己早已存入的精子,供妻受孕。因此,在某种意义上讲,精子库使避孕更加牢靠,使计划生育的计划性更强。另外,冷贮精液还可根据临床需要组织建立地区性或全国性精子银行,这样就可使供精者身材、体貌与受者要求更加符合,并可避免供者与受者后代相遇的机会,还可等到对供精者血清学测定或细菌学检查结果出来之后再使用冷贮精子,以防止艾滋病、病毒性肝炎等传播,这尤其重要。

2. 人工授精的伦理问题

(1)人工授精是否破坏了婚姻与家庭关系　有人认为人工授精把爱情的地位排除在外,势必会抑制夫妻之间的感情发展,因为它切断了生儿育女与婚姻这一为家庭所必需的联系。人工授精把生儿育女变成了配种,把夫妻之间性的结合分开,把家庭的神圣殿堂变成一个生物学的实验室,从而破坏婚姻关系,是有悖人道的。尤其是非配偶人工授精所用的是第三者的精子,这与通奸致孕实际上没有什么不同。与上述相反观点认为,婚姻是由情爱培养的人与人关系,其中起主要作用的不是性的垄断,而是彼此间爱情和对儿女的照料。对于许多无子女的夫妇,人工授精是促进爱情的行动。如果人工授精是在夫妇双方知情同意条件下进行的,而且严格遵守规定的保密范围,那么,这种人工授精就是合伦理的,无疑会促进家庭幸福和社会的进步。

（2）人工授精会不会造成亲属关系的混乱　采用供体人工授精技术在客观上造成了所生的孩子有两个父亲:一个是养育他（她）的父亲,也称社会学父亲,一个是提供他（她）一半遗传物质的父亲,也称生物学父亲。由此,就必然提出了谁是真正的父亲,在养育父母和遗传父母中间哪一个是对孩子具有道德上和法律上权利和义务的父亲的问题。

（3）未婚女子能否选择人工授精　现代辅助生殖技术的发展,带来了新的问题,即单身妇女,包括未婚女子、寡妇、女同性恋者及其他女独身主义者,是否享有异源受精生育权,各国伦理学、法学界始终意见不一。“每位妇女都享有生育权利”只是一个学理性结论,它必须受制于法律传统和维护子女具体利益的目的。尽管供体人工授精技术已使生育与婚姻发生分离,并在自由主义思潮和个性运动的影响下,许多人已经选择和意欲一种新的生活方式,如独身、同性恋家庭等。法律要保护基本的、不伤害他人和有利于良好社会秩序和风尚的原则;文化上的争论如果不能证明对这一原则的违背,那就没有充分的令人信服的理由去干预如此一些个人选择。西方许多国家,如法国、瑞典、德国等都只允许生育在婚姻关系内进行;但在英国,1991年3月颁布的“人生育和胚胎管理”的法规,却允许单身妇女接受人工授精,并且只要不育治疗中心同意,单身妇女也有接受供体人工授精技术的权利,当然她必须充分考虑孩子未来的命运及是否承认父亲等问题。美国也有一些由最高法院通过的判例,明确“未婚女子同样享有宪法所规定的生育权”,无性交并非是生育权的法律障碍。至于其他围绕孩子利益和家庭伦理模式的争论比较复杂和繁琐,一般是基于法律文化背景决定。

我国吉林省于2002年11月1日正式生效了一项允许单身又决定终身不婚的女性通过辅助生殖技术获得一个自己的孩子的法规,这是一个尝试。但这类法规的出台还应慎重,需要全社会都对此有充分的理解和宽容,并且在相关体制建设上比较完善,才能更好地保护母亲和单亲儿童的权利。反对者从正常的家庭结构和孩子成长的环境角度考虑,认为没有父亲的家庭是残缺的家庭,更重要的是,孩子在没有父亲的家庭中对其心身健康和成长是极为不利的。作为治疗不育症为主要目的的人工授精,不应满足这些妇女的要求,而是要严格限制或禁止。

（4）是否将人工授精的实情告诉孩子　人工授精孩子成年后有无寻找“生物学父亲”的权利? 孩子知道后心理会发生什么样变化? 对这类问题目前一般强调保密原则,主张对夫妇之外的一切人保密。但是,也有人认为人工授精孩子在成年后有了解自己生殖信息和身世的权利,包括寻找“生物学父亲”相关信息的权利,但他们之间并不发生法律上的权利义务关系。

（5）能否避免或防止后代中的血缘结婚　随着人工授精术的广泛开展,接受同一供精者精子出生的供体人工授精后代有彼此结婚并生育孩子的可能,这种情况实际上就是法律上不允许而现已限制的同父异母的近亲婚配。对这一与优生冲突而又可能出现的情况如何作科学的预测和加以避免,是一个十分值得重视的问题。

（6）能否把精子商品化　人工授精的商品化完全可能使供精者不关心其行为上的缺陷,如隐瞒遗传病史或性病史,或为了竞争或追求赢利而忽视精子的质量,或追求高质量而使人类基因库变得单调而缺乏多样化,最终影响人类生存质量。因此,国内外大多数学者认为,把精子作为商品,给予供精者报酬是不合适的。有正常生育的健康男性自愿捐出精液用于人工授精,不仅给不育症夫妇带来福音,而且服务于优生,促进他人家庭幸福和社会进步,是一值得赞赏的人道行为,不应是以谋求金钱作为报答的。

3.人工授精的伦理原则

人工授精的科学意义和现实意义是显而易见的。然而,由于人们对人工授精认识的不足和偏见,由于人工授精存在的种种道德难题以及在实际中的不规范应用甚至滥用而出现的大量问题,有必要从科学和伦理学的要求上,对人工授精进行严格规范,切实遵守以下伦理原则。

(1)严格掌握适应证,控制适用范围　人工授精在我国目前的适用范围主要有:不可逆的男性不育,如无精症、死精症、严重少精症而治疗无效者;男方携有不良遗传基因,如严重精神分裂症及癫痫、各种严重遗传性疾病;绝育术后,因其独生子女夭折或其他原因需恢复生育力而未能成功者;夫妇间 ABO 血型或 Rh 因子不合;丧夫无子女而不愿再婚的妇女。

(2)尊重受术者意愿,签署文字契约　包括两个方面。一是尊重供精者。希望有一大批身体健康的自愿供精者参与这一造福于人的事业,但必须使供精者知情同意,尤其要确认已婚捐精者确已取得其妻子的理解和同意,做出与人工授精出生儿不存在法律上父子关系的承诺,并完全是自愿的行为。坚决禁止用欺骗、强制的方法获取精液。二是尊重受精者夫妇的意愿。人工授精尤其是供体人工授精必须在夫妻双方同意下进行。医务人员应充分了解双方的感情和对采用人工授精的真实意愿、态度和自信心,帮助他们充分了解供体人工授精的有关过程、各种关系、权利和义务、技术方面可能出现的问题等信息,使他们对人工授精有一客观、全面和正确的认识。生儿育女是夫妻双方共同的愿望,也是夫妻共同的责任,是否采用人工授精应由夫妻共同商定。在做出同意的决定后应签署书面契约,并经法律公证发生法律效应。契约至少应包括:要求人工授精的理由;放弃了解供者有关情况的权利;承担对所生子女的义务和责任;解除医生对受精者怀孕期间、分娩过程的意外以及出生先天性缺陷儿的道德责任。

(3)保密与互盲原则　在人们对人工授精的道德是非认识不一致的情况下,为了维护供精者与受精者的正当权益,除了要加强道德宣传、澄清道德是非外,还必须坚持保密和互盲原则。供精者与实施医生、供精者与受精者、供精者与人工授精儿相互间应保持互盲,这对健康有序地开展人工授精、减少不必要的医疗法律纠葛、保护当事人各方的权利是至关重要的。实施人工授精的医院和医生必须在特定时间和范围内为要求保密的受精者恪守秘密,尤其不向社会亲友透露受精事实,同时也要为后代保密。精子库医生或收集精子的医生要为供精者保守秘密,永不透露他们的姓名,包括不向实施医生透露。受精者与孩子之间在目前仍以保密为原则。这里的一个难题是如何保护成年后的人工授精儿要求了解自身生殖以及有关信息的权利。在考虑一方权利的同时必须顾及维护供精者的隐私权。供精者与后代间的主要信息应是相对长时间互盲的。至少,在目前来看,可以考虑人工授精儿成年后可以通过法律了解有限的相关信息,包括证实其母曾经接受过人工授精、供精者的身体状况、年龄等常规信息。其他信息如供精者姓名、住址概不泄露。总之,互盲与保密是人工授精所必须的,只有这样才能避免可能出现的不利于夫妻感情、不利于孩子身心健康、不利于稳固家庭的因素。

(4)确保生殖质量　人工授精的目的应该是优生优育,以提高生殖质量和人口质量。因此,除严格规范和提高人工授精的技术要求,增强责任感和服务态度,确保手术安全等基本条件外,还必须选择合适的供精者,以保证精子质量。其包括:对供精者进行详细询问和严格的检查;供精者发育正常,智力、体力条件较好,没有遗传性疾病及遗传性疾病的家族史;供精者没有不良习惯和行为;精液中精子的质量和数量正常。另外,人工授精提倡用精子库冷冻精液,防止性病、艾滋病及其他传染性、遗传性疾病的传播;严格控制供精者的供精次数,一般不超过三次,并尽量拉大地区差。对人工授精儿配备信物或永久性说明和标记,利于综合管理,防止意外血缘结婚生育的机会。人工授精的应用必须考虑到后代生命质量。

(三)体外受精与代理母亲的伦理问题

1. 体外受精(试管婴儿)的概念

体外受精(in vitro fertilization,IVF)俗称试管婴儿,它是用人工的方法使精子、卵子在体外(如试管)结合形成胚泡并培养,然后植入子宫自行发育的技术,包括了诱发超排卵、人工授精与体外培养及胚胎移植三个关键性步骤。

世界上第一例"试管婴儿"路易斯·布朗于1978年7月26日在英国诞生,这是医学生殖技术的重大突破。如今,布朗已26岁,她的试管婴儿妹妹纳塔利也已16岁。北京医科大学生殖研究组从1984年开始研究该项目,1988年3月10日诞生了中国大陆首例"试管婴儿",1989年8月诞生了首例男三胞胎以及以后的赠卵试管婴儿、冷融胚胎试管婴儿等。

体外受精的现实目的和作用是较为明确的,被公认为是治疗不孕症的最重要和最有效的手段。体外受精主要解决妇女不孕问题。体外受精技术还可以与遗传学研究和优生学研究密切联系起来。比如,对有遗传病的患者胚胎进行着床前遗传学诊断,发现遗传缺陷者则不用于胚胎移植,也可为早期胚胎进行基因治疗提供可能性;对严重少精或弱精症患者,可通过显微操作技术,选择一个健康的精子直接注射到卵细胞中使其受精,甚至有可能把某些优秀基因植入受精卵内。体外受精术还可以帮助那些已做输卵管结扎绝育手术的妇女,当孩子不幸失去时恢复其生育功能,起到了完善计划生育政策,为自觉实行绝育术的妇女提供"生育保险"的作用。

当然,体外受精也涉及大量的伦理道德问题,不少问题是人工授精的扩大,有些是人工授精没有碰到的,如代理母亲、父母身份、胚胎地位等,人类应注意提高对这些问题的认识。

2. 代理母亲的概念

代理母亲的概念和形式是体外受精技术应用和发展的产物,它是体外受精技术应用于解决妇女某些特殊不育症如无子宫而出现的。代理母亲的本来意思是指按委托协议代人妊娠分娩的妇女,这些人或用自己的卵细胞人工授精妊娠、分娩后交别人抚养,或用她人的受精卵植入自己子宫妊娠、分娩后交人抚养。20世纪70年代末开始有代理母亲,而现在,代理母亲在一些国家如美国已成普遍的现象。在我国鲜少有这方面的报道。

3. 体外受精的伦理问题

(1)父母的身份　供体人工授精提出了"谁是父亲"的问题,而体外受精更扩大了一步,提出了"谁是父母"或"谁是真正父母"的问题。提供精子的供体是不是父亲?提供卵子的供体是不是母亲?代理母亲是不是母亲?提供了卵又怀孕但后来又转移给别人而没有抚养这个孩子的人是不是孩子的母亲？没有提供卵,也没有怀孕但养育这个孩子的人是不是孩子的母亲或父亲？谁是对孩子在道德上和法律上具有义务和权利的父母？虽然,体外受精的父母身份的情形复杂一些,但我们仍然不难把上述各种身份归入"生物学父母"和"社会学父母"两大类。

(2)胚胎地位　体外受精面临的另一个棘手问题是对受精卵或胚胎操纵所引起的。对受精卵和胚胎的操纵是否合适？冷冻或解冻的胚胎是否有生存的合法权利？

以一般的俗世道德看来,胎儿并不是人,不具有人的地位。人是有理性、有自我意识的并且在道德上和法律上具有一定义务和权利的主体或行为者。胎儿不是一个社会的人,仅仅是人的生物学产物。如何处理和利用胚胎涉及夫妻双方、道德、法律的方方面面,当事人双方有权处理胚胎,但必须建立在一方对另一方尊重、信任、承诺的基础上。

(四)无性繁殖

无性繁殖即克隆繁殖,它属于遗传工程的细胞核移植生殖技术,即用细胞融接技术把单一供体细胞核移植到去核的卵子中,从而创造出与供体细胞遗传上完全相同的机体的生殖方式。1997年2月,英国罗斯林研究所科学家用克隆技术,通过单个绵羊乳腺细胞与一个未受精去核卵结合,成功地培育出了第一只克隆绵羊。紧接着,美国俄勒冈州的科学家公布了他们令人惊奇的成果:使用猴子胚胎细胞的无性繁殖成功地培育出两只猴子。这两个报道引起了世界科学界、政府和社会的极大关注。人们并不怀疑无性繁殖在动植物上应用为人类带来的极大好处。但是这一消息却使人们突然陷入了不安的关于人的复制问题的争论之中。因为,科学家相信,无性繁殖人类已没有任何难以逾越的生物技术障碍。无性繁殖技术能用于人吗？

目前对人的无性繁殖未来应用后果的利弊得失,我们还很难客观预测。有人认为,无性繁殖可以用于优生,使人类保持最佳基因,也可以用它来阻止缺陷基因在人类基因库中传播,必要时可以复制高智体健的社会各种急需的特种人才;可以用此技术解决部分不育夫妇以及一方或双方患有严重遗传缺陷病夫妇养育一个与父母基因一致的后代;为一些关键性重大生物医学问题提供新的和有用的知识,如用此技术从一个侧面提示癌生物学、遗传性疾病、疑难病的本质;研究和积累人类生殖生理机制、人类衰老过程、遗传与环境的关系等;无性繁殖技术可能是器官移植的希望之神。但更多的人对无性繁殖持否定态度,认为用这一技术在实验室繁殖人是不人道的。人们担心孟德尔遗传法则被异化、歧化,久而久之人类会失去遗传的多样性、变异性,每个人"独特基因型"的权利被人为剥夺,有悖人道,担心这一技术运用的结果是生育模式的嬗变和人伦关系的混乱;更有人担心无性繁殖可能被滥用,或被像希特勒这样的独裁统治者利用去侵略、杀人或用它制造一些智力低于人类的人作为奴隶等等。

我们对无性繁殖技术应抱理智、达观的态度。一方面,不必对无性繁殖技术用于人类而惊慌失措,因为没有一种知识是人类不应掌握的。不能忽视或否认该技术可能对人类带来的好处。另一方面,的确应对无性繁殖应用的社会后果予以足够的重视,进行充分、科学和伦理学的讨论论证。应该相信人类能够理性地并且有能力对自身的成果负责。巨大的力量,也意味着巨大的责任。

总之,任何生物技术的诞生、运用都会产生伦理学争议,无性繁殖也一样。但是,这种争议正是人类规范自己的行为、防止滥用的明智之举。

二、实施医学生殖技术的伦理原则

2003 年我国卫生部颁布了《人类辅助生殖技术和人类精子库伦理原则》，为我国辅助生殖技术的顺利开展提供了伦理依据，为安全、有效、合理地实施人类辅助生殖技术，保障个人、家庭以及后代的健康和利益，维护社会公益，提供了依据。

（一）有利于患者的原则

（1）综合考虑患者病理、生理、心理及社会因素，医务人员有义务告诉患者目前可供选择的治疗手段、利弊及其所承担的风险，在患者充分知情的情况下，提出有医学指征的选择和最有利于患者的治疗方案。

（2）禁止以多胎和商业化供卵为目的的促排卵。

（3）不育夫妇对实施人类辅助生殖技术过程中获得的配子、胚胎拥有其选择处理方式的权利，技术服务机构必须对此有详细的记录，并获得夫、妇或双方的书面知情同意。

（4）患者的配子和胚胎在未征得其知情同意的情况下，不得进行任何处理，更不得进行买卖。

（二）知情同意的原则

（1）人类辅助生殖技术必须在夫妇双方自愿同意并签署书面知情同意书后方可实施。

（2）医务人员对具有人类辅助生殖技术适应证的夫妇，须使其了解：实施该技术的必要性，实施程序，可能承受的风险以及为降低这些风险所采取的措施，该机构稳定的成功率，每周期大致的总费用及进口、国产药物选择等与患者作出合理选择相关的实质性信息。

（3）接受人类辅助生殖技术的夫妇在任何时候都有权提出中止该技术的实施，并且不会影响对其今后的治疗。

（4）医务人员必须告知接受人类辅助生殖技术的夫妇及其已出生的孩子随访的必要性。

（5）医务人员有义务告知捐赠者对其进行健康检查的必要性，并获取书面知情同意书。

（三）保护后代的原则

（1）医务人员有义务告知受者通过人类辅助生殖技术出生的后代与自然受孕分娩的后代享有同样的法律权利和义务，包括后代的继承权、受教育权、赡养父母的义务、父母离异时对孩子监护权的裁定等。

（2）医务人员有义务告知接受人类辅助生殖技术治疗的夫妇，他们通过对该技术出生的孩子（包括对有出生缺陷的孩子）负有伦理、道德和法律上的权利和义务。

（3）如果有证据表明实施人类辅助生殖技术将会对后代产生严重的生理、心理和社会损害，医务人员有义务停止该技术的实施。

（4）医务人员不得对近亲间及任何不符合伦理、道德原则的精子和卵子实施人类辅助生殖技术。

（5）医务人员不得实施代孕技术。

（6）医务人员不得实施胚胎赠送助孕技术。

(7)在尚未解决人卵胞浆移植和人卵核移植技术安全性问题之前,医务人员不得实施以治疗不育为目的的人卵胞浆移植和人卵核移植技术。

(8)同一供者的精子、卵子最多只能使 5 名妇女受孕。

(9)医务人员不得实施以生育为目的的嵌合体胚胎技术。

(四)社会公益原则

(1)医务人员必须严格贯彻国家人口和计划生育法律法规,不得对不符合国家人口和计划生育法规和条例规定的夫妇和单身妇女实施人类辅助生殖技术。

(2)根据《母婴保健法》,医务人员不得实施非医学需要的性别选择。

(3)医务人员不得实施生殖性克隆技术。

(4)医务人员不得将异种配子和胚胎用于人类辅助生殖技术。

(5)医务人员不得进行各种违反伦理、道德原则的配子和胚胎实验研究及临床工作。

(五)保密原则

(1)互盲原则。凡使用供精实施的人类辅助生殖技术,供方与受方夫妇应保持互盲,供方与实施人类辅助生殖技术的医务人员应保持互盲,供方与后代保持互盲。

(2)机构和医务人员对使用人类辅助生殖技术的所有参与者(如卵子捐赠者和受者)有实行匿名和保密的义务。匿名是藏匿供体的身份,保密是藏匿受体参与配子捐赠的事实以及对受者有关信息的保密。

(3)医务人员有义务告知捐赠者不可查询受者及其后代的一切信息,并签署书面知情同意书。

(六)严防商业化的原则

(1)机构和医务人员对要求实施人类辅助生殖技术的夫妇,要严格掌握适应证,不能受经济利益驱动而滥用人类辅助生殖技术。

(2)供精、供卵只能是以捐赠助人为目的,禁止买卖,但是可以给予捐赠者必要的误工、交通和医疗补偿。

(七)伦理监督的原则

(1)为确保以上原则的实施,实施人类辅助生殖技术的机构应建立生殖医学伦理委员会,并接受其指导和监督。

(2)生殖医学伦理委员会应由医学伦理学、心理学、社会学、法学、生殖医学、护理学专家和群众代表等组成。

(3)生殖医学伦理委员会应依据上述原则对人类辅助生殖技术的全过程和有关研究进行监督,开展生殖医学伦理宣传教育,并对实施中遇到的伦理问题进行审查、咨询、论证和建议。

目标检测

一、简答题

1. 救治有缺陷新生儿应遵循哪些伦理准则？
2. 实施医学生殖技术的伦理准则都有哪些？

二、案例讨论

【案例】

一对夫妇因不孕而求助医院。医生采用体外受精（IVF）技术产生了 9 枚受精卵，其中 7 枚冷冻储存，2 枚植入妻子的子宫，但妊娠失败。后来该夫妇发生婚变，女方坚持要用这 7 枚受精卵而成为母亲，男方则坚决反对把受精卵交由女方单独处理。他认为若女方妊娠成功，自己就是孩子的父亲，他不愿意离婚后还被迫做父亲而承担经济和社会责任。

【讨论】

(1)体外受精等新辅助生殖技术的使用有哪些伦理规范？

(2)本案例中可否将剩余受精卵单独交由一方处理？为什么？

第十二章　死亡伦理

学习目标

【掌握】安乐死的含义、分类；临终关怀的伦理要求和伦理意义。

【熟悉】死亡标准和脑死亡标准的伦理意义；安乐死的有关伦理争议。

【了解】尊严死、临终关怀的含义和特点。

伦理案例

67岁的梁某与92岁的母亲相依为命，生活艰难。一天，母亲突然瘫倒，不省人事。梁某急送母亲就医，医生诊断为脑出血且深度昏迷。梁某独自陪护母亲，渐感力不从心，便请护工一同护理。经过50多天的治疗，梁母的病情未见丝毫好转。医生告诉梁某其母没有希望了。眼见母亲治愈无望，表情痛苦，且经济窘迫，借钱困难。梁某遂携母亲出院回家。第二天中午，在犹豫和挣扎了一天一夜后，梁某电击母亲，亲手为母亲实施"安乐死"。

阅此案例，请思考：电击致死是真正意义上的安乐死吗？应怎样做才能既体现对生命的尊重，又体现生命的尊严？

第一节　死亡标准的演变及其伦理意义

一、死亡标准的演变

（一）传统死亡标准——心肺标准

死亡标准是人们用以衡量与判断死亡的尺度，通常以代表性器官能够带来或标志着全身组织器官的不可逆恢复来衡量。传统死亡标准就是用心肺死亡为标志的。

自古以来，死亡标准一直被心肺死亡标准所垄断，以心跳停止和呼吸停止作为生命结束和死亡的标志。延续至20世纪，1951年美国的《布莱克法律词典》用"心死"标准定义死亡为："……生命之终结，人之不存，即在医生确定血液循环全部停止，以及由此导致的呼吸、脉搏等动物生命活动终止之时。"我国《辞海》也把呼吸心跳的停止作为死亡的标准。

然而，自20世纪五六十年代以来，现代医学在抢救心跳、呼吸骤停方面的进步，以及生命维持技术、器官移植技术的发展与应用，证明了心肺功能的可替代性，极大地威胁了心肺死亡标准的权威性。现代大量的临床医学实践表明，死亡不是生命的骤然停止，而是一个连续发展的过程。在许多情况下，心搏停止之时，脑、肝脏、肾脏等器官组织并未死。心肺功能的停止不一定意味着死亡。现代生物医学的发展促使国外的医学家纷纷探索新的死亡标准，脑死亡的概念和标准应运而生。

(二)当代死亡标准——脑死亡标准

脑死亡是指包括脑干在内的全脑功能丧失的不可逆状态。1968 年哈佛大学医学院首次提出判断脑死亡的四条标准。

1.不可逆的深度昏迷

患者完全丧失了感受性和反应性，对外部刺激和身体的内部需求毫无知觉和完全没有反应。

2.自主运动和自主呼吸消失

人工通气停止 3～5 分钟仍无自主呼吸恢复的迹象，即为不可逆的呼吸停止。

3.脑干反射消失

主要是诱导反射消失。瞳孔对光反射、角膜反射、眼运动反射均消失，吞咽、打喷嚏、发音、软腭反射等脑干反射一律丧失。

4.脑电图平直或等电位

哈佛脑死亡标准同时规定，凡符合以上四条标准，并在 24 小时内反复检查多次结果一致，就可宣告死亡。但有两个例外：体温过低($<32℃$)；刚服用过巴比妥类药物等中枢神经系统抑制剂。

理解脑死亡的定义，要注意以下两点。

1.关于不可逆的昏迷

昏迷是意识受抑制的病理状态，即使用疼痛刺激也不能使患者清醒过来。昏迷可由种种疾病或外伤引起，影响整个脑或脑的一部分。当已知引起昏迷的是一种不可逆的疾病或外伤引起的脑损伤过分严重时，就存在不可逆昏迷状态，没有希望恢复。不可逆昏迷患者的神经系统可以有完整的部分，使血压、脉搏、呼吸保持正常并可能持久地维持下去；但另一些不可逆昏迷患者则必须有机器维持，否则便会死亡。

2.关于脑皮层死亡和全脑死亡的区别

全脑死亡包括脑皮层死亡和脑干死亡。由于呼吸运动是由脑干内的中枢控制，因此，整个脑死的主要症候就是呼吸停止，没有脑反射。这类患者必须依靠呼吸器等来维持，并且通常不能维持很长时间。而脑皮层死亡的昏迷患者，即通常所说的"以植物状态生存的人"则不同，他们仍保持有脑干功能，可以自己呼吸，有反射，有的甚至能微笑、咳嗽等，最长可以活 30 多年。"以植物状态生存的人"不完全符合脑死亡的定义，即他们脑干没有完全死亡，脑电图还不是一条直线。

(三)国内外有关脑死亡的法律规定

美国哈佛脑死亡标准提出后，法国、日本、加拿大以及北欧的脑死亡诊断标准纷纷提出，综合起来，包括：自主呼吸停止；临床症状患者瞳孔散大，各种反射消失；利用药品和器械对脑死亡进行验证。上述标准和哈佛标准没有本质差异,所以,目前实行脑死亡标准的国家,绝大多数还是采用哈佛医学院的脑死亡诊断标准。

芬兰是世界上第一个在法律上确立脑死亡标准的国家。此后,美国堪萨斯州于 1970 年通过了《死亡和死亡定义法》。随后,加拿大、阿根廷、瑞典、澳大利亚等 10 多个国家先后制定了脑死亡法律,承认脑死亡是宣布死亡的依据。比利时、德国、印度、爱尔兰等 10 个国家虽然法律没有明文规定,但是临床上已经承认脑死亡状态并用来作为宣布死亡的依据。

为保证和提高脑死亡诊断的准确性,防止偏差,有的国家规定,脑死亡诊断应由两名内科医生作出,且同器官移植无关联。有的国家规定,脑死亡的确定应由两名医生独立进行诊断,得出相同的结论,或需要上级医生核准;必要时,还需要神经内科、神经外科、麻醉科以及脑电图专家会诊,无异议时方可确定脑死亡。

虽然医学界有渐趋接受脑死亡标准的倾向,但是,对于普通人来说,限于死亡时的条件和环境,很难进行脑死亡验证,故而,传统的心肺死亡标准仍占一定的地位。在美国,"一个人或(1)循环和呼吸功能不可逆停止,或(2)整个脑,包括脑干一切功能的不可逆停止,就是死人。死亡的确定必须符合公认的医学标准。"其实质是心肺死亡标准和脑死亡标准并存使用,是极为妥当的办法。

我国目前尚未制定出一部统一的、正式的、具有法律权威的脑死亡标准。国家卫生部曾组织专家审定在技术层面上起草的脑死亡判定标准和技术规范。2004 年 5 月,在中华医学会第七届全国神经病学学术会议上,我国《脑死亡判定标准(成人)》和《脑死亡判定技术规范》通过了医学专家审定。但是,脑死亡是医学界提出的判断死亡的一种方式,与现行的判断死亡标准不同。制定脑死亡判断标准和技术规范,与实施脑死亡判断是两回事。实施脑死亡判断必须以相应的法律规范为前提。目前,医疗机构还不能据此来实施脑死亡判定。也就是说,上述标准和规范只有通过立法程序生效并公布后才能实施。

由于我国传统文化的影响,医学技术发展状况不平衡,人们对脑死亡的认识还比较模糊。在短时间内,要使全社会对脑死亡标准达成共识是不可能的。美国的两种死亡标准并存值得借鉴。

二、脑死亡标准的伦理意义

脑死亡标准的提出,使人们对死亡的认识、对死亡的判断标准发生了变化,标志着人们对生命和死亡的认识上的飞跃。其伦理意义体现在更加科学、道德地对待死亡。

1.有利于科学判定死亡

脑死亡标准为真死与假死的鉴别提供了依据,避免了心肺死亡标准的误判假死为真死的现象,既克服了"心死=人死"的弊端,又使人的生命得到维护。

2.有利于维护死者的尊严

运用各种高精尖的仪器设备和器械有创伤性地救治已脑死亡患者,既不能起死回生,又使死者形象受损,有失尊严,其人道性也值得怀疑。

3.有利于节约卫生资源

现代医学技术的使用可使脑死亡患者继续维持心跳和呼吸,虽然重获新生不可能,但能延长其植物性生命。过度消耗卫生资源给家庭带来巨大的经济压力。脑死亡标准的确立和临床应用,可适时地终止无效的医疗措施,减少浪费,为卫生资源的合理配置提供一种可能性。

4.有利于开展器官移植

脑死亡标准不是为器官移植而设定,但客观上能够缓解移植器官的供求矛盾。目前,器官移植最大的难题是供体器官数量的严重不足。如果实施脑死亡标准,脑死亡者若生前自愿捐献器官用于器官移植,则易于摘取和使用活器官,提高移植成功率,从而使更多的器官衰竭的患者可以存活,延长生命。

5.有利于从总体上认识人的死亡

心肺死亡标准单纯从生物学上判断死亡,脑死亡标准把人的死亡提高到社会与法律、哲学与宗教等维度上来认识死亡,不仅是死亡观念的转变,也反映了医学科学的发展和对死亡认识的深入。

三、死亡教育

死亡教育是将有关死亡与濒死及其与生活关系的知识传递给人们及社会的过程。死亡教育多学科多视角地客观分析死亡现象、状态和方式,使人们科学地、正确地认识死亡,树立正确的生死观。

(一)死亡教育的内容

死亡教育的内容广泛,包括一切涉及濒死和死亡的多学科知识,涵盖下列具体内容。

(1)死亡学基本知识的教育 包括死亡学的概念和意义,死亡的定义和标准,死亡的原因和过程,死亡的方式,衰老和死亡的机理等。

(2)死亡心理学基本知识的教育 包括死亡心理的基本理论,死亡态度,死亡焦虑和恐惧,临终心理,濒死体验,居丧悲伤辅导,等等。

(3)死亡学的社会文化方面的教育 包括社会学视域中的死亡和死亡的政治经济问题,战争与死亡,性与死亡,丧葬仪式的社会意义,社会人口与死亡统计等。

(4)死亡的文学艺术方面的教育 各类文学作品和各类艺术形式中所表现出的死亡主题。

(5)死亡的道德法律方面的教育 死亡的伦理评价,死亡的法律干预,临终关怀,尊严死与安乐死,自杀问题等。

(6)哲学与宗教的死亡思想教育 死亡哲学的基本理论,世界主要宗教的死亡思想等丰厚的死亡教育资源。

(二)死亡教育的伦理意义

死亡教育是生命教育的重要组成部分,其伦理意义主要体现在以下方面。

(1)有利于树立正确的生死观和生死态度 死亡教育可以改变人们对生死的根本看法和态度,帮助人们以死观生,尊重生命,正视死亡,提高生命质量。

(2)有利于缓解死亡恐惧和悲伤,提高生命质量 死亡焦虑和恐惧影响着人们的生命质量,影响着临终者的生活品质。死亡教育帮助濒死者坦然面对死亡,完成人生的最后成长;帮助死者家属接受死亡的现实,缓解悲伤,并处理和死亡相关的一系列问题,恢复相对正常的生活。

（3）有利于文明殡葬　大操大办的殡葬习俗反映出对死亡的迷信认识。死亡教育有利于殡葬业兴利除弊，节俭文明地进行殡葬和祭奠。

（4）有利于促进解剖学和器官移植技术的发展　尸体解剖的阻力大，捐献器官和遗体的数量少，都与人们的死亡观有关。死亡教育通过科学的、人道的死亡观的确立，从而改变人们的行为，促进医学的发展。

第二节　安乐死的伦理争议

一、安乐死的含义与分类

（一）安乐死的含义

安乐死（euthanasia）一词源于希腊文，本意为快乐的死亡，或善终、有尊严的死亡。《牛津法律指南》定义安乐死为"在不可救药的或病危患者自己的请求下，所采取的引起或加速死亡的措施。"美国医学会认为安乐死是："出于仁慈的原因，以相对迅速并且无痛的方式造成不治之症和病痛患者死亡的行为。"《中国大百科全书·法学卷》认为安乐死是"对于现代医学无可挽救的逼近死亡的病人，医生在患者本人真诚委托前提下，为减少病人难以忍受的剧烈痛苦，可以采取措施提前结束病人的生命。"

根据安乐死的概念，从患者的角度看，安乐死必须同时满足下列条件：

（1）患者必须是患有不治之症、正在遭受身心痛苦且濒临死亡；

（2）患者本人要求安乐死，这种要求必须以明示的方式，采取书面遗嘱或有见证人情况下的口头表示；

（3）安乐死请求是患者真实的意愿。

安乐死的目的是为了患者的利益，手段是无痛苦的医学方式，实施者应该是医务人员。

（二）安乐死的分类

1.被动安乐死

被动安乐死（passive euthanasia）又称消极安乐死，是指终止维持患者生命的一切治疗措施，使其自行死亡。

2.主动安乐死

主动安乐死（active euthanasia）又称积极安乐死，是指医者在无法挽救患者生命的情况下，采取主动措施结束患者的生命或加速患者的死亡过程。

被动安乐死指不采取任何行动来保留生命，主动安乐死是采取行动来加速死亡过程。

主动安乐死意味着采取某些主动的、有计划的、人道的行动来促进患者快速无痛地死亡，比如，给他注射致死的氰化钾。被动安乐死意味着只是不采取任何维持患者生存的行动，比如，撤除医学的或者其他维持生命的治疗，或者拒绝做手术，并且，让患者"自然地"死于任何已经折磨着他的疾病。

主动安乐死和被动安乐死没有本质区别：无论是实施主动医疗行为，还是不采用或撤销某些医学手段，对于任何一个有必要实施安乐死的情形，患者死亡几乎肯定会比他活着更好，或至少死亡不会较之更差。对于结束生命这个主要问题来说，安乐死是被动还是主动的并不重要，在任何一种情形里，他都比不这样做的情形要更慢地死亡。

 知识拓展

听任死亡 听任死亡这一术语实质上承认任何晚期疾病都有在进一步的医疗处置无济于事之时，应听任处于这种状况的患者在舒适、平静和尊严之中自然死亡。这绝不包含主动终结某人生命之意。相反，它包含这样两层意思：当不可能治愈之时拒绝开始治疗，当治疗已不再有助于临终患者之时主动停止治疗。

简而言之，它意味着听任晚期病患不受医疗科学技术的干预或妨碍而自然死亡。它并不意味着可以对患者无所作为，也不意味着应当遗弃患者，任其在病痛和苦难中死亡。它的真正含义是，医疗科学不去冒险拯救临终患者，而当业已开始的此类努力对患者及其家属显然毫无助益之时，则要停止努力。

仁慈助死（包括医助自杀） 根据患者提出的要求，采取直接行动终结其生命。简而言之，仁慈助死实际上是一种受助自杀。慢性或晚期病患往往无力自杀，因而需要有人（通常是医生）"使其摆脱痛苦"。这些患者不仅允许人们结束其生命，而且在大多数情况下，恳求乃至强求人们终结其生命。

仁慈杀死 仁慈杀死这一术语指的是由某人在未经患者允许的情况下采取直接行动终结其生命。做出采取这一行动的决定，往往以患者若能讲话，他一定会表达求死的愿望为前提。

仁慈杀死和仁慈助死的重要区别是，前者是非自愿的，即未经患者允许或要求，而后者是自愿的，即经患者允许，并且通常是应其要求而实施的。

——雅克·蒂洛，基思·克拉斯曼.伦理学与生活[M].第9版.程立显，刘建，等译.北京：世界图书出版公司，2008.

(三)安乐死的对象

从安乐死的概念看，只有患有不治之症的晚期且处于临终状态的，难以忍受痛苦而自愿请求安乐死的患者属于安乐死的对象。但是，在目前，以下人群也被讨论是否是安乐死的合适对象：晚期恶性肿瘤失去治愈机会者；重要生命脏器严重衰竭，并且不可逆转者；因各种疾病或伤残致使大脑功能丧失的植物人；有严重缺陷的新生儿；患有严重精神病症，本人无正常感觉、知觉、认知等；经过长期治疗已经无法恢复正常的可能者；先天性智力丧失，无独立生活能力，并无恢复正常的可能者；老年痴呆患者；无治愈可能的高龄重症者；重残重伤者……

安乐死对象的讨论和概念的限定相比，是扩大化了，那么，是概念限制的范围过窄还是"滑坡"在所难免？

二、安乐死的伦理争议

(一)支持安乐死的理据

1.满足患者无痛苦的死亡愿望

安乐死的对象仅限于不可逆的诊断确立,且临终患者极度痛苦,延长生命等于延长痛苦的死亡过程;患者自愿请求安乐死,表达善终的愿望,是合情合理的。

2.尊重患者的权利

一个人对自己的生命拥有某种自主权,自主自愿的安乐死应成为理性成年人的权利之一,理应受社会、法律保护和伦理支持。

3.体现医学人道主义精神

对于某些患者来说,忍受不了折磨,选择残忍方式自己结束自己的生命,还不如实施安乐死以安详、尊严地离世。安乐死维护了死者最后的尊严,符合患者的利益,体现了医学人道主义精神。

4.符合社会公益原则

安乐死节省卫生资源,可使有限的资源得到合理的使用,并能减轻家庭的经济负担,摆脱感情压力,减轻社会的经济负担。

5.符合生命价值观

尊重生命,接受死亡。安乐死的死亡方式可以结束处于极低质量、极低价值的生命状态,符合现代生命论中的生命价值学说。

(二)反对安乐死的理据

1.不符合医生的职责

医务人员对患者施以致死术,是变相杀人,违背业医者救死扶伤的神圣职责,造成医务人员角色的混淆。安乐死是反人道的。

2.不利于医学科学的发展

医学是在救治患者,在治疗患者和抢救危重患者的实践中不断发展的。由于不可逆诊断的不确定性,安乐死既可使患者错失生存机会,也使医者面临不可救治就不救治的消极退缩状态,这无益于医学的进步。

3.不符合我国法律

生命是神圣的,法律维护人类生命的神圣性。除法律外,任何人都不能剥夺他人的生命。医生无权决定患者的生死。允许安乐死,就把杀人的权利交给了医生,即使医生审慎行事,也难免不为心术不正借口杀人打开方便之门,这就严重危害社会秩序,也从根本上加强了患者对医生的不信任。

4.不利于保护弱势群体

安乐死这种非正常死亡方式,一旦合法化并在临床上实践,就会慢慢演化为一种常规。在经济、公益以及卫生资源优化配置等压力下,安乐死会成为保护弱势群体的障碍,加重社会的复杂化,成为新的不安定因素。

5. **安乐死愿望的真实性难以确定**

安乐死的决定可能是在痛苦和绝望中做出的,很难判断其理性程度,很难判定是否是患者自己的真实意愿。

6. **导致灾难性下滑**

一旦允许对某种境遇中的人实施安乐死,就是在牢不可破的论点中打开一个例外情况的缺口。一旦我们接受这种例外,那么,只要同样的推理过程继续下去,我们也将被迫接受其他例外的情况。这样,安乐死的对象就可能无限的扩大化。

安乐死涉及生物学、医学、法学、伦理学、社会学等诸多学科问题,与现行的道德标准、社会习俗冲突,引起的争论旷日持久,并将继续。

三、尊严死的有关问题

(一)尊严死的概念

尊严死具有多义性,一般指对于没有恢复希望的末期患者,终止无益于延续生命的医疗措施,使其具有"人性尊严"地迎接自然死亡的到来,亦称为"自然死"或"有品位之死"。

对于患有消耗性和退行性疾病的患者而言,他们有要求"不使用人工方式存活"而享有尊严之死的权利。

(二)尊严死的实施

1. **自然死亡法案**(Natural Death Act)**与生前预嘱**

1976年美国加利福尼亚州通过了自然死亡法案,允许不使用生命支持系统来延长不可治愈患者的临终过程,也就是允许患者依照自己的意愿自然死亡。此法律允许成年人使用"生前预嘱"的法律文件,只要根据医生判断,该患者已经处于不可治愈的疾病末期,生命支持系统的唯一作用只是延长死亡过程,医生就可以通过授权不使用或者停止使用生命支持系统。这样,医生根据患者的生前预嘱不使用或停止使用生命支持系统,对患者的死亡就不再负有任何法律责任。患者授权医生不使用或停止使用生命支持系统而死亡,也不再看作是自杀,并不影响其家属领取保险赔偿金。

2. **患者自决法案**(PatientSdlf-Death Act)**与预留指令**

1991年生效的美国《患者自决法案》要求,医疗服务提供者应当告知患者他们有做出医疗决定和使预留指令生效的权利。它还要求医疗服务提供者对自己的员工和团体进行有关权利的教育。通过预留医疗指令,维护患者选择或拒绝医疗处置的权利。

我国也有部分学者建议成年人在疾病和生命的终末期,选择不使用延缓死亡过程的生命支持系统,如人工呼吸器、心肺复苏术等。这种建议并不反对或贬低其他选择,但是强调通过建立"生前预嘱"来实现个人对尊严死亡方式的选择。建立生前预嘱,主体明确的表达和签署相应文件,是实现以"不使用生命支持系统维持人工生命"为主要特征的尊严死的重要措施。

(三)尊严死的伦理意义

(1)尊严死是一种以更接近自然死亡的方式追求更多的临终尊严,比安乐死更易为人所接受。

（2）尊严死通过生前预嘱来实现个人对死亡方式的选择，突出以个人为主体的对临终尊严的诉求。

（3）尊严死是基于自我决定权，是现行社会值得推广的一种折中方法。通过生前预嘱的文件来实现去者善终、留者善别的愿望。

（4）中国传统的死亡观蕴含着可贵的生命意向与精神，中华民族浓厚的家庭观念影响着人们行为处事总是要先考虑家人的感受和利益。生前预嘱，无论是什么内容的预嘱，实际上都能够减轻当事人的亲人面对医学两难抉择时的压力与痛苦。

第三节　临终关怀的伦理意义

一、临终关怀的含义、特点和实施原则

（一）临终关怀的含义

凡是由于疾病或意外事故造成人体主要器官的生理功能趋于衰竭，生命活动趋向终结的状态，濒临死亡但尚未死亡者，称之为临终患者。临终关怀主要是对临终患者和家属提供姑息性和支持性医护措施，其主要工作内容有两个方面：一是控制临终患者的症状，减轻痛苦，使临终患者身体尽可能舒适；二是对临终患者提供心理支持和精神安慰，减轻焦虑和恐惧，使临终患者精神上尽可能安宁，及对家属提供居丧抚慰和各种患者逝后的服务。

临终关怀一词译自英文 Hospice，原意为招待所、济贫院、小旅馆的意思。中世纪的欧洲使用 Hospice 指设立在修道院附近为朝圣者和旅行者提供休息的场所。当有人重病缠身濒临死亡而住在 Hospice 里时，会得到教士和修女的照顾，如果死亡也会得到善后处理。后来，Hospice 引申为指帮助那些濒临死亡的人，意译为临终关怀。

现代意义上的临终关怀是针对临终患者死亡过程的诸多问题和苦难，对其提供医疗、护理、心理、伦理和社会等各个方面的照护的医学人道事业，目的在于提高临终患者的生命质量，使患者在舒适和安宁中走完人生的最后旅程，并使患者家属得到慰藉和居丧照顾。

与国外相比，我国的临终关怀事业是伴随着安乐死的是非争论而发展的，起步晚，但发展迅速。究其原因，一方面我国已进入老龄化社会，尊老重老的传统文化与现代化进程中养老护老方式的变革；另一方面是临终关怀具有全面照护等非同寻常的特点。在人生历程中的最后阶段，如何能得到关怀和照顾，应合着我国传统观念中重视生命、避讳死亡、不轻言死等所要求的妥善处理临终患者的合乎伦理道德的方式。

（二）临终关怀的特点

临终关怀针对特殊人群，具有特定内容和特殊的服务模式，具有以下特点。

（1）临终关怀的主要服务对象为临终患者，特别是晚期肿瘤等身心遭受痛苦折磨的患者，同时面向患者的家人和亲友。

（2）临终关怀以照护为主，治疗为辅。临终关怀不以治疗和延长生存时间为主，以支持疗

法、控制症状、姑息治疗与全面的照护为手段,提供全方位的护理,满足患者的身心需求。

(3)临终关怀注重患者的尊严和价值,以提高患者临终阶段的生命质量为宗旨,尽可能使患者处于舒适状态,并减少其死亡恐惧和焦虑,逐步接纳死亡。

(4)临终关怀以医护人员为主导,社会志愿者为辅助。医护人员的专业能力能够准确评估患者的状况和需求,社会志愿者能够提供医学基本生活护理,给患者和家属情感支持。目前,我国缺乏一支稳定的临终关怀专业队伍,护理力量薄弱,社会志愿者的无私爱心已成为临终事业发展的基础。

(三)临终关怀的实施原则

1. 照护为主,适度治疗

临终关怀不以延长患者寿命的治疗为主,而以全面的照护为中心,满足患者的生理、心理、精神和社会等方面的需要。在治愈无望的情况下,完全放弃治疗等于抛弃临终患者,而以姑息治疗为主的适度治疗,则更为人道。

2. 心理护理,舒适安宁

临终患者的心理需求因其社会地位、文化程度、宗教信仰和年龄性别等不同而异。根据临终患者个性化的心理需求,提供有针对性的心理护理和人文关怀。重视临终者的身体护理,维护临终患者最起码的人格尊严。

3. 全方位照护,彰显人道

临终患者依然是整体的人,既有生理心理的需求,也有精神社会的需求,临终关怀提供全天候、全方位的医疗照护。不仅关怀临终患者的生命质量,也关照患者家属的丧亲辅导和居丧抚慰。

二、临终关怀的理念与伦理意义

(一)临终关怀的理念

1. 以照护为中心

现代医疗体系一般以治疗为主,医护人员往往是立足于抢救生命,千方百计采取各种手段治疗疾病,延长生命。临终关怀强调的是以舒适为目的的照护,照护体系本着患者及其家属的希望来进行治疗和护理。

2. 重视生命质量

在提高生命质量的前提下维持临终患者的生命存在。目前关注生命质量主要指疼痛控制和支持治疗,与不惜一切代价使用高新技术是相对的。

3. 尊重患者的权利和生命尊严

临终关怀强调生命尊严,但不主张与症状作顽强斗争,而是着重于疼痛控制,舒适护理,并以患者的需求为服务宗旨,满足患者的需求,尊重临终患者的权利。

(二)临终关怀的伦理意义

1. 临终关怀是医学人道主义的升华

临终关怀改变了对无法救治的患者只能延长其痛苦的生命而得不到真正的医学照护,改变了临终患者家属的痛苦被医学视而不见的事实。每个人都希望活得幸福,死得安详。临终关怀使濒死者缓解肉体的痛苦,享受医学的温暖呵护,得到社会的尊重,亲人的关怀,在舒适的环境中有尊严地离开人间,使家属的心灵得到抚慰。特别是社会志愿者的参与,更加体现了医学人道主义的深化与扩展。

2.体现了生命神圣、生命质量与价值的统一

患者的生命神圣性不因临终而减损。当濒临死亡时,受到的医学照顾,体现了生命的神圣性。临终关怀提供姑息性和支持性方法,全方位照护临终患者,提高了患者的生命质量,维护了患者的基本权利,满足了濒死患者的伦理价值诉求,是人类文明的进步。

3.临终关怀减轻了死亡恐惧

恐惧死亡和死亡焦虑的本能使人们拒斥死亡。临终关怀使人们面对死亡时的恐惧和焦虑程度降低,并可能改变人们的死亡观,正视死亡,接受死亡。

4.临终关怀顺应社会发展的需求

临终关怀是现代社会最具人性化的一种医学发展,不仅符合生物-心理-社会医学模式及人口老龄化的需要,也体现我国尊老敬老优良传统和新时期"四二一"家庭新需要。

5.临终关怀是社会文明的进步

临终关怀体现了医学人道主义的关怀与爱心,标志社会的文明发展程度。医者的医学伦理修养经受临终关怀的考验与成长,同时,人道关爱的思想引导社会各界人士参与临终关怀事业,从而促进了社会的文明。

6.临终关怀是一种更易为人们所接受的临终处置方法

与安乐死比较,两者的服务对象都是临终患者,但处置方式不同。安乐死虽然也聚焦于患者的身心痛苦,赋予患者死亡的尊严,但它求助于无痛苦的迅速的死亡方式,忽视了对临终患者全面的照顾和关怀。而临终关怀从保障临终患者的生命质量出发,采取姑息性和支持性的方法,加强疼痛等症状控制,关心患者的精神需求,维护患者的生命尊严。这样,临终关怀比安乐死得到更多的伦理和法律支持。

三、临终关怀的医学伦理要求

当一个患者濒临死亡时,要求医者从生理和心理各个方面进行全方位的照护,这就对医者提出了特殊的伦理要求。

1.尽力创造舒适的环境,为临终患者控制症状,减轻痛苦

保持病房的整洁、安静;创造家属和患者相处的机会;加强病房巡视,多和患者在一起。临终患者的医疗照护,首要的是帮助患者减轻痛苦,及时有效地控制各种症状,保持患者的仪表整洁,安排好日常生活,这是临终关怀最基本的伦理要求。

2.帮助患者接受死亡的事实,满足患者的需要

濒临死亡,患者的心理是复杂的,其精神需要也是复杂而迫切的。理解、关心、安慰,并进行个性化的心理关怀,转变患者的思想和观念,也是临终关怀的伦理要求。面对患者的疾苦、恐惧、孤独以及各种情绪反应,医者要进行精神抚慰,积极主动地及时了解患者的个性心理特征和心理需求、生死态度和价值观以及各种情感体验,以帮助患者顺利接受死亡的事实,满足

他们的各种愿望,这是临终关怀的精髓所在。

3.对患者家属进行悲伤辅导

患者安宁地有尊严地死去,并不是临终关怀的结束。患者的临终与死亡,是家属心理应激的苦痛交织过程。丧亲辅导也是临终关怀的伦理要求。尊重死者,抚慰生者;帮助患者家属宣泄感情,疏导情绪,进行精神支持和生活指导,使他们早日从丧亲之痛中走出来,回归正常的生活秩序。

 目标检测

一、简答题

1.能否说脑死亡标准比心肺死亡标准更科学? 为什么脑死亡标准不易为普通人所接受?

2.脑死亡标准有什么伦理意义?

3.什么是安乐死? 主动安乐死、被动安乐死与尊严死是怎样区分的?

4.支持或反对安乐死的理据有哪些?

5.死亡教育的意义有哪些?

6.什么是临终关怀? 临终关怀的特点、意义与伦理要求有哪些?

二、案例讨论

【案例】

邹某,男,80岁,离休干部。因与家人争吵过度激动而突然昏迷,急送某医院急诊。经医生检查血压 220/150mmHg,心跳不规则且十分微弱,瞳孔对光反应、角膜反射均已迟钝或消失,大小便失禁,面色通红,口角歪斜,诊断为脑出血、脑卒中昏迷。经过 72 小时抢救,患者仍昏迷不醒,且自主呼吸困难,各种反射几乎消失。面对患者,是否继续抢救? 医护人员和家属有不同的看法。A 医生说,只要患者一息尚存,我们就要尽职尽责,履行医学人道主义的义务。B 医生说,高龄重症,抢救仅仅是对家属的安慰。C 医生说,即使抢救过来,生活也是难以自理,对家属和社会都是一个沉重的负担。患者的长子说,老人苦了大半辈子了,好不容易生活好了,若是抢救成功再过上几年好日子,做儿女的也是安慰。同时表示,不惜一切代价地抢救,尽到孝心。并对医护人员抢救工作是否尽职尽责表示怀疑。

【讨论】

(1)患者邹某病情可以诊断为脑死亡吗?

(2)是实施临终关怀措施,是进行不惜代价的抢救和治疗,还是提出其他建议? 如果家属知情后还要求继续抢救和治疗,医护人员怎么做才是合情理的?

第十三章　当代医学伦理中的若干热点问题

学习目标

【掌握】医学研究和人体实验的伦理要求；基因诊疗中的伦理原则。

【熟悉】人体器官移植的伦理问题和伦理原则。

【了解】医学研究的目的和意义；克隆技术应用中的伦理问题。

伦理案例

科学家黄某在专业顶尖杂志发表论文，宣布在世界上率先用卵子成功培育人类胚胎干细胞。一年后，他又在同一杂志发表论文，宣布成功利用 11 名不同疾病患者身上的体细胞克隆出早期胚胎，并从中提取了 11 个干细胞。为此，政府授予黄某"最高科学家"荣誉，并向其研究小组提供巨额的研究资金。但不久，媒体爆料黄某接受下属女研究员的卵子用于研究，并向其提供酬金，违反了科研伦理原则和规范。同时，另一科学家指出黄某的论文有造假成分。后经调查，黄某的论文属于造假，除成功培育出全球首条克隆狗外，黄某所"独创的核心技术"无法得到认证。

阅此案例，请思考：黄某违反了医学科学研究中的哪些伦理原则？

第一节　医学研究中的基本伦理要求

一、医学研究的特点和医学研究的伦理意义

(一)医学研究的特点

医学研究是以人体为研究对象，揭示人类生命活动的本质和规律，认识疾病的发生发展过程，为探索有效防治疾病、促进健康的方法和途径而进行的科学实践活动。除具有一般科学研究的探索性、创造性、继承性、连续性等共同性外，医学研究还具有自身的特点。

1.研究对象的特殊性

医学研究的对象是人的生命过程及疾病预防治疗规律。作为处于各种关系中的现实生活

中的人,是自然属性、社会属性与精神属性的统一;既有生理特质与基本功能,在人类共生关系中体现出的道德性与文化性,又在其现实性中体验自己的精神性存在。医学研究人员面对这样的特殊研究对象,应该进行多维度的思考,因为无论是治疗还是研究,医学都与人的身心健康和生命安危息息相关。对人的疾病、健康和生命的研究,对研究者提出了更高的伦理要求。

2.研究活动的复杂性

由于个体的差异性,疾病的发生、发展和转归是一个极其复杂的、不确定的生命活动过程,医学研究工作也颇具复杂性和长期性,其科研的结果常常具有局限性。这使得医学研究的程序更加严格和规范,提升了医学研究的道德底线。同时,由于研究对象的特殊性,研究内容也具有广泛性和复杂性。医学研究活动跨专业、跨学科、跨领域的交叉与融合,医疗活动也跨出国界,各国、各地区的医疗研究也在不断的加强合作。

3.研究方法的多样性

医学研究方法除了一般的自然科学方法和哲学方法外,还应用医学特殊的方法,如临床观察法、动物模拟实验、有限的人体实验、群体调查、心理测验等,即在传统的经验医学方法、生物医学方法外,还运用了从其他学科吸收的方法。这些技术方法更加具备微量、精细、快速、准确、高效、直观和自动的特征。

4.研究成果的两重性

医学研究成果往往具有"双刃剑"效应:可能有益于人类健康,同时,也可能给人类带来危害和灾难,其效果往往是复合的。

医学科学以维护人类的生命与健康,为人类谋福利为目的。医学研究取得一定的成果,但仍然面临许多问题,医学及其研究任重道远。

医学研究的特殊性决定了在其研究过程中始终贯穿着严肃而复杂的伦理诉求。

(二)医学研究的伦理意义

医学科学研究与伦理关系密切,相互影响和促进。医学科研伦理是关于医学科研活动中研究者与受试者之间、研究人员之间、研究人员与社会之间的关系中应遵循的行为准则和规范的总和。医学科研伦理具有重要意义。

1.维护医学研究的正确方向

目的和动机是医学科研伦理的灵魂,它支配着研究人员的行为,是保证科研活动造福人类的前提。现代医学研究活动存在着多种价值的交织与矛盾,纯正的科研动机和目的是处理好研究人员、研究对象和社会三者之间的价值冲突,保证医学科研正确方向的医者基本的伦理修养。医学研究的目的只有与医学目的和宗旨相一致时,才是合乎伦理的。医学研究人员应该从医学目的出发,不图个人名利,不计得失利益,以此推动医学发展,造福人类,体现出医学科学研究的伦理性。

2.调节医学研究过程中的各种关系

高尚的医学科研伦理修养是调节研究过程中各种关系的基本条件。医学研究是集体性的创造活动,依靠多学科多专业人员的团结协作。处理好人际利益关系,营造优良科研环境,离不开医者的团队精神、尊重他人等伦理修养。谦虚谨慎,团结合作是调节研究中人际关系的基本伦理要求。科学研究既有继承性,又有创新性,尊重前辈,尊重同行,共同扶植发展。要尊重他人的研究成果,正确对待个人贡献。在跨学科、跨部门、跨国界合作时,更要发挥团结合作精神,处理好各种关系。

3. 合理使用医学研究成果

医学研究活动及其成果的应用,总是和个人、家庭、社会乃至生态系统发生一定的联系和影响,甚至会带来深重灾难。良好的科研伦理是谨慎使用科研成果、注重其社会效果的重要前提。在科研成果的转让上,遵循一定的伦理要求:①用于转让的成果必须是成熟的、完善的;防止不成熟的成果转让后,给患者造成健康和经济损失;②依法转让。

4. 培养德艺双馨的医学人才

科学研究伦理是医学发展的动力,学术伦理修养坚定了科学研究的信念和意志,激励他们勇于探索,不断进取,成为德才兼备的医学人才。就伦理素质方面而言,有两点必备的基本精神:①具有尊重科学、实事求是、严谨治学的精神;②具有百折不挠、坚韧不拔的勇气。

二、医学研究的基本伦理规范

维护患者健康是医者的根本道德义务。单纯为积累医学知识,或为政治经济目的进行的医学研究都是背离这一原则的。在医学研究的选题、研究过程、成果发表与应用中,研究者应遵循一定的研究伦理规范。

(一)研究选题中的伦理规范

1. 动机纯正,目的明确,造福人类

从自我利益和需要出发,对人民健康无意义甚至有害的研究选题,是不道德的。造福人类是医学科研伦理的根本原则,它是医学科学赖以发展和进步的动力。医学科研的根本目的是探索疾病的本质和防治规律,维护和增进人类的健康,造福人类。研究选题也必须坚持这一基本原则。

2. 尊重客观事实,创新而可行

选题要从人民健康需要出发,尊重客观的研究条件,考虑主观的业务能力,既不重复研究,又重视可行性和科研价值。

(二)研究实施过程中的伦理规范

1. 设计科学

注重严格性、合理性和可行性。尊重科学,严谨求实。科学性要求研究的设计、过程、评价等必须符合认可的科学原理,使实验的整个过程始终有严密的计划和设计。

2. 规范实验

保证实验的准确性、可靠性和可重复性。

3. 数据准确

科学研究的目的是揭示客观事物内在的本质的必然联系,数据一定要真实准确,不能带有任何随意性。切忌弄虚作假,主观臆造数据,对数据"各取所需",废弃与自己主观愿望不一致的数据,忽略和更改材料等,这些都是违背研究伦理的行为。

4.团结协作，合理竞争，互通信息，正确对待保密问题

医学研究成果是全人类的财产，任何人的研究成果都是为了人类谋利益，为整个医学的发展做贡献。但在现实生活中，医学研究活动常常受到政治经济等多种关系的影响和制约，因而在一定的范围内都存在一个保密的问题。对于新成果，发明者对它拥有知识产权，应当给予保护，有条件的保密是竞争与创新需要。

(三)研究成果发表与应用中的伦理规范

1.研究论文和著作的撰写要以研究为基础

抄袭、剽窃、购买等行为是学术腐败。

2.研究成果应用时，把伦理目的放在第一位

科研成果应用是善恶双重效果，既造福人类，又危害人类或给人类带来焦虑与困惑。研究成果的应用必须遵循伦理规范，否则，背离研究的动机与目的。

三、医学研究中的越轨行为与伦理要求

医学研究中的越轨行为是指研究人员对科学研究普遍行为规范的背叛和违背科学研究精神的行为。从越轨的道德属性上看，广义的越轨行为分为非道德类越轨和道德类越轨。非道德类越轨包括思想方法和过失类越轨，道德类越轨就是我们通常所说的科学家的越轨行为，即狭义的越轨，它包括伪造、剽窃和僭誉等行为。

(一)研究选题与申请立项中的越轨行为与伦理要求

1.选题与申请立项的越轨行为

争易弃难；虚构前期研究基础或窃取他人的申请方案。

2.选题与申请立项的伦理要求

选题的实质是确定研究的具体目标和价值取向。选题应符合国家、社会和人民健康的利益和要求，符合学科发展趋势，重视研究的社会价值和道德价值。申请资料应真实可靠，实事求是，不弄虚作假。

(二)研究过程中的越轨行为与伦理要求

1.研究过程中的越轨行为

虚构、臆造研究数据；任意修改研究数据；伪造实验结果。

2.研究过程的伦理要求

按照研究设计完成实验研究，不得任意缩减程序；客观观察和记录，不人为诱导受试者；尊重实验和真实结果；不受政治经济或学术权威的不当干预。

(三)研究论文发表中的越轨行为与伦理要求

1.研究论文发表中的越轨行为

据团体研究成果为己有；剽窃和抄袭；一稿多投或反复发表；借权威提高知名度。

2.研究论文发表的伦理要求

按实际贡献署名；尊重他人成果；杜绝杜撰、剽窃和抄袭。

(四)研究成果鉴定与应用中的越轨行为与伦理要求

1. 研究成果鉴定与应用中的越轨行为

自选或收买评议人;不切实际,或随意使用首创或领先等词语,或任意贬低他人的成果;出具虚假应用证明和效益报告;利用职权谋私。

2. 研究成果鉴定与应用的伦理要求

评议人应客观公正,对人类负责;研究者提供真实资料和成果报告;研究参与者互相尊重,不争名夺利。

(五)获取荣誉与分配中的越轨行为与伦理要求

1. 获取荣誉与分配中的越轨行为

主要是僭誉类越轨行为,如利用职权和社会地位之便获取署名;老师把学生的荣誉据为己有;贬低合作者或者竞争对手;等等。

2. 获取荣誉与分配中的伦理要求

按实际贡献署名;尊重他人成果。

医学研究的越轨行为如果得不到有效的社会控制,将会弱化研究人员遵从科学精神的动机,降低对自己、对研究对象和对社会公众的责任感,从而恶化科学研究环境。越轨行为降低社会公众对科学共同体的信任度,也使人类生活的风险性加大。

 知识拓展

科学研究中的诚信(个人层面)

对科学家个人来说,诚信首要地体现在致力于学术诚实和对自己的行为负责,当然还有一系列体现负责的科研行为的处事惯例,包括:

■研究工作选题立项、执行以及报告方面的学术诚实。

■研究项目申请及研究成果报告中,对自己贡献表述的准确性。

■同行评议中的公正性。

■学术交流(包括互通信息和资源共享)中的同行相尊。

■在有利益冲突或潜在利益冲突时的透明度。

■保护研究工作中涉及的人体对象。

■善待研究中涉及的实验动物。

■坚持承担研究人员与其研究群体之间的相互责任和义务。

——美国医学科学院,美国科学三院国家科研委员会.科研道德——倡导负责行为[M].北京:北京大学出版社,2007.

第二节　人体实验的伦理要求

一、人体实验的类型与意义

(一)人体实验的类型

人体实验是研究者以人体为受试对象,有控制地对受试者进行观察和研究,以判断假说真理性的行为过程。这里的人既指患者,也包括健康的受试者。

人体实验就其性质和类型上区分,大致可分为五类。

1.天然实验

是指在战争、核泄漏、灾荒等自然灾害事件中对疾病进行流行病学及其诊断、治疗、预后等对人体的影响与自然演进的实验研究。因没有研究者的干预和控制,研究者不承担伦理责任。

2.自体实验

研究者在自己身上进行的实验。自体实验可获得准确可靠的数据,但同样具有危险性,体现医者追求真理的科学精神和献身科学的崇高境界。

3.志愿实验

受试者知情并自愿参加的临床实验。

4.强迫实验

在一定的武力或政治压力下,未经受试者同意或违背受试者意愿而进行的人体实验。它侵犯了受试者的人身自由和利益,触犯法律,是不人道的。

5.欺骗实验

为达到某种目的,利用患者解除痛苦和求生的欲望,采取引诱、欺骗的方式使受试者参加的实验。不论结果是否使受试者身心损伤,都是不人道的。

(二)人体实验的意义

在医学研究中,人体实验是在基础理论研究和动物实验后,常规临床应用之前的中间研究环节。任何一项新技术或新药物在治疗人类疾病时,得到应用之前,都必须进行人体实验,否则,会发生灾难性事件。如某次疫苗的接种事件,此疫苗的动物实验表明不会引起传染性肝炎,研究人员省略了人体实验环节,直接给人使用,结果造成万余人感染,近百人死亡。

由于人与动物的种属差异性,决定了任何一种新药物、新疗法、新技术经历动物实验等多种研究之后,必须经过一定的人体实验和验证,确定了安全性和有效性之后才能正式推广使用。人体实验是无法替代的。只有经过人体实验证明的确有利无害,证明其效果后,才能推广到临床使用。人体实验是医学发展的起点和发展手段,没有人体实验就没有医学的进步。

二、人体实验中的伦理问题

人体实验具有两重性,凸显出实验伦理中的几组矛盾。

1.受试者个人利益与社会公众利益的矛盾

人体实验推动医学的发展,符合社会公众的健康利益。人体实验的社会公益性与受试者的利益从根本上是一致的。但是,受试者在实验中得失不明,承担风险和伤害。即使实验者千方百计地保护受试者的安康,也不可能完全避免风险和伤害。受试者个人利益与社会公众利益的矛盾构成人体实验的基本矛盾。

2. 实验者强迫与受试者自愿的矛盾

"强迫"以隐蔽的方式进行,如夸大实验对患者的益处,病情需要,除参与实验别无他法等。同时,受试者为绝处逢生,经济压力等,自愿中也包含着强迫的成分。尤其是以未成年人和社会弱势群体为受试者的人体实验,都有类似的问题。

3. 实验者主动与受试者被动的矛盾

实验者设计实验,对实验目的、途径和方法等是清楚的,对实验中可能发生的问题、风险及后果有估计和了解,处于主动地位。受试者只能从实验者那里了解相关信息,自身的医学知识和信息缺乏、受教育水平等都限制了对实验的理解程度,处于被动地位。实验者应尊重受试者的知情同意的权利。受试者充分知情后自愿参加人体实验才是合伦理的。

4. 受试者的权利与义务的矛盾

受试者是否参加人体实验取决于个人的权利。任何人都会考虑个人生命的安危和自身利益不受侵犯。但每个公民都应尽支持医学科学发展的义务。当受试者的权利与义务发生矛盾时,应尊重受试者的权利,不可违背受试者的意愿擅自为其决定。

5. 继续实验与终止实验的矛盾

实验中若发现受试者出现意外、危险或损害,无论其本人是否感受到,实验者应以受试者的安康为重,终止实验。受试者有权在任何阶段退出实验,即使实验没有产生危险或退出会影响实验结果,实验者也要尊重受试者的退出权利。

三、人体实验中的伦理原则

1. 符合医学目的

人体实验必须以有利于维护和提高人类的健康水平,促进医学发展为目的。任何背离这一目的的人体实验都是不道德的。

2. 保护受试者的安康

人体实验始终将受试者的安康放在首位,忠实于受试者的利益。若以患者为受试对象,应限于患者所患疾病范围,不能因患者自愿而忽视利益保护。以健康人为受试对象,有牺牲个人利益或带来健康风险的可能,应以受试者的健康不受损害为准则,并将对其生理上、精神上、人格上的影响和冲击减少到最低限度。实验的危险性不能超过所带来的收益,并将危险降低到最低限度。以儿童为受试者必须取得监护人的知情同意,必须经过动物实验和成人实验证明安全性方可进行。

3. 受试者的完全知情同意

知情同意是在参加人体实验之前,受试者对研究的目的、方法、过程、结果预期、损伤及风险等充分理解,并自愿决定参加实验。受试者应在充分知情的基础上自主自愿地表达接受或拒绝接受人体实验的意愿,应该得到实验者的尊重。对儿童、精神疾病患者、昏迷或其他无行为能力的受试者,在进行临床医学研究时,应征得患者监护人的同意。在紧急情况下,或者监护人不在场时,对无行为能力的患者,应征得医院负责人的同意。受试者有知情同意的合法权利,有选择参加与不参加的权利,有在实验过程中的任何阶段退出实验的权利,不受任何势力的干扰、欺骗、威胁、利诱、哄骗或其他隐蔽的形式的压制和强迫。

知情同意准则的意义在于:

(1)维护受试者的权益,尊重受试者的人格和权利;

(2)建立平等合作的研究关系,保证实验的顺利进行;

(3)合理兼顾各方权益,避免欺骗性、强迫性的人体实验,减少纠纷。

4.受试者的选择要符合伦理要求

对受试者的选择,要充分衡量负担与收益。收益大于负担时,方可接收为受试者。应坚持符合标准,对受试者的外在压力、可承受经济负担、心理负担进行综合评估;要特别关照弱势人群(病情严重渴望生存者、经济窘迫者、医药卫生知识严重缺乏者、受利益诱惑者等)的权益,坚持负担与收益的公平分配。

4.严谨科学的态度

人体实验是科学实验,实验设计、过程、评价等必须符合普遍认可的科学原理。人体实验必须以动物实验为前提,经过动物实验并获得真实充分的科学依据,经证明明确对动物机体无害、无毒时,才能推向人体实验。人体实验前必须制定严密科学的实验计划,实验全过程严格遵循医学科学的研究原理,采用实验对照和双盲的方法,确保实验结果的科学性。因为任何医学研究的成果最终都被运用于临床治疗中,直接关系到患者的生命安全和健康,作为医学研究人员必须坚持实事求是、严谨科学的态度,并贯穿于科研工作的始终。

6.研究资料保密

对受试者的个人资料保密,在维护受试者隐私权的基础上,促进医学科学的发展。随机对照实验对受试者保密,以免受试者受到心理因素的影响而影响实验效果。临床医学研究中对医学上患有预后不良疾病的患者的实验,应采取隐瞒其病情的做法,以免给患者造成心理上的恶性刺激而促发病情恶化,这是保护性医疗制度的延伸。在双盲实验和安慰剂实验法中,为使获得的结果客观真实,研究者对某些对照组的患者,在所采用的措施方面保密。另一方面,医学研究资料和知识产权的保护在科技发展的今天意义重大。

7.损害赔偿

人体实验具有风险性,可能会给受试者带来意外的损伤和伤害,导致受试者遭受不应有的痛苦,为此赔偿受试者体现了医学人道主义的精神。对那些可预见的不良反应,除向受试者或家属、组织做详细说明外,患者也有权获得公平的赔偿。但可预见的轻微的不良反应,不在赔偿范围内。临床医学研究中有道德责任在研究经费中列出对受试者的补偿,这是因为受试者无论有无伤害和损伤,都是为医学科学研究和医疗卫生事业做贡献,有权获得补偿。如果受试者死亡,研究者有义务赔偿受试者的家属。公平合理的赔偿是研究者应尽的道德责任。

8.接受伦理审查

人体实验的设计、开展必须接受独立于资助者、研究者之外的伦理委员会的审查,以保证人体实验的生物医学研究遵循维护受试者的利益、医学目的、科学性、知情同意原则的实现。人体实验伦理审查委员会本着独立、公正、多面和透明的原则,审查人体实验知情同意的原则和有利无伤的原则是否得以坚持,受试者和弱势群体的利益是否得以保护,实验方法是否科学等关键点。审查合格、批准后才能正式进行人体实验。

第三节　器官移植的伦理问题

器官移植是用功能完好的器官去置换被损坏、丧失功能而无法医治的衰竭器官来救治患者生命的一项高新医学技术方法。广义的器官移植不仅包括肾、心、肝、肺等实质性器官及其联合移植,还包括血液、骨髓、角膜等组织与细胞的移植。

一、器官移植供体方面的伦理问题

器官移植手术的成功是以有合适的供体器官为保障的。缺乏供体器官是全世界器官移植界存在的共同问题。移植供体来源引发了许多社会伦理问题。

(一)活体器官提供所遇到的伦理问题

活体器官提供是指在不危害供体生命和不降低生活质量的前提下,由健康的成人个体自愿捐献生理和技术上可以切除或部分切除的器官,以挽救他人生命。

1.伦理前提是保护捐献者的健康和生活质量

用一个人的生命去换取另一个人的生命是有悖伦理的。为挽救一个人的生命而伤害另一健康人的程度,是否是道德的和值得的,也要进行健康与风险的评估、判断和预防。选用活体器官必须有严格的科学标准和伦理学标准。例如,被选供体的成对器官均属健康,摘除其中的一个,通过功能代偿,尚存器官仍能够维持供体的正常的生理功能,供体的整体健康状况必须允许承受摘取器官所造成的损伤等。

2.知情同意问题

严格筛选供体,并确认捐献者没有诸如经济、政治等其他目的,或其他因素的干扰,以保证自愿的绝对真实。在有些国家,有些人(如无行为能力的人)是不能作为供体的。有些国家规定在押犯人也不能作为器官的供体,即使犯人同意捐献,其同意可能是在社会压力下做出的,或者为了减少刑期,并不是真正的自愿。临床移植中还涉及防止以捐献的名义进行器官买卖的问题。

3.生命等价问题与捐献的限制

活体器官的移植主要是可以再生性组织以及不可再生性的肾脏的移植。尊重活体器官提供者的利他奉献精神,但必须充分考虑供体生命的神圣性和器官摘取后的生活质量,进行利害评估。一个人没有义务为了他人的生命和健康而捐献自己的器官。

(二)尸体器官提供所遇到的伦理问题

尸体器官移植是指利用死者遗体器官进行的器官移植。对于单一器官,尸体是唯一合理的供体来源。

1.死亡标准与器官活性

医学专家希望在脑死亡后、心跳呼吸停止前摘取具有活性的器官,以保证移植的成功率,但世界上大多数国家尚未采用脑死亡标准。同时,大多数民族的文化习俗和观念,不主张死后捐献组织、器官和遗体,阻力很大。

2. 自愿捐献

个人自愿和知情同意是绝对必要的。由死者生前自愿捐献器官,或者死后由家属自愿捐献死者的遗体器官给他人,这是各国器官来源的首选方式。

3. 推定同意

在死者生前没有任何明确表示同意或不同意捐献器官的情况下,如果没有来自本人或近亲属表示不愿意捐献器官的特殊声明或记录时,推定他是愿意捐献。这意味着由患者或者家属采取主动的行动来撤销这种推定同意,不必由医务人员负责来征得他们的同意。其中,有两种摘取形式:政府授权医生全权来摘取尸体上的组织和器官,不考虑死者亲属的愿望;医生在死者生前及其亲属不反对的情况下,摘取死者的组织和器官。

4. 推定不同意

死者生前态度不明确,死后家属推定其不同意捐献器官。

5. 器官商品化

无论是自愿捐献还是推定同意或推定不同意,都没有缓解器官供求矛盾。器官商品化可缓解供求矛盾,但引起的问题令人望而却步:

(1)极易诱发窃取器官的犯罪行为;

(2)崇高的助人利他的意义荡然无存,人道精神受到拷问,也难以维护人类的尊严;

(3)导致在生死面前极度的不平等,富者花钱买命,穷者坐以待毙;

(4)器官质量难以保证,影响受体的健康和生命。

人,是否可以出售自己的一只肾脏或者骨髓? 支持者认为,个人对自己的身体以及身体上的器官和组织拥有绝对的权力,有使用或处置自己器官的权利。但也有人认为,器官买卖损害人类的价值观,将人体变为商品是对人类尊严的亵渎;而且穷人只能出卖自己的器官而享受不到器官移植的好处,在绝望时出卖自己的器官,不可能真正自愿;如果第一目的是利润而不是患者的利益,不具备条件的医院开展此项业务必然产生高并发症和高死亡率;同时中间商掩盖疾病,必然对供需双方剥削。

各国政府法律上都禁止买卖器官,但是器官买卖现象客观存在,成为笼罩在器官移植界的朵朵乌云。

(三)胎儿供体器官来源的伦理问题

胎儿供体器官涉及胎儿是否是人、胎儿的生存权利、淘汰胎儿的标准、胎儿死亡鉴定及处置权限等问题。胎儿供体器官的生物学优势可能导致胎儿器官、组织和细胞的产业化,造成人为杀死胎儿的现象等。胎儿器官的利用应遵循来源合理,只限于被淘汰的胎儿。淘汰在先,利用在后。为急需供体器官而流产或引产胎儿,或为得到胎儿器官和组织而怀孕和堕胎,都是得不到伦理辩护的。

(四)人工器官

人工器官是指可以代替人体脏器功能的机械装置,用来置换已丧失功能的人体脏器。目前,人工器官只能模拟被替代器官的维持生命所必需的最重要的功能。

人工器官的使用,引发了新的社会伦理问题。

1.人的尊严和死亡标准的争议

人体内植入人工脏器形成人机共存的生命个体,其生存很大程度上依赖于人工器官。一旦机械故障,人的生命就会受到致命威胁。在判断个体死亡时,是以心肺死亡标准还是以人工脏器的功能衰竭为标志? 人工脏器在延续人的生命的时候,也挑战了人的自主性和尊严。

2.生命质量问题

人工脏器的移植成功率不是很高,即使手术成功,患者的生存时间也不长,且受人工装置的折磨和身心痛苦。

3.损害问题

目前大部分人工器官的质量和效用都不是很理想,受体生命健康的损害与赔偿问题也是困扰人工器官使用的法律难题之一。

(五)异种器官

从动物身上采集含有或不含有人类遗传物质的器官用于人类的器官移植,比同种器官移植的伦理问题更敏感,更复杂。

1.移植器官的种类限制

以移植后是否引起人的特性改变以及人的情感和心理的可接受程度为限。某些器官和腺体,如生殖腺体等,不能异种移植。

2.安全性问题

有许多传染病源于动物,动物器官或组织可能将某种未知的病毒或病原体通过移植感染受体并在人群中传播。异种器官移植的风险可能给人类带来灾难。

3.动物保护问题

异种器官移植作为过渡性的手段,为患者等到合适的器官争取时间,延续生命。灵长类动物器官的功能与人类相似,但珍稀动物保护使它们不可能成为异种器官移植的选择。

二、器官移植受体选择的伦理问题

移植器官来源的严重不足,导致了受体选择与分配的伦理难题。在国家尚未对器官移植立法的前提下,医者承担着沉重的道德责任。

(一)受体选择的伦理难题

1.受体选择问题

在有限的器官资源分配中,对康复希望很小的患者实施移植手术是否合适? 供体严重不足,优先给谁? 根据什么标准、依据和程序才能做到公平和公正?

2.高风险、高费用与低成功率

受体是最终的受益者,也是所有风险的承担者。手术可能失败,排斥反应可能导致弊大于利的后果。高医疗费用也涉及卫生资源合理配置的问题。

3.受体其他方面的问题

如个人的生理、心理、不良嗜好、国籍等问题。例如,基于生命等价和人权平等,有不良嗜好的人可以成为受体。但是,由于器官资源极度缺乏,所以不得不考虑将有限的极其宝贵的器官移植给有不良嗜好的人是否值得? 如果纯粹从功利主义立场上考虑,纯粹从一个人能否给他人和社会带来贡献考虑,这是很难从伦理上得到充分辩护的。比如,因为酗酒而损害肝功能,能否接受肝移植? 酗酒是一种疾病还是恶习? 酗酒会再次损害移植的肝脏,那么,戒酒后是否就可以移植呢?

4.谁有权决定选择受体

根据医学标准决定受体,此重任非医生莫属。但是,医生是否有能力公平的选择患者? 例如,美国一项研究,年收入在 35000 美元的家庭与 20000 美元的家庭比较,移植机会多出30%,男子比女子多 3 倍机会,白人的机会比黑人多 2 倍。因此,纯医学的标准行不通。

医学标准和伦理考虑结合产生另外的问题也层出不穷:新鲜的器官不允许通过长时间的伦理辩论或者司法审判决定,也有可能造成对生命等价和人权平等的侵犯。因此,有人主张,第一步,由医学标准确定有移植可能的患者;第二步,由所有这些可以移植的患者抽签决定谁可能得到器官。抽签决定或许是最中立性的选择。

(二)受体选择的标准

1.临床医学标准

由医学专业技术人员根据医学发展水平和技能所达到的判断标准,严格掌握适应证和禁忌证,并从免疫的相容性、心理社会调控能力等方面对患者进行全面的评估,进而作出技术判断。

2.综合医学观标准

预期寿命较长、个性心理特征积极且有家庭和社会支持系统、移植后生命质量较高者,优先考虑。

3.社会学标准

从潜在的能力和价值对社会的重要性、对周围人的重要性、对医学研究的重要性、支付能力等综合考虑。

4.中性原则

排队次序性。

选择受体的伦理难题,需要医学家、伦理学家、社会学家等组成的伦理委员会的慎重讨论和公正裁决。

(三)围绕器官移植产生的卫生资源公平分配的问题

器官移植技术的费用是昂贵的,而且有些患者一次又不能成功,即使是移植成功的患者也有存活年数不多的问题。在美国,一例活体肝移植约需 30 万美元,后续治疗还需花费大量金钱。美国肾移植手术费约 59 万人民币,一人一年服用免疫抑制剂费用约 20 万人民币;肝移植 196 万人民币,服用免疫抑制剂 58 万人民币一人一年;心脏移植约 207 万人民币,一人一年服用免疫抑制剂约 38 万人民币。富裕如美国者,也涉及有限的卫生资源如何在器官移植和其他医疗部门的分配问题。对于发展中国家而言,如果着眼于推动新的医疗技术的发展,兼顾医疗卫生资源的合理配置,实现两者兼顾,什么样的比例是合适的? 支持人工器官的研制和异种器官移植的力度如何确定? 器官移植高昂的费用涉及卫生资源分配的公正问题。

三、人体器官移植的伦理原则

(一)关于人体器官移植的国际伦理原则

1986 年,国际移植学会发布了活体捐赠和尸体器官分配的准则,基本内容如下。

1.活体捐赠肾脏的准则

(1)只有在找不到合适的尸体捐赠或有血缘关系的捐赠者时,才接受无血缘关系者的捐赠。

(2)接受者及相关医师确认捐赠者是出于利他的动机,而且应有社会公正人士出面证明捐赠者的知情同意不是在压力下签字的。也应向捐赠者保证,若切除后发生任何问题,均会给予援助。

(3)不能为了个人的利益,而向没有血缘关系者恳求或利诱其捐出肾脏。

(4)捐赠者应已达到法定年龄。

(5)活体无血缘关系之捐赠者应与有血缘关系之捐赠者一样,都应符合伦理、医学与心理方面的捐肾标准。

(6)接受者本人或亲属,或支持捐赠机构,不可付钱给捐赠者,以免误导器官是可以买卖的。不过,补偿捐赠者在手术与住院期间因无法工作所造成的损失与其他有关捐赠的开支是可以的。

(7)捐赠者与接受者的诊断和手术,必须在有经验的医院中施行,而且希望义务保护捐赠者的权益的公正人士,也是同一医院中的成员,但不是移植小组的成员。

2.尸体器官分配的准则（摘要）

(1)所捐赠的器官必须尽可能予以最佳的利用。

(2)应依据医学与免疫学的标准,将器官给予最适合移植的患者。

(3)绝不可以浪费可供使用的器官,应成立区域性或全国性的器官分配网,做公平合适的分配。

(4)分配器官必须由国家和地区的器官分配网安排。

(5)分配器官的优先顺序不能受政治、礼物、特别给付,或对某团体偏爱的影响。

(6)分配器官移植的外科与内科医生不应在本地、本国或国际上从事宣传。

(7)从事移植的外科医生和其他小组成员,不可以直接或间接地从事牵涉买卖器官或任何使自己或所属医院获益的行为。

(二)我国关于人体器官移植的伦理原则

参照国际人体器官移植的伦理准则,根据我国国情制定相应的器官移植伦理原则。

1.知情同意是器官移植的首要的伦理原则

知情同意强调自愿捐献,这是器官移植供体的主要来源,也是器官移植的首要伦理原则。

活体捐献一般来源于与受者有血缘关系的亲属、无血缘关系的配偶及自愿无偿献出器官的健康者。从尸体上摘取器官和组织,一定要有死者生前自愿捐献的书面或口头遗嘱。

为做到真正客观和公正,术前的说明应在医院伦理委员会或相关机构的监督下进行,说明中至少应向供体、受体及其家属说明以下事项:

(1)受体的病情和可能采取的治疗措施及预后;

(2)某一活体器官移植术的现状;

(3)活体器官移植术的手术过程;

(4)器官摘取时可能发生的危险;

(5)有关这一技术的远期疗效及并发症发生率;

(6)出现并发症后可能采取的救治措施;

(7)术后需长期使用免疫抑制剂及有可能带来的毒副作用;

(8)手术期费用及术后长期医疗费用。

在供体、受体完全知情的条件下,还应该客观判断受体本身或其监护人有无行为自主能力,帮助受体排除内部或外部压力因素的影响,最终获得真正意义上的自愿。

2.效用原则

器官移植供体缺乏的现实使效用原则成为器官移植的必然要求。任何导致有限器官供体的浪费行为都是违反道德的。

3.公平原则

供移植用器官作为稀有卫生资源如何实现公平分配,是该技术健康发展的关键。每一个等待器官移植的人都有获得器官的权利,但不可能人人获得。在分配中通过公平原则,确定分配次序,成为难题。

4.患者健康利益至上原则

器官移植必须在利大于弊的前提下施术。认真选择适应证,选择供受体器官的适应性,并在术前、术中、术后认真负责,保障患者的健康利益。

5.唯一性原则

器官移植术是受体唯一有效可行的治疗方案。

6.保密原则

保护器官移植术患者的保密权和隐私权,不得随意将其作为宣传对象。

7.尊重和保护供者的原则

对于尸体供者,医者在采集器官时,要尊重尸体,表达对死者的敬意。对于活体供者,要注意健康保护。

第四节　基因工程伦理

一、基因工程在医学中的应用

基因是遗传的功能单位,是能够表达和产生基因产物(蛋白质或 RNA)的核酸序列(DNA

或 RNA)。基因是负载特定生物遗传信息的 DNA 分子片段,在一定的条件下能够表达这种遗传信息,产生特定的生理功能。应用现代化的遗传学技术对基因进行操纵或改造的科学工程,称为基因工程。

人类基因工程包括体细胞基因工程和生殖细胞基因工程等。人类体细胞基因工程可用于治疗基因异常和缺陷引起的遗传性疾病。人类生殖细胞基因工程包括改变生殖细胞的遗传物质,防止后代罹患此病,以及为增强身体某一性状而改变生殖细胞的遗传物质,使这种增强遗传给后代。

二、基因诊疗中的伦理问题

(一)基因诊断中的伦理问题

基因诊断是运用分子生物学的方法探测基因的存在,分析基因的类型和缺陷及其表达功能是否正常,在 DNA 或 RNA 水平上诊断疾病的方法。基因诊断的对象不限于遗传病。凡是涉及遗传物质改变的疾病或是病原生物的遗传物质均可进行基因诊断。

基因诊断伴生的伦理问题有以下方面。

1.基因缺陷与生命取舍问题

如先天性遗传疾病的胎儿,其产前基因诊断结果势必造成生命价值观与父母选择权的冲突。

2.基因隐私问题

基因反映出一个人的生命奥秘和最隐私的基因图谱。基因诊断发现的基因隐私归属权,谁有权使用和公开这些信息? 若泄漏缺陷基因或致病基因,必然影响患者的就业、婚姻、保险等;若保密,对其配偶、孩子(或未来的孩子)和社会也会产生不利影响。

3.基因歧视问题

人们是否会因自己生而有之的基因特征而受到社会的歧视和伤害?

(二)基因治疗中的伦理问题

从基因的角度理解,基因治疗是对缺陷基因进行修复或将正常功能的基因置换或增补缺陷基因的方法。从治疗角度看,基因治疗是一种基于导入遗传物质以改变患者细胞的基因表达,从而达到治疗或预防疾病的目标的新措施。

基因治疗中的伦理问题有以下方面。

1.基因设计问题

增强基因工程、优生基因工程等就是人类利用基因设计理想的自我及后代,涉及人的尊严、人性以及公平等伦理问题。

2.基因改造问题

包括预防致病基因表达,设法修饰或改变。有些现代医学无法治愈的疾病都可用基因改造给予治疗。但存在滥用风险和治疗中风险承担的问题。

三、基因诊疗中的伦理原则

1.人类的尊严与平等原则

出于人类尊严与平等的考虑,对基因诊断中发现的基因缺陷,医者应予以保密,以防止当事人因被泄露基因隐私而遭受歧视,得不到公平对待。同时,医者也要反对任何的基因歧视行为,不能迫于某种利益或压力而把基因有缺陷者当成实验对象而损害他们的利益。基因技术的运用不应该给患者、当事人、受试者以及利益相关者造成伤害,更不能滥用基因技术危害人类。

2.知情同意原则

医者尊重当事人的自主权,帮助其充分知晓相关信息,自主决定是否接受基因诊断和治疗。绝不能用隐瞒、蒙蔽、欺骗、压制等办法剥夺患者的知情同意权。

3.科学性原则

在具备基因诊疗的技术条件下,具有严谨的科学态度,遵守相应的伦理规范进行基因的诊断与治疗,维护患者的利益。不能为自己的名利而给患者带来痛苦和损伤。

4.优后原则

基因诊断和治疗虽有独特优势,但技术难度大、复杂、高风险,应在找不到其他方法治疗疾病的最后阶段才采用基因方法。

5.治病救人的原则

治病救人的基因治疗是被接受和得到伦理辩护的。对于非治疗性的基因增强,因其会导致严重的伦理、社会问题,尤其是增强基因工程用于生殖细胞,就意味着当代人将自己的价值观强加于未来人,会引发新的基因歧视问题,则是不允许的。

第五节　人类胚胎干细胞研究与克隆技术伦理

一、人类胚胎干细胞研究伦理

(一)人类胚胎干细胞研究的伦理争议

干细胞是一类具有自我更新和分化潜能的原始细胞。人类胚胎干细胞是在人的生长发育过程中起主干作用的原始细胞,具有无限增殖、自我更新和多向分化的潜能,在医学应用方面具有巨大的价值和广阔的发展前景。

在胚胎中取得干细胞必然要通过胚胎实验并损及胚胎,由此引发胚胎的地位和胚胎实验的合理性等伦理争议。

1.反对人类胚胎实验的观点

人的生命从受精卵开始,胚胎就是人,具有完全的道德地位,胚胎实验不论出于何种目的都是亵渎神圣的生命,损毁胚胎就是谋杀。

2.支持人类胚胎实验的观点

世界各国凡支持胚胎干细胞实验者,都只是同意使用卵子受精 14 天以内的前胚胎期。因为 14 天后胚胎的系统发育开始,包括神经系统、心血管系统等逐步发育,属于真正意义的胚胎。前胚胎不是具有人格意义的人。治病救人是最高的道德原则,只要在严格管理条件下进行前胚胎研究,探索治疗人类疾病的新方法,在伦理上是可以得到辩护的。

(二)人类胚胎干细胞研究的伦理原则

1.行善原则

亦称有利原则,目的是救人,体现仁爱、行善和救人的德行。

2.尊重原则

胚胎干细胞的提供者和接受者,都应在事前被如实告知预期的目的与可能的后果和风险,尊重当事人的自主选择和决定。

3.有利无伤原则

利弊权衡,两害相权取其轻,尽力采取避免伤害措施和补救措施。

4.知情同意原则

胚胎、淘汰胎儿及卵母细胞捐献者,均应视同为器官、组织捐献者,负责任地履行知情同意原则。研究者用适当的方法解释说明研究的目的、意义、可能出现的问题和预防措施,在签署有效的知情同意书后方可进行实验研究。

5.审慎保密原则

人类胚胎干细胞在技术、伦理和法律等方面都有很多问题有待探索。鉴于经济、文化、宗教信仰、民族和社会习俗等因素的影响,人类胚胎干细胞的研究应谨慎地在专家委员会和伦理委员会的指导下进行。

研究者应对人类胚胎干细胞研究技术在一定时期内予以保密,防止研究技术用于谋取暴利或其他不正当的目的。

(三)人类胚胎干细胞研究的伦理规范

1.谨慎对待胚胎实验

涉及胚胎损毁,必须十分谨慎。严格准入制度并恪守相应规范。

2.禁止胚胎干细胞研究用于克隆人

人类干细胞研究涉及体细胞核移植技术运用,和克隆人早期技术一致。要严格监督和管理,反对滥用干细胞研究技术用于以克隆人类为目的的任何研究。

3.支持符合医学目的的胚胎干细胞研究

支持为患者谋利益的治疗性克隆研究。

4.用捐赠胚胎建立胚胎干细胞系的研究所必须遵守的伦理规范

(1)只允许使用自愿捐献辅助生殖时多余的胚胎,并向捐赠者说明该胚胎将在研究过程中损毁。

(2)胚胎在体外发育不超过 14 天。

(3)严格禁止将捐赠胚胎实验后重新植入妇女子宫。

(4)不允许将人类配子与动物配子相结合进行研究。

(5)胚胎捐赠的操作者与胚胎干细胞的研究者应严格分开,不允许为同一个人。

5.用体细胞核移植术创造胚胎进行干细胞研究所必须遵守的伦理规范

(1)卵母细胞的来源应是临床辅助生殖剩余和自愿捐赠。

(2)胚胎只能在体外发育并不能超过 14 天。

(3)禁止将体细胞核移植所形成的胚胎植入妇女子宫或其他任何物种的子宫。

(4)人的体细胞与动物配子结合的嵌合体胚胎只能用于干细胞基础研究。

(5)非商业化原则,即不能违背研究是为人类谋福祉的宗旨。

(6)建立和健全生命伦理委员会的审查、监控和评估机制。

二、克隆技术伦理

克隆是运用生物技术通过无性繁殖方式,产生遗传性状与母体完全相同的后代。随着克隆技术的发展,是否应该克隆人在伦理上存在争议。

(一) 支持生殖性克隆的观点

1.人有生殖的自由与权利

人有选择用生殖性克隆等辅助生殖技术解决生殖问题的权利。

2.生殖性克隆帮助人们实现某种愿望

如复制自己或失去的亲人。

3.生殖性克隆可以创造资源和财富

如器官移植供体资源,研究人类胚胎的发育过程等。

4.克隆人是禁止不了的

如此,不如早从法律、伦理等方面做准备,迎接克隆人的到来。

(二)反对生殖性克隆的观点

1.克隆人挑战人的尊严

(1)人的生殖性克隆与其他辅助生殖的技术是不同的。后者是辅助生殖,前者则似流水线上制造婴儿产品。人的尊严因制造者的各种目的而损害。

(2)克隆人是为满足人们的某种愿望,但克隆人仅仅与原型的基因组具有同一性,在心理、社会层面上不可能同一,不仅结果事与愿违,而且,对克隆人也是不公平的。

(3)克隆人被工具化为满足他人愿望的手段,是不符合人的价值和尊严的。

(4)在目前的技术条件下,生殖性克隆势必导致妇女的工具化,尤其不利于贫困、无权等处于社会边缘的妇女。

2.克隆人的社会定位

(1)在家庭伦理关系中的代际定位模糊而混乱,冲击了家庭婚姻伦理道德传统。

(2)社会法律关系中的定位混乱、失序而身份难定。

3.违反生物进化的自然发展规律

生物的遗传性状是由遗传因子决定的,其每对相对性状由一对遗传因子所控制,而这对遗传因子一半来自父体,一半来自母体,当它们形成生殖细胞时,由于受精卵来源于父母双方的遗传物质,受精卵内酶的活性增加,具有独特的基因型,生命力极强,逐渐发展为新个体。而克隆人是人工无性繁殖,遗传因子来自于单一男性或女性的体细胞,是同一个人的生物复制品,没有基因自由组合的多样性,因此不存在任何进化意义。

4.违背不伤害原则

克隆技术首先是一个人的胚胎实验问题,涉及人类胚胎实验的伦理争议。无性生殖的过程也涉及妇女儿童的权益与尊严,大量的流产也给妇女带来痛苦和伤害,生理上有缺陷的克隆人出生则是对下一代人的伤害,也会给社会带来痛苦和负担,违背了不伤害的伦理原则。

5.克隆人自己的认同性问题

由于克隆人在社会学上也是不健全的,社会地位难以实现。克隆人没有传统意义上的父母,等于被剥夺了人类最基本的权利——血缘亲情,必然会缺少先天性的归属感,把自己当成"异类"。当他们在社会与人相处的时候,可能由于特殊的身份,心理上出现恐怖感、孤独感,造成新的社会问题。

(三)理性地对待克隆人

反对用克隆技术制造人,但是,若克隆人已然出生,我们要理性地善待克隆人。克隆人享有人的一切法律权利和道德权利,我们应努力让他们融入家庭和社会,尊重他们的人格和权利。对于有残疾的克隆人,不能歧视;对于有优势特长的,也不能吹捧。理性地把克隆人作为我们社会中的普通一员,让他们从人类社会获得应该获得的生存和发展的条件。如果他们受到来自任何方面的伤害,也应该受到法律的、伦理的、舆论的、实际的、精神的和物质的保护和支持。对于个别少数克隆人来到人间,大可不必惊慌失措,因为他们既不会威胁到人类的生存,也不会搅乱人类社会正常的生活秩序。

 目标检测

一、简答题

1.简述医学研究的特点和医学研究伦理的意义。

2.医学研究中应遵守的伦理规范有哪些?

3.人体实验中有哪些伦理问题? 应该遵守的伦理原则有哪些?

4.运用器官移植技术过程中,从供体来源和供体分配方面看,有哪些伦理问题? 必须遵守的伦理原则有哪些?

5.基因诊断、治疗中的伦理问题有哪些? 应该遵守的伦理原则是什么?

二、案例讨论

【案例】

两个患者需要肝脏移植手术治疗。患者 A,男性,45 岁,事业有成,因酗酒导致肝硬化。

患者 B,男性,25 岁,无职业,因见义勇为被刺伤肝脏致破裂,危在旦夕。医院现只有一个可供移植的肝脏。经检查,A、B 二人均符合医学标准。A 能负担移植及后续治疗费用,B 无力支付移植费用。面对这种情况,仅有的肝脏该移植给谁?

【讨论】

(1)器官移植的受体标准和选择标准有哪些?

(2)供体肝脏移植给 A 或 B 的理由和依据。

第十四章　医学实习生角色要求及其伦理定位

学习目标

【掌握】处理医疗人际关系、培养基本工作态度和职业精神的伦理要求。

【熟悉】医学实习生角色的含义，职业伦理精神的培养及其意义。

【了解】医学实习生角色的伦理意义。

伦理案例

小王是某医院放射科的实习医生，一天下班后，骑自行车在十字路口与另一骑自行车的一刘姓男子发生刮擦，刘某倒地，并强调说自己膝盖疼痛难忍，坚持到医院检查。小王认为刘某纯属赖人，明明看到他是慢慢地倒地的，但是拗不过他，就把他带到自己所在的医院放射科拍片检查。恰巧值班医生不在，和自己一起实习的同学还在。于是，他们就一起为刘某拍片数张，并多次投放放射线。事实证明，刘某没有受伤。

阅此案例，请思考：实习生利用医学技术手段报复他人能否得到职业伦理的辩护？实习生没有值班医生在场，可以独自运行仪器设备或应诊吗？

第一节　医学实习生角色及其伦理意义

一、医学实习生角色

医学实习生角色是指医学实习生在社会关系中的地位和相应的权利义务以及符合人们期待的行为模式的总和。

1.医学实习生的双重身份

实习阶段是医学生将理论知识转化为临床诊疗能力、成长为医生的必经阶段。医学实习生的在校学生和实习医生双重身份决定了其"准医生"的社会地位，要求他们要处理好各种社会关系，其中主要是与医护技人员、患者及其家属、其他实习生以及和母校的关系。

2.医学实习生的权利与义务

权利意味着人们可以作或不作一定的行为以及可以要求他人作或不作一定行为。实习过程中,医学生有接受老师指导和医学教育、获得操作机会、参与医疗活动、人格尊严与人身安全不受侵犯等权利。义务意味着人们必须作或不作一定行为。实习生既有救死扶伤、防病治病的医生职责,有对患者实行医学人道主义、提供人性化的医学服务的责任,也有在医疗实践中修养自己的义务。

3.医学实习生角色的社会期待

人们期待医师具有较高的诊疗水平、医学道德修养和沟通能力,对医学实习生的期望也是如此。医学实习生若要成长为真正的医师,必须注重培养自己符合社会期待的行为模式:对技术精益求精,对患者认真负责,并具有和谐医患关系、医际关系以及医学与社会的关系的能力。

二、正确认识医学实习生角色的伦理意义

1.有助于医学实习生正确认识职业定位

从学校学习到医院实习,医学生所处环境的变化导致各种压力的增加:所学理论如何与实践结合? 怎样才能对得起患者的信任、解除患者的痛苦? 如何调试以适应医疗机构的环境与工作节奏? 这就要求实习生认同新角色,把握职业定位,积极地接近角色、进入角色,大胆地模仿角色并勇敢地承担角色职责。

2.有助于医学实习生养成道德行为习惯

临床实习阶段是医学生对道德行为的认知转化为道德行为习惯的起点。医学生此阶段中应培养自己始终坚持把患者的安康和幸福放在首位,尊重患者的各项权利和合理需求,正确处理广义的医患关系。实习生有高度的责任感,有参与医疗活动的积极性,但要避免急于求成,避免给患者带来不必要的痛苦和负担。实习生要注意老师的言传身教,以仁慈之心爱护患者,以济世救人作为自己的行医准则,养成良好的职业习惯。

3.有助于医学生实践新的医学模式

生物-心理-社会医学模式认为健康不仅仅是没有疾病的虚弱表现,而且是身体上、精神上和社会适应上完好状态的综合表现,强调医疗行为中"人"的因素。这改变了生物医学模式下,医生只关注疾病的生理学改变,而忽视疾病的心理、社会因素的状况。临床实习中,医学生应着力实践新的医学模式,不局限于疾病的生理性表现,深入观察患者的心理和社会环境,探讨致病的本质因素,提高医术的同时,培养强烈的社会责任感。

4.有助于医学生转化角色

临床实习阶段是医学生角色转化为医生角色的一个过渡阶段,也是一个衔接阶段。在这个阶段,医学生逐渐认同自我的职业角色,立足于学,以医学需要为指引,培养自己的医德与医术,顺利实现由医学生到医生的角色转化。

第二节　学习处理医疗人际关系

医学实习生在临床实习过程中的人际交往,主要包括与医护技人员、患者及其家属和实习同学之间的关系。

一、与医护技人员交往的伦理要求

医学生与医护技人员建立良好的人际关系,是圆满完成实习任务的重要条件。

1.尊重他人

尊重是建立良好人际关系的基础,医学生首先要学会尊重他人。对待医护技人员,医学生要举止有礼,礼貌尊重,谦虚谨慎。如尊重带教老师,就要服从他的安排,认真完成任务,虚心接受指导,诚心感激老师的教诲。

2.恪守诚信

人无诚信不立,业无诚信不兴。诚信,即真实不欺。诚信是优秀医者必须具备的优秀品格。医学生在与医护技人员交往的过程中,要做到对人守信,对事负责,言必信,行必果。

3.勤奋好学

实习期间,医学生要适应医院新环境,解决新问题,发展新思维。这需要向医护技人员谦虚求教,做到勤观察、勤学习、勤动手。要有主人翁意识和责任感,做一些力所能及的事,多与患者沟通,发现问题及时汇报。勤能补拙,勤奋是学有所得的保障。

4.行为适度

人际交往中要注意把握分寸,注意内外有别、师生有别,要做到得体。医学生在与医护技人员交往中,要特别注意适度原则,做到热情适度,信任适度。不议论他人的是非短长,不对他人进行公开的价值判断,不介入实习医院医护技人员的内部矛盾,保持正常的交往状态,避免引起误会和纠纷。

二、与患者及其家属交往的伦理要求

医学实习生与病患及其家属沟通,应遵循以下原则。

1.平等待患

患者具有平等的医疗权,医疗面前人人平等。医患双方作为平等主体而存在,双方的权利和地位是平等的。医方虽然在诊疗过程中起主要作用,但要尊重患方的人格和权利,对待不同的患者,要一视同仁。

2.热情和蔼

医学生在与患者及其家属的交往中,服务态度要热情和蔼,平易近人。对患者要有同情心和同理心,聆听患者的倾诉,感知患者的痛苦并进行适度的解释、安慰、鼓励、关怀和照顾,既取信于患者,又利于发现问题,提高诊疗质量。

3.耐心仔细

询问病情要具体、详细,耐心倾听患者的主诉。对检查和治疗中可能出现的症状和不适要耐心地告知患者。医嘱要仔细,回答问题要有耐心、细心和责任心。

4.宽容忍让

宽容是对非原则问题的包涵和尊重。"妙手仁心"、"医者父母心"中蕴含着医者对病患的爱心和包容。宽容忍让是医生对患者的不同意见、不合常规言行乃至误解的一种体谅。医学生要换位思考,理解和体谅患者的言行,做到宽容忍让。这是改善医患关系的一剂良方。

三、与其他实习生交往的伦理要求

1. 互相尊重

互相尊重是人际交往的基石。实习生之间具有相似的受教育背景和知识结构,且高频率的交往很容易形成密切的关系。但日久天长的集体生活中也难免有摩擦和矛盾。因此,实习期间要互相尊重,求同存异,不用自己的尺度去度量别人。

2. 真诚友善

同学之间应真诚友善,有矛盾要及时沟通和化解,忌心存怨恨而恶语相向,更忌背后议论是非。真诚友善不仅可以使实习期间的工作生活环境更加愉悦,更可能获得终生的友谊。

3. 严于律己

实习的医学生们工作生活在一起,又伴随着个人的活动,严于律己才能维护正常的集体生活。每个人都自觉遵守集体的各项规定,尊重集体生活习惯,遇事多为他人着想,严格自律,避免打扰他人的学习、工作和休息。

第三节　培养医疗工作态度

态度是指个体在一定环境中对一类人或事物做出积极或消极反应的心理倾向。工作态度是任劳任怨的心理动力,医学生在临床实践中培养下列的基本态度,至关重要。

1. 认真负责

认真负责是承载着人的健康和生命的医疗工作人员的最基本态度,也是医者对患者所承担的伦理责任。医学生从实习始就要着重培养认真负责的工作态度,对待医疗工作的各个环节都要小心谨慎,责任感强。严格执行技术规范和操作规程,高度重视患者的身心健康,具有细致准确、一丝不苟的工作精神,并坚决反对漫不经心、敷衍了事、马马虎虎和自行其是的工作作风。实习生要注意培养自己对患者身心健康负责、对医院声誉负责、对自己成长负责的理念,承担救死扶伤的责任。

2. 团队合作

随着医学科学技术的发展,医疗分科越来越细,绝大多数疾病的诊疗都需要各个科室和人员的团队合作,才能顺利完成。医学生从进入临床开始,就要有意识地培养自己的团队合作精神,与医院工作人员和同学之间多交流沟通和分享,多听取意见和建议,积极参与团队活动,并以自己的精诚合作的言行和成绩赢得信任和尊重。

3. 谦虚谨慎

医学生在实习过程中接触到大量新事物,要秉着谦虚的态度,诚恳向老师请教。对待工作要保持谨慎的态度。医学生应从临床实习中领悟到医疗工作无小事,每个环节都可能蕴含着生与死的选择,需要具有谦虚谨慎的工作作风,绝不能妄自尊大,骄傲自满。

4. 敬业乐业

敬业,指的是忠实于自己的职业,对职业负责任。乐业,是指能在执业中领略出趣味,获得幸福。做一行,爱一行,敬一行,是每一从业人员的基本准则。医学生要在实习过程中,加强对医疗工作神圣性的认知,并逐步做到忠于职守,敬业乐业。

5.精益求精

精益求精指事情已经做得很出色了,还要追求更加完美,并使自己成为这一领域的行家里手。精益求精是一个刻苦钻研、日积月累的过程。医学生开始进临床就要做这样的思想准备,从超越自我开始,把事情做得一次比一次好,养成习惯,持之以恒。

6.尊重宽容

医学生在实习过程中,要尊重患者和敬重同行。要把服务于患者当成一种习惯,把服务视为一种修养,对患者的不理解或责难要有宽容之心。实习过程中要尊重医护人员,服从医院的整体利益,理智地执行医院的规定。

第四节　培养医学职业伦理精神

一、培养医学职业伦理精神的意义

(一)医学职业伦理精神概述

职业伦理精神,一般指个体的、内在的伦理追求、伦理素质和群体的、外显的伦理生态与伦理准则。职业伦理精神决定着职业精神的本质、职业素质的水平、职业生态的性质与职业准则的价值取向。医学伦理追求是医学职业价值追求的核心,决定医学职业精神的本质。伦理素质是医学职业素质的灵魂,决定医学职业素质的水平。伦理生态是医学职业风尚的主流,决定医学职业生态的性质。伦理准则是医学职业准则的主导,决定医学职业准则体系的取向。职业伦理精神构建,直接决定着医学生临床决策的价值判断与选择,是培养合格医务人员的基础工作。

2002年,国际医学教育组织(IIME)正式出台《全球医学教育最基本要求》文件。其"基本要求"规定了医学毕业生必须具备的基本素质,包括医学知识、临床技能、职业态度、行为及职业道德等,概括起来集中在三个方面。

1.职业价值、态度、行为和伦理

认识医学职业的基本道德规范、伦理原则和法律责任;表现出医生的美德、利他主义、责任感、同情心、诚实和正直、对科学方法的承诺与追求;在伦理、法律和专业问题上,有较强的理解和处理能力。

2.交流沟通技能

在与患者的各种交往如采集病史、体格检查、解释、咨询、健康教育、术前说明等活动中,表现出很好的交流沟通技能;与同学、同事、老师、护士、医技后勤人员等共事和学习中,都表现出很好的交流与合作能力。

3.专业技能

表现在毕业生必须具有坚实的医学科学基础知识,并且能够应用这些知识解决实际医疗问题;具备临床技能,在诊断和处理疾病中必须讲求效果和效率;了解在保护和促进人体健康

中所起的作用,了解卫生系统组织的原则及其经济和立法的基础;了解并合理应用信息技术;对现有的知识、技术和信息能进行批判性地评价,具备良好的科学思维能力。

这些基本要求蕴涵着对医学生的职业伦理精神要求。第一部分中直接提出了对医学生的职业伦理精神要求,其余部分也渗透着对医学生的职业伦理精神的要求,如对临床技能的要求中就有"以有效果的、有效率的和合乎伦理的方法,对病人作出包括健康促进和疾病预防在内的处理"的要求。

(二)培养医学职业伦理精神的意义

临床实习是医学生由学校通向医疗机构和社会的桥梁,这一阶段职业伦理精神的培养对医学生就业后能否成为一名真正合格的临床医师及自我发展具有深远影响。

1. 影响医学生临床决策的价值判断与选择

技术决策和伦理决策是医疗行为决策的主要内容,医务人员的技术决策同时也是伦理决策,体现着科学精神与人文精神的统一。技术决策追求医术的精益求精,伦理决策则以患者为本。这种职业精神的培养不仅要有意识,重要的是在临床实践过程中打造。医学临床实习阶段是医学生由理论向理论与实践相结合转化的必由之路,也是医学生临床决策价值判断与选择意识形成的关键时期。

2. 影响医学生的交流沟通能力

职业伦理精神的培养影响着医学生的交流沟通能力。医学生的交流能力一方面使他们能够有效地与同事、教师、社区、其他部门以及公共媒体之间进行沟通和交流;另一方面,通过注意倾听、收集和综合与各种问题有关的信息,从而更深入地理解患者,使患者能以平等的合作者的身份接受医疗方案,提高患者的主动性;这些均有利于提高医疗方案的准确性和患者的满意度。

3. 影响医学生医疗专业能力的提高

良好的职业伦理精神能够加强医生的责任感,在医术上精益求精,不断提高临床技能,开阔视野,着眼于群体健康与卫生系统,发展创新性自我引导学习的能力,以便在整个职业生涯中与时俱进,获得新知识和新技能。

二、医学职业伦理培养的途径和方法

1. 强化职业角色的道德认知

医学实习生是未来的医务工作者,实习阶段是把对职业道德的认知从理性认识上升到与实践相结合的阶段。医学生从临床实习开始,就必须以医务工作者的角色标准要求自己,提高自身伦理素质和修养境界,培养高度的职业责任感,关注社会健康,对患者怀有慈爱同情之心,强化对职业角色的道德认知,培养义务感和责任心。

2. 培养提高"准医生"角色的自信心

培养"准医生"角色的自信心,是实习生进入临床的重要一步。初入临床,学生们信心不足:一是对自己的临床技能没信心;二是有强烈的关怀患者的愿望,却不知道具体怎么做;另外在医疗纠纷不断的形势下,学生与患者打交道也有退缩情绪。要消除这种心理障碍,一方面自己努力,同时依靠老师们的帮助。带教老师要给医学生足够的尊重,在称呼上应当把实习医生称为"医生",特别是在给患者介绍实习生时更应这样,同时也给医学生更多的锻炼机会。老师要以负责的态度对待医学生,对医学生不懂的地方,要耐心指教,有成绩也及时肯定,增强医学生的自信心。医学生要抱着对患者负责的态度,一方面把握锻炼的机会,积极参与治疗和照护,另一方面对难以抉择的问题要及时请教带教老师,既要有自信,又要对患者负责。

3. 在医疗服务实践中确立牢固的医学职业理想

职业理想是指个人对未来所从事的职业和发展目标的想象和设计。医学职业理想指引着业医者发展的方向。医学职业理想是在具体的医疗服务工作实践中形成、强化和巩固的。医学生在实习阶段要通过临床实践,历练自己的操作技能、职业责任感与服务意识,强化对于伦理价值目标的认同和追求。

4. 加强医学实习生临床思维能力训练

临床思维是指运用医学科学、自然科学、人文社会科学和行为科学的知识,以患者为中心,通过充分的沟通与交流,进行病史采集、体格检查和必要的实验室检查,得到第一手资料,借助所有可利用的最佳证据和信息,结合患者家庭的人文背景,将多方面信息进行批判性地分析、综合、类比、判断和鉴别诊断,形成诊断、治疗、康复和预防的个性化方案并予以执行和修正的思维活动过程。

临床思维是在临床实践过程中逐步形成的。医学生日常接触患者时所采集的信息是零散的、复杂的,甚至是矛盾的,患者的个体化、独特性决定了临床医学的不确定性,因而临床思维尤为关键。医学生应通过不同场合的查房分析、病历讨论、术前讨论、会诊意见等,培养和提高自己的临床思维判断能力。同时,要以患者为中心,适应现代医学模式,不仅从病情的生理表现观察,也要关注患者的心理和所处社会环境对疾病的影响,促进临床思维能力的培养和临床经验的积累。

5. 从负性社会环境中增强学生免疫力

医院是"小社会",各种社会思潮、社会现象和人际关系繁多复杂,交互影响。实习生要保持平衡的心态,在临床实践中加强自我教育,增强免疫力,辩证分析和对待出现在身边的不道德现象。实习生要运用辩证思维,理性全面看问题,构筑自己的"防火墙",自觉抵制负性社会环境的影响。应该充分认识社会主义市场经济条件下的医药卫生体制改革、医疗保障制度改革和药品生产流通体制改革的目标和任务,处理好医疗服务供给与人民群众医疗需求之间的关系的重要性,也要认识到改革过程中出现的各种问题,增加自己对被腐化的免疫力。

6. 加强带教老师的榜样引导作用

带教老师言行举止对实习生起着潜移默化的影响,要言传身教,不仅把专业知识和技能传授给学生,更要用严谨求实的工作作风、良好的医德医风和人格魅力感染学生,提高医学实习生临床分析问题和解决问题的能力。

7. 注重语言、仪表、举止修养

医学生在临床实习阶段要加强职业角色认同,保持职业礼仪,以专业、规范、热情、温馨的形象出现,尽最大可能减少医患沟通中的误会,更好地为患者服务。

医学生平时要保持积极的精神状态,具备自尊心和自信心,培育开朗、乐观的性格,保持充沛的精力和敏捷的思维,热爱本职工作,全身心投入工作。做事要稳重,快而不乱。对待患者要注意沟通技巧,穿着打扮要合适,举止要文雅、大方。尊重患者的人格,关心患者的需要,保守患者的隐私和秘密。在诊治中要遵守诊治原则和规范,减轻患者的痛苦。与同事交往也要注意个人修养,恪守处理医际关系的行为规范,尊师敬师,努力做一个同事的好帮手、患者的好医生。

 目标检测

一、简答题

　　1.如何正确理解医学生角色的含义?

　　2.临床实习阶段医学生如何正确处理医疗人际关系?

　　3.临床实习阶段医学生培养哪些基本工作态度?

　　4.如何理解职业伦理精神及培养的途径与方法?

二、案例讨论

　　【案例】

　　张某在一综合医院做了骨科手术。由于没有采取任何抗凝措施,手术后张某病情突然严重起来。术后的第 7 天,院方宣布,张某因发生术后并发症肺栓塞,抢救无效死亡。调查发现,负责观察、诊疗、抢救的主治医生中有三个是没有行医资格的医学实习生,且抢救时按压导致死者的肋骨折断,心脏、肝脏破裂,死因可疑。

　　【讨论】

　　医学生实习过程中,如何实现角色认知,完成由理论知识向临床实践技能的转化并对患者负责?

第十五章　医学伦理的教育、修养和评价

学习目标

【掌握】医学伦理评价的标准、依据和方式。

【熟悉】医学伦理修养的含义和途径。

【了解】医学伦理教育的过程、目的和意义。

伦理案例

小张,男,10 岁,放学回家不小心摔一跤,肛门和直肠被柳条根刺破。因怕父亲骂,慌说肚子疼和腹泻。第二天张父发现真相后立即带孩子到医院看病。医生甲让张父把孩子屁股扒开,他在远处看了一眼,开出 6 支抗菌针剂。张父两次提醒医生孩子的直肠可能被刺破,请他做检查,医生甲不耐烦地说:"等打了了针再说。"诊断结论为臀部外伤。一天后,孩子因肚子疼再次到医院,医生乙了解病情后,立即戴手套检查。由于孩子肛门失控,粪便和血喷了出来,溅了医生乙一身,医生乙脱下脏衣,擦净病床,继续做肛门检查,诊断结论为直肠穿孔并引起腹膜炎。立即在转诊单上写个大大的急字,送上级医院手术治疗。

阅此案例,请思考:同样的执业环境,大相径庭的行为方式和结果,其背后隐藏着怎样的动机和修养?

第一节　医学伦理教育

一、医学伦理教育的意义

医学伦理教育是卫生机构和医学院校按照医学伦理的基本原则和规范,运用多种教育方式和手段,有组织、有目的、有计划地对医务人员和医学生施加系统化的医学伦理知识的影响过程。同时,在医疗卫生服务过程中施以优良的医德医风影响,使医学伦理学的基本原则和规范转化为医学生和医务人员内在的道德信念、道德品质和道德行为,培养业医者更好地履行医德义务。作为医学伦理实践活动的重要形式之一,医学伦理教育是培育医者良好个人道德品质的重要外在条件,具有重要意义。

1.医学伦理教育是培养医者医学美德的重要手段

医学伦理教育的过程,实际上就是教与学医学伦理知识,培养医务人员高尚道德品质的过程。医学伦理原则和规范转化为医务人员的道德意识、道德行为和道德品质,从根本上说是接

受熏陶教化与个人修养相结合的过程,医学伦理教育起到外部强化和导向的作用。

2.医学伦理教育是打造医者伦理素质的重要途径

医学伦理素质包括医学伦理的理论素质、情感素质和智慧素质。其中,医学伦理的理论素质的养成是建立在医务人员对医学伦理学知识的系统把握的基础上,将知识性的伦理理论内化为良心和责任感,慎独自律的结果。医学伦理理论素质的养成规律和医学伦理教育与修养规律趋于一致,经过从不知到知,从知之少到知之多,从知之浅到知之深的历程。医务人员医学伦理素质主要通过接受医学伦理教育、学习医学伦理学知识、更新医学伦理观念和投身医学道德实践等途径而形成的。

3.医学伦理教育是塑造医学人文精神的重要环节

医学伦理教育的目的不仅在于提高医学道德的认知能力、判断能力和选择能力,更重要的是塑造医学人文精神和人文关怀能力。医者人文素养的积淀和医学伦理教育的实效性密切相关。

4.医学伦理教育是培育良好医疗风尚的基础性工作和中心环节

医疗风尚是社会风尚的重要组成部分。在医疗风尚建设过程中,医学伦理教育起着不可替代的基础性作用。实践证明,医学伦理学继续教育好的医疗机构,医务人员就能够把医学伦理的基本原则和规范经过实践-认识-再实践-再认识的过程内化为个人的道德素养,就能够和谐处理医疗人际关系,塑造医疗机构的医德风尚。反之,如果医疗机构不重视医学伦理教育,医务人员就会滋生自私自利、遇事推诿等风气,导致医疗人际关系不和谐,医疗质量下降等失序状态。医学伦理教育是医学职业的需要,是医学行业作风建设的重要环节。

5.医学伦理教育是推动医学科学发展的重要措施

高新医学科学技术的应用产生诸多伦理难题。医务人员通过系统化的医学伦理教育,掌握医学伦理学的原则和方法,面对伦理困境或医疗冲突时就能够做出合乎伦理的医学决策,推动医学科学沿着造福人类的途径健康发展,使医学领域的主要学科和关键技术逐步接近或达到国际先进水平。

二、医学伦理教育的过程

提高医学道德认识,陶冶医学道德情感,锻炼医学道德意志,树立医学道德信念,养成医学道德行为习惯等系列环节,构成了医学伦理教育的全过程。这一过程是医学道德品质的基本要素——知、情、意、行的培养、提高和发展的过程。

1.提高医学道德认识

医学道德认识是医务人员对医学伦理理论、原则、规范、范畴和医学道德价值的认知、理解和接受,这既是医学道德教育的起点,也是实现医学道德教育其他环节的基础和前提。医务人员只有掌握医学伦理学的理论、原则和规范,提高医学道德认知水平,才能产生医学道德情感,提高道德判断能力,增强履行医德义务的自觉性,从而养成医学道德行为习惯,凝结医学美德。医务人员若医学道德观念意识薄弱,很难使自己的行为符合患者和社会的要求。

2.陶冶医学道德情感

医学道德情感是医务人员根据医学伦理观念,在医学道德认识的基础上,在处理医疗人际关系和评价医学道德行为的实践过程中产生的同情或冷漠、爱慕或憎恨、喜好或厌恶的心理反应或情感体验。同情感、事业心和责任感等道德情感不是与生俱来的,而是自我情感体验、接受医学道德教育熏陶和不断地对医疗行为评价的结果。情感是业医者识别医疗行业中善与恶、美与丑、正义与非正义等的重要因素,情感的稳定性使它改变起来比改变认识困难得多。因此,医学道德情感一旦形成,就会在工作中表现为比较稳定的、惯常的爱护患者、关心患者的利益、为患者着想的医德行为。

3. 锻炼医学道德意志

医学道德意志是医务人员恪守医学道德原则和规范、履行道德义务、进行伦理判断与决策时突破障碍、迎接挑战的坚强毅力和能力。意志坚强就能坚持目标的一致性,锲而不舍;意志薄弱者可能不敢坚持原则,使医德行为半途而废。医学道德意志是由医学道德认识到医学道德行为的关键环节。

4. 树立医学道德信念

医学道德信念是医务人员将道德认识、情感和意志有机结合成个人行为的指南和原则,是医务人员对医学道德观念的笃信而产生的履行道德义务的强烈责任感,是业医者自觉选择伦理行为的精神支柱。同时,医者对道德义务深刻认识和持久践履,也会坚定医学道德信念。与医学道德认识、情感和意志相比,医学道德信念具有综合性、稳定性和持久性的特点,是医学道德认识转化为医德行为的中介。医务人员一旦牢固地树立了医学道德观念,就能自觉地、坚定地按照信念来选择行为,并能够依据信念鉴定自己和他人行为的善恶是非。医学道德信念对医学美德的形成也具有决定性的意义。

5. 养成医学道德行为和习惯

医学道德行为习惯是医务人员在一定的医学道德认识、情感、意志和信念的支配下所形成的经常性、持续性、自然而然的行为方式。行为习惯既是个体伦理素质的外在化表现,也是衡量医学道德的客观标志。医学道德行为习惯的养成是医学道德教育的归宿点。

医学伦理教育是一个由"知、情、意、信、行"等五个环节相互联系、相互影响的,医学道德认识的前提是医疗实践贯穿于医学伦理教育的全过程。

三、医学伦理教育的原则与方法

医学伦理教育具有实践性、长期性和多样性的特点,在医学伦理教育实践中,应坚持原则,运用多种方法进行。

(一)医学伦理教育的原则

医学伦理教育的原则是指在医学伦理教育过程中应遵守的准则,是组织实施医学伦理教育的基本要求和依据,它贯穿于医学伦理教育的始终。医学伦理教育的原则包括以下方面。

1. 目的明确原则

医学伦理教育必须明确教育的目的和方向,即培养德艺双馨的医务人员。这一原则贯穿医学教育活动的全过程,也必然体现在医学伦理教育过程的始终。

2. 知行统一原则

既重视医学伦理学基本理论的教育,又不忽视运用理论解决现实问题的实践,引导学生理论和实践相结合,知行一致,树立求实精神。

3.因人施教原则

根据个性化的需求和特点,运用不同的教育教学方法,做到有的放矢,提高医学伦理教育的实效性。

4.正面疏导原则

从提高受教育者的道德认识水平为切入点,以医林楷模为榜样,为医务人员的行为习惯养成和品质锻炼指明方向。

5.真实性原则

教育选材注意专业性、科学性与真实性,实事求是。

(二)医学伦理教育的方法

医学伦理教育方法是为组织和实施医学伦理教育所运用的各种教育形式或措施。根据具体教育内容和对象,方法可灵活多样,下述教育方法可供参考。

(1)以理服人,正面教育的方法。

(2)以情动人,说服教育的方法。

(3)以行感人,典型示范的方法。

(4)以景育人,环境熏陶的方法。

(5)知行结合,案例分析的方法。

(6)模拟表演,讨论启迪的方法。

(7)寓教于乐,开展活动的方法。

(8)思想教育与医德教育相结合的方法。

第二节　医学伦理修养

一、医学伦理修养的含义和意义

(一)医学伦理修养的含义

医学伦理修养是指医者为培养自己高尚的道德人格,在知、情、意、信、行等方面的自我教育、自我塑造、自我培养,经过学习和实践磨炼,把医学伦理原则规范转化为个人品质的过程,也指经过长期学习和实践所达到的医学道德境界。

医者在协调医疗人际关系以及与社会的关系中,对自身道德品质不断的锻炼与改造,并通过情操、举止、仪貌、品行表达出来。医学伦理的修养过程中,无论是医学道德认识的提高、医学道德情感的培养、医学道德信念的形成、医学道德意志的锻炼、医学道德行为的训练,还是医学道德行为习惯的养成等,都是长期的、复杂的、艰巨的过程。个体人或道德高尚或沉沦,或楷模或反面教材,都与其道德修养直接相关。

(二)医学伦理修养的意义

1.有利于提高医者的素质

合格的医者必须具有扎实的专业知识、精湛的诊疗技术、良好的沟通能力和高尚的道德修养。医学伦理修养是医者"做事与成人"的关键素质。

2.有利于提高医疗质量

医学科学技术的发展水平和医者的道德修养境界制约着医疗质量的高低。医学伦理修养关系到诊疗的质量,从而关系到患者的根本利益。

3.有利于形成优良医疗行风

道德修养虽是个体的道德实践活动,但医疗队伍就是由每一个个体组成的,医疗行业风气的形成依赖于每一个医者的道德修为。

二、医学伦理修养的内容和实质

(一)医学伦理修养的内容

医者在医疗实践过程中,通过对医学伦理理论的学习和把握,培养恪守职业道德规范的自觉性和坚定性,并做到慎独自律。医学伦理修养的内容包括许多方面。

1.医学伦理理论的修养

医学伦理理论既是对医疗实践中伦理经验的概括和总结,又是医德行为的指南。医者只有对医学伦理学理论与原则有较深刻的把握、理解、认同,并内化为自己的道德信念,才能在医疗实践中明辨是非善恶,行善祛恶。

2.医学道德意识的修养

医者根据医学道德原则和规范的要求,对自己的思想和行为进行反省和批判,及时清除不良的意识和观念,形成正确的医学道德意识,引导高尚的行为发生。

3.医学道德情感修养

它是在医学伦理理论修养的基础上,由医务人员的同情感、责任感和事业感等积淀而成,集中体现为医者实现医学专业精神的情感意志和能力。医者对患者的同情和尊重、反躬自省与人格的完善,都会使道德情感渐趋稳定和深刻。

4.医学道德行为的修养

医学道德的理论修养、意识与情感修养最终体现在他的医疗行为上。由医学道德意识到行为习惯的养成,情感和意志起到了关键的作用。

5.医学伦理智慧的修养

医学伦理智慧修养是一种相对完善的对医学伦理的认知和把握能力,是一种在道德困境与冲突中,仍然能够把握隐藏在背后的伦理问题关键所在的能力。伦理智慧是由丰富的知识、高尚的情感和坚定的信念以及医疗实践道德经验的不断积累而成的。

(二)医学伦理修养的实质

医学伦理修养的过程是医者把医学伦理的原则和规范转化为内心信念与良心的过程,此过程交织着两种对立的医学道德观念的斗争,择其善者而从之,其不善者而改之,这就是医学伦理修养的实质。高度的自觉性是医学伦理修养的内在要求和根本特点,因为医学伦理修养的过程是一个自我认识、自我解剖、自我教育、自我改造和自我提高的过程,没有外力的强迫,完全靠个人自觉,是自己对自己的扬弃和成长。外部条件和环境的影响是存在的,但最终取决于个人的自觉性。

三、医学伦理修养的方法

医学伦理修养是一个活到老、修养到老的雕琢过程。掌握修养的途径与方法,躬身实践,就能够提高修养境界。

1.理论联系实际,在医疗实践中修养道德品质

医学伦理学理论知识的积累是理论联系实际的前提和基础。医学伦理修养不是闭门静思,纸上谈兵,而是学以致用,知行合一,在实践中雕琢自己。具体说,从以下三个方面做起。

(1)坚持在医疗实践中认识和改造主观世界,在医疗关系中磨炼自己。

(2)坚持在医疗实践中检验自己的言行举止,检验自我修养功夫,正视差距与不足,修正、超越自我。

(3)随着医疗实践的发展而发展修养能力与水平,修养无止境。

2."慎独"是医学道德修养的重要途径

"慎独"既是一种道德修养的途径,也是修养所达到的一种境界。慎独是指一个人在单独工作、无人监督、有做各种坏事的可能并且不会被人发觉的时候,仍能坚信自己的道德信念,自觉地按一定的道德准则去行动,并经过修养达到无私奉献的医学道德境界。

要达到慎独的境界,修养时要注意以下方面。

(1)注重高度的自觉性和持久性　不论在什么情况下,都要自觉履行医学道德义务,并持之以恒,坚持不懈。

(2)在隐蔽和微小处下工夫,防微杜渐　医者在别人看不见、听不见的时候,十分谨慎和警惕,最隐蔽、最微小的事情最能够反映出一个人的品质,显示一个人的灵魂。社会舆论是对行为者的外在监督,在行为已经完成、结果已经发生时才起作用。对那种缺乏监督,无法监督的思想和行为主要靠慎独自律。因此,医者要防微杜渐,毋以善小而不为,毋以恶小而为之,积小善而成大德。

(3)必须打消侥幸心理与图省事的做法　特别是倦怠或厌烦情绪发生时,越要严格自律,养成良好的行为习惯,逐步达到慎独境界。

3.坚持自我批评,自觉同各种违反医学道德的思想和行为作斗争

以医林楷模为榜样,自觉地进行批评与自我批评,敢于和各种违反医学人道主义的思想和行为作斗争是一种医德的修养方法。只有反省自己,敢于自我批评,才能揭露矛盾,一方面自觉抵制各种不良诱惑与侵蚀,一方面接受监督,在自律与他律中经过长期的磨炼与修养,凝练医学美德。

4.自律和他律相结合是医学道德品质的养成方式

道德的基础是人类精神的自律。道德自律就是人们独立自主地,没有外在强制地遵循一定伦理原则规范的表现。医德修养的基点是医德自律。医德自律主要是业医者行为之前认同外在伦理原则和规范,或内化原则和规范,从内心敬畏,对自己能够据此行动体验到神圣,把外在原则规范内化为医德法则。由医德自律积淀形成的医德良心是医德自制能力的主要表现。

道德他律是道德领域中的外在必然性对道德主体的行为所产生的外在约束力。医德领域医者行为同样受到医德他律的制约和影响,医者的道德行为要受到外在于医者的伦理原则、规范的制约。医德他律作用主要通过医者价值导向的方式,使其服从社会的医德价值目标,进而把医德义务看作自己对社会和患者的责任、使命。医德他律主要通过医学伦理教育、评价、监督等方式实现的。

自律与他律是既相互区别,又相互联系的。自律是医务人员职业道德水平提高的内在根据,是内部原因;他律是医务人员职业道德水平提高的外在条件,是外部原因。自律和他律两者相互依存,不可或缺。医德修养过程是医德他律和自律交互作用的过程。没有医德他律,就没有医德自律的内容;没有医德自律,就没有医德他律的实现。医德他律是自律的前提和基础,医德自律是医德他律的起点和条件。医学伦理修养是从他律走向自律。

四、医学伦理修养的境界

(一)医学伦理修养境界的含义

医学伦理修养境界是指医者在医学伦理修养过程中觉悟高低的程度及道德情操的状况,它反映出医者的道德修养能力已经达到的程度和水平。由于每个人所处的社会地位、经济状况、受教育程度、人生观和世界观的不同以及个人修养功夫的不同,导致了不同的道德境界。个人的道德境界不是固定不变的,它既有相对稳定的一面,也有不断发展变化的趋向。道德境界具有多层次性。

(二)医学伦理修养境界的层次

根据个人处理医疗人际关系、医学与社会的关系中的实际做法和态度,医学伦理修养境界大致可分为四个层次。

1. 自私自利的境界

此境界的医者以医谋私,把医疗职业作为获取个人私利的手段,把医学技术作为谋取私利的资本,唯利是图。在医疗实践中甚至可能玩忽职守,马虎草率,只图自己方便与轻松,不顾患者的健康和幸福,以致造成患者的残废和死亡。处此境界医者只有极少数,但影响恶劣,危害甚大。应该坚决予以摒弃。

2. 公私兼顾的境界

此境界的医者以医谋生,在处理医疗人际关系和社会关系中,有时尚能考虑到他者利益,但不能始终如一地把患者利益等置于首位。他们一般具有朴素的人道观念,希望追求自己利益的同时,不伤害他人与集体的利益,但往往偏重于个人利益,斤斤计较个人利益得失。这种医德境界的医务人员,对患者缺乏高度的责任心和应有的关心和热情,工作时冷时热,服务态度时好时坏。这种不稳定的波动过程,就是公私利益斗争的过程。

3.先公后私的境界

此境界的医者以医为业，基本上树立了为人民健康服务的理念，能够做到先人后己，先公后私。在处理与患者及他人的关系时，能够做到以患者利益为重，关心患者疾苦，服务态度热情主动，工作认真负责，耐心细致，作风正派，善于同别人团结协作。他们也关注个人利益，如职务、职称、工资及生活福利待遇等，但利益冲突中总能先集体后个人，先他人后自己，在必要时能牺牲个人的利益。这是大多数医务人员的医德境界。

4.大公无私的境界

此境界的医者为医奉献，一切行为都以有利于社会利益和他人利益为准则，公而忘私，具有利他主义精神。表现在医德行为上，就是在任何情况下，都能自觉地按照医学伦理原则和规范去做，对患者极端热忱，极端负责，为了患者的生命安危和人类的健康生存，愿意奉献自己的一切，甚至不惜牺牲自己的生命。他们的医德修养具有高度的自觉性，他们的医德行为，具有高度的坚定性，在任何时候，任何情况下，都能坚持自己的道德信念，不顾各种引诱或威胁，坚定不移地把医德信念化为自己实际的医德行为，全心全意地为人民身心健康服务。

现阶段人们的道德修养境界呈现出层次性、差别性和多样性的特点，医学道德实践活动应该从实际出发，把广泛性与先进性结合起来，促进医务人员整体修养境界的提高。

第三节　医学伦理的评价

一、医学伦理评价的含义与作用

(一)医学伦理评价的含义

评价是指对人或者事物的价值判断。医学伦理评价是人们依据一定的医学伦理原则、规范和标准，对个体及群体的医疗行为所做出的是非、善恶、道德的或不道德的价值判断。有利于他人和社会利益的行为是善的、道德的，不利于或有害于他人和社会利益的行为就是恶的、不道德的。

(二)医学伦理评价的作用

1.裁决作用

医学伦理评价支持和赞扬符合医学伦理原则的行为，批判和谴责违背医学伦理原则的行为，对医疗行为与活动是否符合医学伦理原则和规范的要求进行裁决，督促医者弃恶从善，维护医学伦理原则和规范的权威。

2.导向作用

医学伦理评价明确了医者的责任及责任限度，说明评价行为的善恶标准，理清了动机与效果、目的与手段及其相互关系，引导医者选择合伦理的医学行为。

3.调节作用

医学伦理评价是促使医学伦理学从理论观念转化为道德实践的调节器。医者对评价结果的心理体验，使其在以后的行为选择中，自觉避开违背伦理的行为，趋向能使良心满足的道德行为。

4.促进作用

随着医学科学的发展和高新技术的应用,带来许多新的伦理难题。医学伦理评价把人文思维带进医学新领域,倡导运用理性科学的伦理理论去解决矛盾与困境,既推动医学科学的发展,也拓展了医学伦理学的发展新空间。

二、医学伦理评价的标准与依据

(一)医学伦理评价的标准

医学伦理评价的标准是在对医疗行为的价值判断和善恶评价过程中用来衡量被评价的客体时所运用的参照系统。评价主体运用这种参照系统去衡量具体的医疗行为,符合要求的,即是善的,反之,则是恶的。善恶标准的核心是维护人民群众的健康和利益。

1.疗效标准

即医疗行为是否有利于患者疾病的缓解、痊愈和生命安全的医学目的。这是衡量医者行为是否道德、道德水平高低的重要标志和根本标准。

2.科学标准

即医疗行为是否有利于促进医学科学的发展和造福人类。医学是维护人的生命和增进人类健康的科学,医学科学研究与成果运用的宗旨是维护健康和造福人类。

3.社会标准

即医疗行为是否有利于人类生存环境的保护和改善,是否有利于优生优育,是否有利于人类的健康和福祉。医者治病救人的同时肩负预防疾病,提高生命质量的重任。自然环境和社会环境是影响人类生命质量的重要因素。

凡是符合上述标准的行为,就是合乎道德的,反之则是不道德的。在对医者的行为进行伦理评价时,应坚持三种客观标准,做出公正客观的评价。

在医疗实践中,有的医疗机构常常把患者的满意度作为判断某种医疗行为是否符合医学道德的标准,这是缺乏科学依据的。患者满意,尽管也是患者利益的重要组成部分,但不是最主要的部分。评价医务人员的行为,既要看服务态度,又要看诊疗技术水平,只有把患者的满意度纳入到患者的健康恢复这一根本标准之下,纳入到疗效标准、科学标准和社会标准之下,才能对医疗行为作出客观恰当的评价。

(二)医学伦理评价的依据

医学伦理评价依据是评价对象提供给评价主体,用以与标准比较的依据。评价标准是客观的,外在的;评价依据则是内在于行为中的动机与效果、目的与手段,是行为本身的构成要素。

1.动机与效果

动机是医者行为前的主观愿望,效果是医者行为产生的客观结果。在医疗实践中,动机和效果是相互联系的,是行为的两个要素。

关于伦理评价的依据,伦理学思想史上曾有两种对立的观点:唯动机论者强调动机否认效果;唯效果论者强调效果否认动机。动机和效果是辩证统一的关系,在伦理评价中既要看行为的动机,也要依据行为的效果;必须在效果上检验动机,从动机上注重效果,把动机和效果统一到实践中,具体情况,具体分析。

(1)在一般的情况下,医者的良好动机会产生良好效果,不良动机则会产生不良效果。

(2)动机和效果不一致,甚至矛盾的情况下,好的动机不一定会产生好的效果,不良的动机也可能歪打正着。这就需要把动机和效果联系起来分析,不能简单地以效果判断动机,也不能用动机替代效果。

(3)动机与效果的统一是在医务活动过程中进行的。只有以医疗实践的全过程为依据,从实际出发,才能对医者自身或他人作出慎重的、公正的伦理评价。既防止冤枉好人,又防止肯定伪善行为。

(4)一般情况下,动机是复合的,有主要动机和非主要动机,有道德动机、非道德动机和不道德动机,有医学动机和非医学动机等。进行医学道德行为评价时需要分清主辅动机,真假动机。鼓励道德动机,审慎对待非道德动机,坚决矫正不道德动机。效果也是复杂的,有直接效果和间接效果,有短暂的效果和长期的效果,有局部的效果和整体的效果,等等。评价时要在坚持动机为主的前提下,综合分析各个效果的多重意义。

2.目的与手段

目的是期望达到的目标,手段是实现这一目的所采取的措施、方法和途径。目的和手段既相互联系又相互制约,目的决定手段,手段必须服从目的。没有目的的手段是毫无意义的。没有一定手段相助,目的无法实现。在进行医学伦理评价时,应从目的和手段的统一的观点出发,不仅看是否有正确的目的,而且要看是否选择了恰当的手段。而单纯的目的论或单纯的手段论,都是片面的。

依据医学目的选择诊疗手段,应遵循五条原则:

(1)一致性原则 选择的医疗手段与患者的病情、与医学目的一致;

(2)有效原则 选择的手段的有效性必须是经过实践证明过的;

(3)最优原则 选择带来痛苦最小、耗费最少、安全度最高、效果最好的手段;

(4)社会性原则 行为的社会后果良好,符合社会公益;

(5)伦理原则 医疗行为的选择要达到技术性与伦理性的统一。

三、医学伦理评价的类型与方式

(一)医学伦理评价的类型

医学伦理评价包括自我评价和社会评价两种类型。

1.自我评价

医务人员在医疗实践中,依据一定的伦理标准,对自己的行为作出的价值判断,是医者依靠内心信念进行道德自律的过程。哪些行为是合乎或违背道德的?哪些行为应该坚持和发扬?哪些行为必须立即矫正?哪些行为可能给患者、同行和社会带来危害,需要及时采取措施防患于未然?等等,这些道德评价都可能通过情感和良心进行的。比如,经过千方百计的抢救,使患者转危为安,心里感到愉快和满足;如果做了不利于患者的事情,内心就会自我谴责,感到内疚和不安。

2.社会评价

社会或他人依据一定的伦理标准,对医者的行为作出的价值判断。社会评价是人们借助社会舆论对医者的他律和监督的过程。社会评价可通过社会舆论,如报纸、电视、广播、群众舆论等形式,公开进行批评,甚至运用法律手段进行制止,以杜绝某种不道德行为的重复发生。

在医疗实践中,人们总是通过自我评价和他人评价,支持、赞扬、鼓励善行,谴责和制止对他人和社会有害的行为,维护医学伦理的原则和规范的权威。医学伦理评价的过程,有助于医务人员医学美德的形成和良好人格的完善,促进医德医风的树立和医学科学的发展。在现实的医学伦理评价中,他人评价和自我评价之间存在着一定的张力。医学伦理评价应是主观与客观的统一。

自我评价和社会评价、自律与他律,共同促进良好道德风尚的形成。

(二)医学伦理评价的方式

医学伦理评价活动借助于一定的载体,运用一定的方式方法,实现扬善抑恶的目的。其方式主要有社会舆论、传统习俗和内心信念。

1.社会舆论

社会舆论是人们对医德行为的态度和善恶评价,具有广泛的影响力、感染力和强制力等特点,是应用最普遍的医学伦理评价方式。

有组织的正式的社会舆论是由国家或社会组织,利用各种工具,如报纸、广播、电视等进行有目的的宣传和赞扬,肯定或谴责,否定一些医疗行为或作风,以达到教育、影响医务人员行为选择的目的。非正式的社会舆论是人们自觉或不自觉地对周围的人或事件发表议论,它是人们凭借传统观念或经验,在一定范围内的交流,具有分散性。

社会舆论作为医德评价中最普遍、最重要的一种方式,作为无孔不入的伦理力量,造成包围人的某种道德气氛,无形地控制和影响许多医者言行举止,具有强大的指导功能、道德法庭功能和调节功能。可见,社会舆论在某种意义上具有一定的强制性,传递一定的行为价值信息,促使行为当事人深刻反思自己行为的后果。接受来自社会的善恶裁诀和准则性指导。社会舆论不论是正式的,还是非正式的,一旦形成比较普遍的倾向性意见,就具有巨大的影响力。

2.传统习俗

传统习俗是人们在社会生活中长期形成的一种稳定的、习以为常的行为趋向和行为规范,是医学伦理规范的重要补充。取其精华,去其糟粕,批判继承,是应用传统习俗评价时的理性态度。传统习俗是一种行为准则,又是医学伦理规范的重要补充。它用"合俗"与"不合俗"来评价医务人员的行为,判断医务人员行为的善恶,用以支配医务人员的行为。与习惯作为个体的行为方式不同,传统习俗具有稳定性、群众性的特点。而且,传统习俗源远流长、代代相传,具有深厚的群众认同基础。

3.内心信念

内心信念是医者对医学伦理思想、理论、原则、规范的真诚信仰所产生的责任感并身体力行。内心信念是巨大的精神力量,它通过良心发挥作用。内心信念是医务人员进行医学道德选择的内在动机和医学道德品质构成的内在要素,并形成自我道德评价、自我道德修养的自觉性。"自律"、"道德的自我立法"、"慎独"、"反省"等,都是内心信念进行道德评价的有效作用。因此,内心信念是医学伦理评价的一种重要方式。

三种评价方式互相渗透和补充,相互作用,决定医学伦理评价的广度和深度,也影响着医学美德的凝结和修养境界水平。

 目标检测

一、简答题

1. 如何正确理解医疗实践是医学伦理修养的根本途径?

2. 如何认识医学伦理修养和医学伦理教育之间的相互关系?

3. 怎样把握医学伦理评价的客观标准?

4. 如何理解医学伦理修养中的慎独方法与境界?

二、案例讨论

【案例】

某女,18岁,患口腔颌面部恶性肿瘤,并有颈淋巴结转移。医生认为需做根治术。因手术后外观和功能有一定损伤,家长拒绝做根治术,要求医生选择的术式既达到根治的目的又不给孩子留下伤残。医生讲只能尽最大努力,不能担保尽善尽美。家长同意签字后实施手术,术后一切顺利,家长致谢。半年后,肿瘤复发,需要做第二次手术,且难度加大。家长认定是医生第一次手术切除不彻底,要求追究责任。

【讨论】

从动机和效果、目的和手段的相互关系看,如何评价医生及其治疗行为?

附录 2010年中西医执业助理医师医学伦理学考试大纲

第一单元 绪论

细目一:道德与职业道德

要点:1.道德、职业道德、医学道德的概念。

2.道德、医学道德的特点。

3.医学道德的作用。

细目二:伦理学与医学伦理学

要点:1.伦理学、医学伦理学的概念。

2.医学伦理学的研究对象。

第二单元 医学伦理学的形成和发展

细目一:中国医学伦理学的历史发展

要点:1.中国古代医学道德思想的发展过程。

2.中国近代医学伦理学的发展。

3.社会主义时期的医学伦理学。

4.祖国医学道德的优良传统。

细目二:国外医学伦理学的历史发展

要点:1.国外古代医学道德思想。

2.国外近代医学伦理学的发展。

3.当代医学伦理学的发展。

第三单元 医学伦理学的理论基础

细目一:生命论

要点:1.生命神圣论、生命质量论、生命价值论的概念。

2.生命神圣观的历史意义及局限性。

3.生命质量的标准及伦理意义。

4.生命价值的标准及伦理意义。

细目二:人道论

要点:1.医学人道主义的含义。

2.医学人道主义的历史发展。

3.医学人道主义的核心内容。

细目三:美德论

要点:1.美德论的含义。

2.医德品质的含义。

3.医德品质的内容

细目四:公益论

要点:1.公益论的含义。

2.公益论的内容。

3.公益论的基本原则

第四单元 医学道德的规范体系

细目一:医学道德原则

要点:1.医学道德基本原则的含义。

2.社会主义医学道德基本原则的内容及特点。

3.医学道德具体原则的内容及对医务人员的要求。

细目二:医学道德规范

要点:1.医学道德规范的含义。

2.医学道德规范的内容。

细目三:医学道德范畴

要点:1.医学道德范畴的含义。

2.医学道德权利的含义、内容及作用。

3.医学道德义务的含义、内容及作用。

4.医学道德情感的含义、内容及作用。

5.医学道德良心的含义及作用。

6.医学道德审慎的含义、内容及作用。

7.医学道德保密的含义、内容及作用。

8.医学道德荣誉的含义、内容及作用。

9.医学道德幸福的含义、内容及作用。

第五单元 医患关系道德

细目一:医患关系概述

要点:1.我国古代医患关系的特点。

2.社会主义时期医患关系的特点。

3.医患关系的基本内容。

4.医患关系的发展趋势。

5.影响医患关系的因素。

细目二:医患双方的权利与义务

要点:1.医生的权利内容。

2.医生的义务内容。

3.患者的权利内容。

4.患者的义务内容。

细目三:医患沟通与道德要求

要点：1.医患沟通的含义及意义。

2.医患沟通的技巧。

3.医患关系道德的内容。

4.医患关系道德的作用和实质。

第六单元 临床诊疗工作中的道德

细目一：临床诊疗工作的医学道德原则

要点：1.诊疗道德的含义。

2.临床诊疗道德的原则。

细目二：中医临床诊断工作的道德要求

要点：1.四诊的道德要求。

2.体格检查的道德要求。

3.辅助检查的道德要求。

细目三：临床治疗工作的道德要求

要点：1.药物治疗中的道德要求。

2.手术治疗中的道德要求。

3.心理治疗中的道德要求。

4.康复治疗中的道德要求。

细目四：临床某些科室的道德要求

要点：1.急诊科（室）的工作特点及道德要求。

2.传染科的工作特点及道德要求。

第七单元 医学科研工作的道德

细目一：医学科研工作的基本道德要求

要点：1.医学科研道德的意义。

2.医学科研道德的基本要求。

细目二：医学人体实验工作的道德

要点：1.人体实验的类型。

2.人体实验的道德评价。

3.人体实验的道德原则。

第八单元 医学道德的评价、教育和修养

细目一：医学道德评价

要点：1.医德评价的标准。

2.医德评价的依据。

3.医德评价的方式。

细目二：医学道德教育

要点：1.医德教育的意义。

2.医德教育的过程。

细目三：医学道德修养

要点:1.医德修养的含义。

2.医德修养的途径。

第九单元　生命伦理学

细目一:生命伦理学概述

要点:1.生命伦理学的含义。

2.生命伦理学与传统医学伦理学存在的异同。

3.生命伦理学的意义和作用。

细目二:生命伦理学研究的内容及伦理原则

要点:1.我国实施人工辅助生殖技术的伦理原则。

2.人体器官移植的伦理原则。

3.人类胚胎干细胞研究和应用的伦理原则。

4.人类行为控制的伦理原则。

5.基因工程的伦理问题。

6.安乐死的伦理问题。

细目三:生命伦理学最新重要文献

要点:1.贝尔蒙报告(保护人类受试者的伦理原则与准则)(1979 年)

2.赫尔辛基宣言(涉及人类受试者医学研究的伦理准则)

3.生命伦理学吉汉宣言(2000 年)

4.国际性研究中的伦理与政策问题:发展中国家的临床实验(2001 年)

5.国际人类基因组组织(HUGO)关于人类基因组数据库的声明(2002 年)

6.人体生物医学研究国际伦理指南(2002 年 8 月修订)

7.《突发公共卫生事件应急条例》(2003 年 5 月 9 日国务院 375 号令)

8.中华人民共和国卫生部关于实施人工辅助生殖技术和人类精子库的伦理原则(2003 年)

9.中华人民共和国国家食品药品监管局关于药物临床试验质量管理规范(2003 年)

10.中华人民共和国科技部、卫生部人胚胎干细胞研究伦理指导原则(2004 年)

主要参考文献

[1] 刘俊荣著.医患冲突的沟通与解决[M].广州:广东高等教育出版社,2004.

[2] 雅克·蒂洛,基思·克拉斯曼著.《伦理学与生活》[M].程立显,刘建,等译.第9版.北京:世界图书出版公司,2008.

[3] 王明旭主编.医学伦理学[M].北京:人民卫生出版社,2010.

[4] 张金钟,王晓燕主编.医学伦理学[M].第2版.北京:北京大学医学出版社,2010.

[5] 姜小鹰主编.护理伦理学[M].北京:人民卫生出版社,2007.

[6] 段德智著.西方死亡哲学[M].北京:北京大学出版社,2006.

[7] 吴崇其,张静主编.卫生法学[M].第2版.北京:法律出版社,2010.

[8] 况成云,兰明银,张昌军主编.医学伦理学[M].北京:人民卫生出版社,2008.

[9] 丘祥兴,孙福川主编.医学伦理学[M].第3版.北京:人民卫生出版社,2008.

[10] 田荣云主编.医学伦理学[M].北京:人民卫生出版社,2004.

[11] 秦敬民主编.医学伦理学学习指导及习题集[M].北京:人民卫生出版社,2009.

[12] 张新庆,杨师主编.历练你的生命智慧－解读生命中的伦理难题[M].北京:科学普及出版社,2007.

[13] 吴晓露,谷道宗,王光荣主编.医学伦理学[M].济南:山东人民出版社,2009.

[14] 鲁扬,尚金凯主编.医案说法[M].沈阳:东北大学出版社,2009.

[15] 美国医学科学院,美国科学三院国家科研委员会撰.《科研道德——倡导负责行为》[M].苗德岁,译.北京:北京大学出版社,2007.

[16] 李本富主编.医学伦理学[M].第2版.北京:北京大学医学出版社,2010.

[17] 刘运喜,焦雨梅主编,医学伦理学[M].武汉:华中科技大学出版社,2010.

[18] 黄名述主编.教你处理医疗纠纷[M].成都:天地出版社,2008.

[19] 唐世章,李伶艺主编.医学伦理学[M].长沙:国防科技大学出版社,2007.

[20] 沈键主编.医学心理学[M].上海:同济大学出版社,2008.